ホスピスで死にゆくということ

日韓比較からみる医療化現象

株本千鶴――［著］

東京大学出版会

Dying in Hospice Care in Japan and Korea:
A Comparative Study
Chizuru KABUMOTO
University of Tokyo Press, 2017
ISBN 978-4-13-066409-7

ホスピスで死にゆくということ／目　次

序章　死にゆくことの社会学

近年になって、社会学の領域のひとつとして、死（death）と死にゆくこと（dying）を研究対象とする死の社会学が形成されてきた。本書は、後者の死にゆくことに焦点をあてるため、死の社会学の一部である死にゆくことの社会学に属する。また、死にゆくことの実際のありかたは多様であるが、本書でもちいる死にゆくこととは、自己の死が訪れることを、予測あるいは認識している状態にある人が、死ぬまでの過程でいとなむ社会的行為を指すこととしたい(1)。そしてさらに、このような限定をおこなったとしても存在する、さまざまな死にゆくことのなかでも、本書は、二〇世紀中盤に登場した現代ホスピスにおける死にゆくことに注目する。

現代ホスピスは現代社会での死にゆくことのありかたに同調せず、むしろその改善をめざすものであるが、数十年の発展の過程でその内容に変化が生じている。本章ではまず、このようなホスピスの歴史的経緯をたどり、変化の内容を確認する。そして、その変化にたいするホスピス推進医療者の認識を理解することを、本書の課題として設定し、具体的な分析方法について述べる。

1　現代ホスピスの登場と広がり

（1）医学を生かすホスピスへ

第二次世界大戦後以降、医療技術の発展や病院死の増加などによって、死にゆくことが医療の対象とされるようになったが、一方で、治療不可能な患者は、適切な処置をうけられないまま人生の最期を迎える状況におかれることになった。ただし、医療の対象とされた死にゆく過程にある患者が、自己が望む療養環境を十分に得られるようになったというわけではない。医療実践のなかでは、死にゆくという行為への配慮よりも、患者の延命が優先され、医療者が患者や家族よりも優位にたつ傾向が見受けられるからである。

このように、死にゆく人の人生の最期の過ごしかたが、かならずしもよいものになっていないことに批判を唱え、望ましい最期を積極的に創り出すことを目的としたのがホスピス運動であり、欧米で一九六〇年代後半にはじまった。なかでも、一九六七年に、C・ソンダース（一九一八〜二〇〇五）によってイギリスにつくられたセント・クリストファー・ホスピスは、その後世界に広がったホスピス運動をけん引する現代ホスピスの嚆矢であり、後発の多くのホスピスのモデルとなっている。

本書の考察の対象はこの現代ホスピスであるが、まずは現代ホスピスが登場するまでの歴史的経緯をみておこう。歴史的にさかのぼると、ホスピスの精神は、キリスト教徒たちが「病人や貧者のケアを行った西暦一世紀に」は存在していた。そして、「人間同志《ママ》としての労わり合いを強調したこの精神は、四世紀以降『ホスピス』という言葉で言い表されるように」なったという（早坂 1995：13）。三八〇年頃、ローマの女性貴族でキリスト教徒だったファビオラが、巡礼者のためにつくった施設は、「古代ローマ時代の代表的ホスピス」とされている（山形 2000：34）。

中世には、十字軍の時代に、巡礼者たちをケアする場所が修道院内にあらわれ、ホスピスの役割をはたした（Cohen 1979=1982：24）。以降、中世ヨーロッパでホスピスが広まるが、一〇九九年以降に、エルサレムで聖ヨハネ修道会の慈善騎士団が運営していた病院は、ホスピスに相当する当時の代表的な施設であり、同様のものがイタリアやドイツなどにも設立された（Cohen 1979=1982：25-27；Maruyama 1999：6-7；橋口 1994）。キリスト教者たちによってはじめられたホスピスは、宗教者が自発的に、旅人や巡礼者、十字軍兵士たちなどを、宗教的配慮を込めてケアする活動であった。

宗教改革等の影響をうけて、ホスピスの活動はいったん途切れるが、一七世紀に再開する。たとえば、ヴァンサン・ド・ポール（St. Vincent de Paul）は、フランスに慈善修道尼会（Sisters of Charity）を結成し、孤児や貧しい者、病んだ者、死を間近にした者をケアする施設（house）をつくっている（Stoddard 1992=1994：86；Connor 1998：5）。

そして、近代ホスピスが生まれる素地をつくったのが、ダブリンに慈善修道尼会のアイルランド支部（Irish Sisters of Charity, 一八一五年）を創設したM・エイケンヘッド（一七八七〜一八五八）である。それ以前のホスピスと異なる近代ホスピスの特徴は、死にゆくことに焦点をあてるようになったことと、医学や医療技術を導入するようになったことである。

エイケンヘッドは、「その生涯を貧しく、病に苦しむ人々のために捧げた、『近代ホスピスの母』と呼ばれる」人物である（岡村 2014：168-169）。また、岡村昭彦は彼女の功績について、つぎのように述べている。

（エイケンヘッドは：筆者注）早くからイギリスの植民地支配下で、各家庭の戸口の階段の下で救いを求め、死んでゆく同胞の姿にひどく心を痛め、たとえ短い期間ではあっても、それらの人々が死に至る直前に人間らしく世話を受けられる家庭――〈ホーム〉と呼ぶ、安息の場を提供し続けてきました。これが〈近代ホスピス〉の原型であることは、いうまでもありません（岡村 2014：169）。

一八二九年、イギリスでカトリック解放法が成立したのちも、カトリック教徒の自由はなく、「公立病院や内科と外科を教える医学校、法律を教える学校はすべて、プロテスタントの管理下に」あった。そのような時代背景のなかで、エイケンヘッドは、「多数の貧しいカトリック教徒が司祭の援助がないまま公立病院で亡くなった証拠を掌握していて、早急にカトリック教徒の医師と看護師を養成する必要がある」と認識していた（Blake 2001=2014：81-82）。またエイケンヘッドは、早死にしたり、チフスなどの流行時に「自らの命を危険にさらす感染の温床で仕事をしつづけ」るシスターたちの現状を改善したいとも考えていた。

貧しい病人たちへの「聖役」を務めながら、知識がないために、シスターたちにはどうすることもできない状態になることがよくあるのを見てきた。慈善だけではうまくいくはずがない。その奉仕に科学を役立てる必要がある。それが可能なのは病院においてのみだ（Blake 2001=2014：82-83）。

病院にたいする強い思いは、一八三四年、エイケンヘッドがダブリンに、ホスピスの原型となるセント・ヴィンセント病院を設立したことで実現した。そしてエイケンヘッドの死後、一八七九年、アイルランド慈善修道尼会は聖母ホスピス（Our Lady's Hospice）をダブリンに開設する。ホスピスの目的は、「臨終を迎えた、貧しい人々を助けること」であった（Blake 2001=2014：178）。

このホスピスが誕生した当時、「病院の多くは治療施設でも回復病棟でもなかった。貧しい病人を隔離し、収容し、そのまま死んでいく場所であった」。そのような悪環境下でホスピスは、「イギリスの弾圧の最中に病んでいる人や死にゆく人々を、人種・階級や主義、プロテスタントやカトリックを問わず無条件に受け入れた」（米沢 2014：183）。

　イギリスでも一九世紀に終末期患者の施設が設立されている。神の家（The Hostel of God, 一八九一年開設）、聖ルカの家（St. Luke's House, 一八九三年開設）、聖ヨセフ・ホスピス（St. Joseph Hospice, 一九〇八年開設）などである。ソンダースが関係した後二者の内容は、つぎのとおりである。

　聖ルカの家は、医師のバレットによってつくられた。実質的にメソジスト教会の傘下におかれ、宗教的色彩を帯びた施設であったため、外部には閉鎖的で面会時間も制限されていた。ここでボランティアとして働いたソンダースは、常識とは異なる鎮痛薬の投与法をまなび、その効果を経験することができた。

> （ソンダースは：筆者注）聖ルカの家の患者は、鎮痛薬（通常麻薬系統）を経口的にしかも定期投与され、その結果、患者は殆ど死の瞬間まで肉体的・心理的痛みから解放され、快適かつ意識明晰な状態に保たれるのを知ったのである（円山 1991：103）。

鎮痛薬の定期的投与法は、「少なくとも一九三五年」頃からおこなわれていたが、「聖ルカの外ではだれにも知られなかった」という（Du Boulay 1984=1989：76）。

　聖ヨセフ・ホスピスは、アイルランド慈善修道尼会がロンドンに開設した修道院に、ホスピス病棟を併設したものである。ソンダースは医師免許を取得したのち、一九五八年からここで働き、改革をおこなった。聖ルカの家で習得した鎮痛薬の経口的定期投与の学問的検討と、看護師を医師と対等の立場でケアに参加させる試みをはじめたのである（円山 1991：104–105）。あわせて彼女は、「痛みや死別に対する親族の反応に一層大きな理解を示すようになっ」

ている（Du Boulay 1984=1989：314）。

看護師、ソーシャル・ワーカー、医師の資格をもつソンダースは、以上のような経験を積み、現代ホスピスの嚆矢であるセント・クリストファー・ホスピスを創設した。彼女の意図は、既存のホスピスが「宗教施設を媒介とした宗教的精神的看護に重点」をおいていたのにたいして、「宗教的配慮を最大限残しつつ科学的基礎の上に立ってホスピスを再構築することであった」が、これが現代ホスピスの特徴といえる点である（円山 1991：105）。

近代ホスピスでも医学や医療技術の導入が試みられたが、現代ホスピスではそれを積極的に活用することが推進された。また、全人的痛みや全人的ケアという概念をもとに、理念と実践の内容が明確にされ（Clark 1999a）、土台には、医療の場、宗教的な組織、包括的な意味合いでのコミュニティづくりという三つの機能をふくむという構想があった（Du Boulay 1984=1989：177）。実際に、セント・クリストファー・ホスピスは、超宗派のキリスト教の「宗教的な財団でもあると同時に医療財団でも」ある（Du Boulay 1984=1989：211）。

ソンダースは、ホスピス運動によって、死にゆくことの変革を社会や医療の場にもたらすことをめざしたが、安楽死については積極的に反対する二つの見解を示している（Du Boulay 1984=1989：243）。

> まず第一に、痛みのコントロールはほとんどつねに可能であるということ、つまり、患者は覚醒した状態で自分自身（を失わない状態）でありながらも、心も身体も快適な状態に保つことができるということである。身体的な苦痛からの逃避としての安楽死はもう必要もないということである。第二には、…（中略）…「人間の本性が今のままであるかぎり、安楽死が本人の意志に基づいて行われることはそう長くは続かないだろう」ということである（Du Boulay 1984=1989：246）。

後者の見解は、「安楽死が合法化されれば、病んだ人々や、年老いた人々に対する圧力になる」ことを意味している（Du Boulay 1984=1989：246）。

一方でソンダースは、医療としてのホスピスの専門性を高めることを積極的におしすすめた。ソンダースは、「ホスピスは近代の高度な技術がもたらした欠陥に対する抵抗として建設されたが、近代の技術がもたらしてくれる恩恵まで失うつもりはない」とし、目的達成のために最高の臨床医をもとめた。そして、それにとどまらず、「研究チームを求め、医師の教育が根ざしているところの科学的な基盤を確固たるものとし、それをさらに発展させようとして」いた（Du Boulay 1984=1989：247-248）。

ソンダースの関心は「自分の仕事を医学的に確たるものとすること」であったが、イギリスでもアメリカでも、医学の専門家からは抵抗にあったり、無視されたりした。その理由については、死に関連するビクトリア朝的な態度、すなわち、「キリストの受難と同一化することが誉れである」と教える文化が影響しているからという説明がある。また、治癒が不可能な患者の疼痛ケアは、「医師にとっては自らの職業的な限界をさらしてしまうこと」であり、「医師の抱えている人並み以上に強い死への不安を呼び覚ますものとなる」からという説明も可能である（Du Boulay 1984=1989：310）。しかし、ソンダースが切実に望んでいたのは、有効性が証明された現代ホスピスのアイディアが「一般の医療の中に還元されていくこと」であった（Du Boulay 1984=1989：313）。

以上のような経緯によって、医学を生かす現代ホスピスが誕生したが、それを機とする「ホスピス・ムーブメントの進展は建物に依存するものでも、ましてや組織に依存するものでもなく、発想や取り組み方の伝達方法にある」といわれる（Du Boulay 1984=1989：314）。実際にホスピスが普及拡大することによって、各地域でのニーズに対応したホスピスがあらわれるようになった。

アメリカでは、一九五〇年代から六〇年代にかけての「消費者運動・黒人の権利拡大運動である公民権運動・患者の知る権利運動などの下地の上に、ホスピス運動は開花した」（円山 1991：109）。アメリカで最初のホスピスは、一九七四年に、コネティカット州ニュー・ヘイブンに誕生したコネティカット・ホスピスである（創設時の名称は Hospice, Inc.）。

しかしそれ以前、「少なくとも一九世紀末頃には、特に末期のがんを患う病人を対象に、緩和的なケアを行うグループが多数存在していたことが知られている」（服部 2003：147）。代表的なのが、一八九〇年代にホスピスを開設したホーソーン・ドミニカン修道女会である（服部 2003：148）。このような団体のホスピスは「古いホスピス」であり、その活動は、「貧しい人や、身寄りのない人を救う、キリスト教系の救貧院の流れ」を強く反映している（服部 2003：148）。

「古いホスピス」は、「草の根的に米国各地に発生」していたが、それらは「横のつながりを積極的に組織し、一つの社会運動を作り出そうとはしなかった」。これにたいして、「一九七四年以降の現代ホスピスの唱導者たちは、従来の医療・福祉サービスとの非連続性、革新性を主張しなければならなかった」（服部 2003：148）。

またアメリカでは、医師のE・キューブラー＝ロス（一九二六～二〇〇四）がホスピス運動にあたえた影響が大きい。彼女は一九六九年、末期患者の心理状態について著した *On death and dying*（日本語訳タイトル『死ぬ瞬間』）を刊行し、その後、アメリカ社会での死にゆくことの改善とホスピスの普及に活躍している（Kübler-Ross 1969=2001；株本 2010）。

さらに現代ホスピスは、カナダ、オーストラリア、ヨーロッパ、アジア、アフリカなどへと広まり、世界各国の文化や社会事情、医療制度を反映したホスピス実践が展開されるようになった（Saunders *et al.* 1981=2006：270-332；日野原 2002；Clark *et al.* 2003；Clark 2007）。

ホスピスはまた、さまざまな市民運動（環境浄化運動、緑化運動、自然環境保護運動、有機農業推進運動など）と結びつき、その思想が領域をこえて共有されるようになってきている。これらの運動は、「（人間：筆者注）相互の密接な関係を認め、全人的、生態保護的な見地から、より新しい健康的な世界観」の形成をめざしており（Stoddard 1992=1994：252）、人間が人間共同体の一員として生きるための原理を、ホスピスの思想からひきだしているのである。

全人的な見地の重視という価値観は現代ホスピスの根幹ではあるが、ソンダースの関心が「自分の仕事を医学的に確たるものとすること」であったように、長い歴史をへてホスピスは、医学として、医療の一部として実践されるものとなった。そしてこの変化が、ホスピスケアと人びとの死にゆくことに、また新たな変容をひき起こすことになる。

（2）ホスピス、緩和ケア、緩和医療

ホスピスは、以上のような歴史的経緯をへて変化してきているが、その発展のなかで緩和ケアが考案され、医学としての緩和医療が創出された。緩和ケアと緩和医療はホスピスを原点とするため、その内容はホスピスと相似するが、厳密には異なる。また、用語とそれが意味する実際の内容は、それが使用される社会によって異なるため、これら用語の使いかたと解釈には注意しなければならない。

ホスピスは、以下のような要素から構成される、総体的な理念にもとづくものである（Sofka 2009：581；NHPCO 2015a）。

①死は生命の自然な過程であり、生命の終わりに近づいたときに成長の可能性があるとみなし、延命よりも個人のＱＯＬ（Quality of Life）向上を重視する。

②患者と家族をひとつのケアの単位とし、ケアプラン作成過程への患者や家族の積極的な参加や、患者の自己決定を促進させる。
③高いQOLを達成するために、身体面、社会面、心理面、スピリチュアル面での快適さ、患者の尊厳の保護、最期の時期におけるできるだけ自由な環境での生活を重視する。
④家庭でのホスピスケアの提供が望ましいが、不可能なばあい、ホスピス施設や病院、ナーシングホームなどの施設でケアを提供する。
⑤ボランティアをふくむ多職種チームによってケアを提供する。

このような理念にもとづくホスピスケアの目的は、死を直視し、患者と家族の主体性を尊重しながら、家庭的な環境のなかで、全人的ケアとして、身体的ケア、心理的ケア、社会的ケア、スピリチュアルケアを提供することである。提供する主体は、それぞれのケアを専門とする専門職とボランティアであり、チームとして働く。

日本では、たとえば、日本ホスピス緩和ケア協会作成の『緩和ケア病棟運営の手引き（二〇一四年版）』で、ホスピスはつぎのように説明されている。

ホスピスの理念とは、人間の死の過程に必要とされるさまざまなケアのプログラムを統合した活動全体であり、同時に地域社会でのケアの提供場所も意味している。また、人が人生を終える時期（the end of life）に関する宗教的ではない全人的で科学的な思考、すなわち人間科学的アプローチに基づく思想ともいえる。ホスピスケアと緩和ケアとほぼ同じタイプのケアを指している（日本ホスピス緩和ケア協会 2014a：4）。

ホスピスのつぎに登場した用語が緩和ケア（palliative care）である。緩和ケアは一九七〇年代にカナダで提唱されたもので[3]、一九八九年にＷＨＯ（世界保健機関）がその定義を作成した[4]。当時の定義はつぎのとおりである[5]。

緩和ケアとは、治癒を目指した治療が有効でなくなった患者に対する積極的な全人的ケアである。痛みやその他の症状のコントロール、精神的、社会的、そして霊的（spiritual）問題の解決が最も重要な課題となる。緩和ケアの目標は、患者とその家族にとってできる限り可能な最高のＱＯＬを実現することである。末期だけでなく、もっと早い病期の患者に対しても治療と同時に適用すべき点がある。

ＷＨＯの定義は二〇〇二年に、つぎのように改定された[5]（WHO 2014）。

緩和ケアとは、生命を脅かす疾患による問題に直面している患者とその家族に対して、痛みやその他の身体的問題、心理社会的問題、スピリチュアルな問題を早期に発見し、的確なアセスメントと対処（治療・処置）を行うことによって、苦しみを予防し、和らげることで、クオリティ・オブ・ライフを改善するアプローチである。

またＷＨＯは、つぎのような緩和ケアの役割と機能をあげている[5]。

①痛みやその他の苦痛な症状から解放する。
②生命を尊重し、死を自然の過程と認める。
③死を早めたり、引き延ばしたりしない。

④患者のためにケアの心理的、スピリチュアルな側面を統合する。
⑤死を迎えるまで患者が人生を積極的に生きてゆけるように支える。
⑥家族が患者の病気や死別後の生活に適応できるように支える。
⑦患者と家族——死別後のカウンセリングを含む——のニーズを満たすためにチームアプローチを適用する。
⑧ＱＯＬを高めて、病気の過程に良い影響を与える。
⑨病気の早い段階にも適用する。
⑩延命を目指すそのほかの治療——化学療法、放射線療法——とも結びつく。
⑪臨床的な不快な合併症の理解とその対応の推進に必要な諸研究を含んでいる。

実際のホスピスと緩和ケアのスタッフやサービス提供の形態は、国や地域によって多様であるが[6]、患者を全人的にとらえること、患者と家族を対象とすること、多職種チームとボランティアによってケアを提供することなどは、ホスピスと緩和ケアに共通する内容である。しかし、緩和ケアの定義で、病気の早い段階からの開始や予防的観点が示されている点からは、そのケアにおいて、生命の末期を意識したケアよりも、症状緩和やそれを担当する専門職の視点が強調される状況が生じる可能性が推測される（Ashby 2001：342-343）[7]。

さらに、学問的な用語としては緩和医療（palliative medicine）がつかわれている。これはホスピスが医学の学問的体系に位置づけられるさいの名称といえ、「学術的、研究的、専門的な意味合いで使用され」、その使用においては「教育と研究が強調され、専門科という点が重視される」傾向がみられる（恒藤 2011：383）。

palliative medicine は緩和医学とも訳せるが、日本では緩和医療という訳語が頻用されている。緩和医療の名称が定着するようになったのには、日本緩和医療学会の命名時の経緯が関係している。この学会の初代理事長であった柏木哲夫は、医師だけでなく看護師やコメディカルスタッフにも参加してもらう学会をつくることが決まったが、学会名をどのようにするかが問題になったという。緩和医学とすると範囲が狭く、医師のみの学会といったニュアンスが強くなり、緩和ケアとすると概念が広がりすぎる。したがって、「中間の言葉として、緩和医療」が採択された。学会名は英語では「Japanese Society for Palliative Medicine」であるが、緩和医療は「Palliative Medicine と Palliative Care の両方の意味を包含し、その中間的なニュアンスを持つ」とされている（柏木 2007：2746）。

以上、ホスピス、緩和ケア、緩和医療という用語の内容についてみてきた。本書の考察対象はホスピスであるが、ホスピスと緩和ケアの実質的な区別は難しい。それをあらわすかのように、現実にもホスピス緩和ケア（hospice palliative care）という言葉がつかわれるようになってきている。たとえば、カナダホスピス緩和ケア協会、アジア太平洋ホスピス緩和ケアネットワーク、日本ホスピス緩和ケア協会、日本ホスピス・緩和ケア研究振興財団などである（柏木 2007：2747）。

したがって、本書では、ホスピスと緩和ケア両方の内容を包含するものとして、ホスピスという用語をもちいる。現実の制度や政策で、固有名詞としてつかわれているホスピスや緩和ケアはそのままの名称であらわすが、一般的にホスピスという用語をもちいるばあいは、ホスピスの理念にもとづき、ホスピスあるいは緩和ケアという名称をかかげて活動する施設や機関、病棟などを指すこととする。また、緩和医療は、ホスピスが医学の学問的体系に位置づけられるさいの名称としてもちいる。ただし、韓国では緩和医療は palliative care を、緩和医学は palliative medicine をあらわすため、韓国についての記述部分では、これらの意味をもつ用語として緩和医療と緩和医学を使用する（イ・ギョンシク他 1996：チェ・ユンソン 2000）。

ホスピスと緩和ケア、緩和医療の基本的な内容はかわらない。しかし、緩和ケアでは症状緩和やそれを担当する専門職の視点が強調される可能性が考えられ、学問的な観点を重視する緩和医療でも、同様の状況が生じる可能性は高いと推測される。緩和ケアや緩和医療が成立することで、ソンダースがもとめていた医学的な基盤の構築はすすんだが、同時に、ホスピスケアのなかで医学的な部分が優先される傾向も醸成されることになったといえよう。

2　研究対象としてのホスピスの「医療化」

ホスピスが、医学あるいは医療の一部として実践されるようになったという変化は、歴史的経緯や用語の変遷過程から理解できる事実であり、このような変化によって、ホスピスケアのなかで医学的な部分が優先される傾向が醸成されるという変化も生じている。そしてこの傾向は、筆者個人の研究上の経験において、また、社会学の先行研究において、具体像として発見されている。

少し時間をさかのぼるが、筆者が、死を間近にしている人であると意識しながら目前の人に対面したはじめての経験は、韓国でホスピスの参与観察の機会を得たときである。機会をあたえてくれたのは、ソウル市内を中心に在宅ホスピスケアを提供する活動をしていた「母峴《モヒョン》ホスピス」であった。カトリックの聖職者であり、医師や看護師などの資格をもつシスターたちは、一九九四年当時、日本の大学院を休学し韓国留学していた筆者を、何人かの患者の自宅訪問に同行させてくれた。

ホスピスの対象となっている人たちは、がん患者や全身麻痺で寝たきり状態にある人、夫をがんで亡くした妻など、さまざまな事情をかかえており、かれらの多くはそれほど裕福でない生活をしていた。その貧しさの現場をみる、身体と生活と人生の苦しみを聞くということは、まだ二〇代で世間知らずだった筆者にとって、その場面では、驚きや緊張、同情や怒りなど、いくつもの感情をひき起こすものであった。しかし、しばらく時間がたったのちには、人間の生きかたや死にかたを五感でまなぶことができた貴重な体験であったと、何度も追憶する経験になっている。また同時に、対象者のあらゆる苦しみに深くかかわりながら寄り添おうとするシスターたちの献身的な行為が、ホスピスにおけるケアであると理解できた経験でもあった。

筆者が人間の死について関心をもちはじめたのは、大学の学部生の頃であるが、死にゆくことを本格的に研究の主題にとりあげたのは、上記のようなホスピスの参与観察をもとに執筆した修士論文が最初である。以降、約二〇年、社会保障など他の主題の研究をかかえながらも、死にゆくことは、筆者が継続してとりくんできた研究の主題であり、なかでもホスピスや終末期医療に関心をもちつづけてきた。

研究の過程で、死にゆくことやホスピスと医療の関係を掘り下げて考えるようになったのは、韓国でホスピス運動を主導する医療者にインタビュー調査をおこなったときである。調査からわかったのは、ホスピス推進主体である医師が、患者の死にゆくことに焦点をあてる医師として自己変革を遂げ、ホスピスケアの有効な医療実践として疼痛緩和を活用し、医療制度へのホスピスの導入と、それによるホスピスの普及をめざしているということであった。この調査ではまた、医師であるかれらが死にゆく人たちのケアにそそぐ情熱も知ることができた。そしてそのときに感じた、かれらはなぜそのような情熱を維持することができるのかという疑問が、かれら自身を理解したいという筆者の関心をさらに強めることになった。

以上のような成果があった調査内容をまとめた論文で、筆者は、まだ普及していないホスピスの技術の教育や医療制度への挿入がホスピス運動で重視され、医療としてのホスピスの正当性が主張されている現象を、「ホスピスの医療化」と表現した。この表現をつかったのは、ホスピスを医療の管轄下であつかうものとみなす現象が起きていることを示したかったからである。そして、ホスピス推進主体である医師が、国家や一般の医師、看護師、聖職者という主体に対抗するために、運動の戦略として「ホスピスの医療化」を活用していると分析した（株本 2001a）。

この分析で、医療としての正当性が主張される現象を説明しようとしたことは評価できるとおもわれる。しかし、あらためて熟考し、反省しているのは、従来もちいられている医療化の概念と区別することなく、「ホスピスの医療化」という表現をつかったのは不適切であったということである。

概念の定義は次章でおこなうが、さきどりしていえば、従来の医療化の概念は、「医療の範ちゅう外にあった現象が、医療の範ちゅう内であつかわれたり、医学的な定義や説明をあたえられる過程」を指す。すなわち、人びとがかかえている問題のうち、医療的措置をくわえることが妥当と考えられる問題を、新たに医療の範ちゅう内であつかおうとする過程が医療化である。この定義にしたがえば、先述のような韓国のホスピス運動での現象は医療化とはいえない。すでになんらかのホスピスケアを実践していたホスピス推進主体の目的は、医療技術の充実したホスピス、医療制度内であつかわれるホスピスを実現することであった。そのために、身体的ケア、心理的ケア、社会的ケア、スピリチュアルケアからなる全人的ケアをめざすホスピスケアのなかで、医療の範ちゅう内にある、身体的ケアにおける医療的介入を、現状よりも優位に位置づけようとしていた、と表現するほうが適切であろう。

概念の区別についてはさらに後述するが、韓国のホスピス運動についての論文を執筆して以来、死にゆくことやホスピスと医療との関係を追究したいという思いが深まり、その思いが本書の研究に結びついている。

さて、筆者の個人的な経験とはべつに、社会学の分野でも、近年、死や死にゆくことが研究対象としてひとつの領域を占めるようになってきている。一九六〇年代以降、死のプロセスや悲嘆・悲哀などの喪失体験、死をめぐる規範や社会構造をテーマとする社会学的研究が増加し、組織的な調査研究の基盤もつくられたが（Riley 1983）、死の社会学が研究領域として本格的に確立されるようになるのは、死と死にゆくことを体系的にとりあげた著作があらわれる一九八〇年代後半頃からではないかとおもわれる(8)。

この時期以降に刊行された関連の著作は、M・C・カールによる *Endings: A sociology of death and dying*（Kearl 1989）をはじめとして、D・クラークの編著 *The sociology of death: Theory, culture, practice*（Clark Ed. 1993a）、

G・ハワースとP・C・ジャップの編著*Contemporary issues in the sociology of death, dying, and disposal*（Howarth & Jupp Eds. 1996）、G・ハワースによる*Death and dying: A sociological introduction*（Howarth 2007a）、R・マクマナスによる*Death in a global age*（McManus 2013）などである。

死の社会学の一部として、死にゆくことを対象とした社会学がある。そして、そのなかで歴史的アプローチによって死にゆくことを考察した研究では、死にゆくことの主たる現代的特徴が、死にゆく行為における共同性の喪失と医療化であることが明らかにされている（Ariès 1977=1990；Elias 1982=1990；Kellehear 2007）。また、死にゆくことの社会学では、現代ホスピスが、死にゆくことの現代的特徴のひとつである医療化とは反対の、脱医療化の志向性をもつものとして[9]、重要な主題のひとつとなっている。

のちに詳しく説明するが、死にゆくことの社会学の主題にもなっている、現代ホスピスを対象とした欧米の先行研究では、ホスピスケアが医学や医療制度、医療保障制度の対象とされることで、ホスピス特有の心理的ケア、社会的ケア、スピリチュアルケアよりも、身体的ケアでの医療的介入の度合いが増すような現象が起きることが発見されている。そしてこの現象は、ホスピスの医療化と表現されている。しかし、先行研究でも、従来からもちいられている医療化とホスピスで起きている現象をあらわす医療化は、明確に区別されてはいない。

筆者が韓国のホスピス運動に見出したような、身体的ケアにおける医療的介入という医療の範ちゅう内のケアが、心理的ケアなど医療の範ちゅう外のケアよりも優位に位置づけられるという現象は、ホスピスを対象とした欧米の先行研究でもとりあげられている。また、その結果として、身体的ケアでの医療的介入の度合いが増すような現象が起きていることも明らかにされている。これらの現象はホスピスの変化の具体的な内容であるが、これら現象はどのように生じているのか。これら現象の渦中にあり、その事実や過程、問題などを経験するホスピスの医療者は、それらをどのように認識しているのか。日本や韓国、他の社会とのあいだに違いはあるのか。このような、変化の内容についての疑問が、本書の研究をはじめたきっかけになっている。

この疑問の解明にあたっては、以前の反省をふまえて、従来の医療化の概念とホスピスの医療化と表現される概念を区別することを心がけた。先述したように、医療化は、「医療の範ちゅう外にあった現象が、医療の範ちゅう内であつかわれたり、医学的な定義や説明をあたえられる過程」である。これにたいして、ホスピスで、身体的ケアでの医療的介入の度合いが増すような現象は、「ホスピスケアにおいて、医療の範ちゅう外のケアよりも医療の範ちゅう内のケアが優位とみなされる過程」を意味するからである。このような二つの概念を明白に区別するために、本書では、ホスピスケアでの現象を表現するばあいには、ホスピスの「医療化」と表記する。

これまでみてきたように、本書の問題関心の対象は、現代社会での死にゆくことのありかたであり、そのひとつとして誕生している現代ホスピスでの死にゆくことであり、そこでのケアに起きているホスピスの「医療化」という現象である。そして、この現象を理解するために、それを身をもって経験しているホスピス推進医療者が、それらをどのように認識しているかを考察することを研究課題に設定した。

ホスピスの「医療化」にたいする認識を考えるうえで参考になるのは、死にゆくことの医療化についての評価のしかたである。端的にいえば、医療化がもたらす変容は、肯定的にも否定的にも評価できる。たとえば、P・アリエスが描いた終末期医療の場で疎外される人間像は、死にゆくことの医療化の否定的帰結をあらわしているが（Ariès 1977=1990）、その背景には、医療化が可能にした延命治療による、生命延長という肯定的帰結への期待がある。

同様に、ホスピスの「医療化」についても肯定と否定の両方の評価が可能である。先述のように、韓国のホスピス運動でホスピスの医療としての正当性が主張されていたのは、その結果としてホスピスの普及という肯定的な結果が想定されていたからであった。また、否定的な評価としては、たとえば、緩和医療の代表的なテキストである *Oxford textbook of palliative medicine* の第五版の序文で、編者は、苦痛を緩和する技術的な介入が増える一方、「緩和ケアが過度に医療化（medicalized）あるいは専門化（professionalized）している」ことが懸念されると述べている。また同時に、かといってロマンチシズムに回帰できないジレンマの渦中に緩和ケアがあることも指摘している(Cherny *et al.* Eds. 2015：viii)。

以上のような、筆者や専門家の例からわかるように、ホスピスの「医療化」は肯定的にも否定的にもとらえることができる。医療者が医療の領域でホスピスを実践しようとすれば、医療のなかで正当な行為として実践しなければならない。このようなばあい、ホスピスの「医療化」は起こりやすくなる。そして、この現象の帰結については、ホスピスを推進する医療者は、医療をふくむ全人的ケアの普及や充実につながるとして、肯定的に評価するばあいもあれば、過度な医学専門化が導かれるとして、否定的な結果を懸念するばあいもあるのである。

では、なぜこのように相反する見方が存在するのか。ホスピスの「医療化」の生起が予測される医療の領域で、ホスピスを推進する医療者は、それをどのように認識しているのか。ホスピスの「医療化」の現象における否定的な帰結が懸念されるばあい、かれらはそれをどのように解決し、望ましいホスピスを創ろうとしているのか。

本書がたてる問いは二つである。

1　ホスピスを推進する医療者は、ホスピスの「医療化」をどのように認識しているのか？

2　ホスピスの「医療化」という現象のなかで、ホスピスを推進する医療者は望ましいホスピスをどのように創り出そうとしているのか？

これらの問いにたいする答えを、ホスピスを推進する医療者の認識の分析をとおして明らかにすることが、本書の研究目的である。

3　日韓ホスピスの比較分析

(1) 分析の方法

ホスピスの「医療化」については、おもに欧米のホスピスを対象とした先行研究があるが、欧米よりも遅れてホスピス運動がはじまった社会におけるホスピスの「医療化」の内実は、十分には把握されていない。そこで、本書では日本と韓国のホスピスを研究対象とし、両社会でのホスピスの「医療化」にたいする医療者の認識を比較分析することで、それぞれの特徴を把握したい。

日本のホスピス運動は一九七〇年代頃からはじまり、一九九〇年に緩和ケア病棟入院料が公的医療保険制度での診療報酬の適用対象となった。韓国ではホスピス運動は一九六〇年代頃からあったが、公的医療保険制度でのホスピスの診療報酬化にむけた施策は二〇〇〇年代にはいってからはじまっている。歴史的経緯からみて日本と韓国で共通するのは、欧米からホスピスケアを導入した、東アジアでのホスピス実践の後発国であるということである。くわえて、ホスピス普及のために、公的医療保険制度での診療報酬化の方法が採択されている点も共通する。

このような共通点をもちながら、文化や社会状況が比較的類似している条件下で発展してきた日韓のホスピスを研究することで、欧米との違いとともに、東アジア社会のなかでのホスピスの多様性を理解することができるであろう。また、日本より遅れて診療報酬化をすすめている韓国にとって、日本は先進事例として参考になり、先進であるがゆえに実践面や制度面で障壁に直面している日本にとって、韓国は問題の本質の抽出や改善策の考案に役立つ、適切な比較対象になると考えられる。

日本と韓国のホスピスの「医療化」の実態分析では、両国の共通点である、ホスピスを対象とした診療報酬の成立過程に注目し、おもな分析対象時期を、日本では一九九〇年の緩和ケア病棟入院料導入の直前の時期以降、韓国では二〇〇〇年代直前の時期以降とする。しかし、その他のホスピスの「医療化」を促進する要素や、歴史的背景の把握も必要であるため、歴史的な考察の対象時期は、日韓でホスピス運動がはじまった頃から現在までとする。

分析は、文献研究と調査研究によっておこなう。先行研究の検討のさいには、主として社会学文献を対象とするが、人類学等の近接領域の文献も対象とする。日韓のホスピスの歴史とホスピスの「医療化」の過程の分析では、両国の文献をもちいて事実の歴史的展開を整理しながら、ホスピスの実践や運動、関連の制度政策、死にゆくことにかんする社会的・文化的状況などを確認する。文献は、ホスピスや緩和ケアにかんする社会学文献をはじめとして、医学・看護学等の文献や関連学会刊行の文献、行政刊行の文献や資料、ホスピスや緩和ケアの実務者が執筆した文献や伝記、その他関連の文献や資料をつかう。

つぎに調査研究としては、医療行為をとおしてホスピスの実務経験がある主体、すなわち医療者（医師、看護師）にたいするインタビュー調査を実施する。なかでもホスピスを推進する意欲をもつ医療者を対象とするが、それは、かれらが、ホスピスにかんする専門知識や技術、制度に精通し、それらがホスピスの実践におよぼす影響を体感しているからである。また、自己の経験をもとに、ホスピスの「医療化」の長所や短所を理解し、めざされるべきホスピスの理念と現実との差異を認識しながら、望ましいホスピス実践を展開すべく努力していると考えられるからである。これら医療者への調査結果をもちいて、かれらがどのような経験や意識を土台に日常の実践を展開し、ホスピスの「医療化」をどのように認識し、どのような望ましいホスピスを実現しようとしているのかを分析する。

(2) インタビュー調査の概要

インタビュー調査結果の分析は、第5章から第7章までおこなうが、ここではその概要について説明しておこう。

調査の目的は、日本と韓国のホスピス推進主体である医療者が、自身のホスピス実践の経験をとおして、それぞれの社会でのホスピスの進展や変容、ホスピスの「医療化」の状況、望ましいホスピスのありかたについて、どのように認識しているかを明らかにすることである。

調査対象の基本的な条件は、「ホスピスでの実務経験があること」「ホスピスの実務や運動に意欲的にとりくんでいること」である。日本では、制度上の緩和ケア病棟か緩和ケアチームで実務経験のある医療者を対象の条件とした。対象選定においては、ホスピスの実務や研究に携わる知人の紹介をとおして選定する方法と、ホスピス機関の情報をもとに調査者(筆者)が直接選定する方法をとった。選定にあたっては、年齢、性別、勤務地域が、ある程度分散されるように考慮したが、韓国のばあい、ソウル市内在住の対象者が多くなった。

調査依頼は、おもにはメールで、ばあいにより郵送で、調査者が直接おこなった(日本では日本語、韓国では韓国語を使用)。本研究の目的と調査の主旨を記した文書と、質問票を送付することで依頼をおこない、許諾を得たのちに、日程などを調整した。結果として、日本での対象者一六名(医師一三名、看護師三名)は、すべて総合病院での勤務経験があり、現在あるいは過去に、緩和ケア病棟あるいは緩和ケアチームでの実務経験がある医師と看護師となった。韓国での対象者一二名(医師九名、看護師三名)もすべて総合病院での勤務経験があり、現在あるいは過去に、総合病院や医院などのホスピス(専用病棟、緩和ケアチーム形式、在宅ホスピスなど)で実務経験のある医師や看護師である。

全体の調査期間は、二〇一三年九月から二〇一五年四月までである。日本では、二〇一四年一一月(一名)、二〇一五年二月(五名)、二〇一五年三月(四名)、二〇一五年四月(五名)に実施した。韓国では、二〇一三年九月(三

名）、二〇一四年三月（三名）、二〇一四年八月（三名）、二〇一四年九月（二名）、二〇一五年三月（一名）に実施した。

調査対象者の属性は、表序－1と表序－2のとおりである。表には、個人が特定されない最低限の属性のみを記載している。おもな勤務地の欄には、現在ホスピスに勤務中のばあいは現在の勤務地、そうでないばあいは過去のホスピス勤務地を記している。日本の対象者では、緩和ケアや緩和医療を専門とする医師が多いが、もともとの専門は内科、外科、麻酔科、精神科と多岐にわたる。韓国の対象者では、腫瘍内科や家庭医学の専門の医師が多い。また、日本では信仰のない者が多いが、韓国ではキリスト教信者が多い。

調査の事前に、調査対象者の勤務先の情報や、調査対象者が執筆した書物や論文、記事を収集し、調査の準備をおこなった。調査場所には、おもに調査対象者の勤務先で静かに対話できる場所（診察室、相談室、談話室、会議室、研究室など）が選定された（日本の二例は京都大学こころの未来センター会議室、二例は喫茶店）。調査は、調査者と対象者の一対一でおこなわれたが、韓国で一名のみ、新聞記者が同席した。なお、韓国でのインタビューは韓国語による。

調査方法は、質問票をもちいた半構造化インタビューの形式をとった。基本的には調査者が質問し、対象者がそれに答える対話形式ですすめられた。対象者の時間の制約や、好ましい対話の流れなどの個別性を考慮する必要があったため、調査者と対象者の相互の判断によって、質問は順不同でおこなわれた。対象者には多忙な勤務の合間に時間を割いていただいたため、質問の一部のみに回答していただいたばあいや、急な用件で調査が予定よりも短縮されたばあいがある。

また、調査者と対象者のあいだで、ときに質問対象となる事項について討論になるような場面や、日本と韓国の実状について情報交換するようなばあいもあった。調査の前後に、調査者がホスピス機関見学の機会をいただけたばあいもある。

表序-1　調査対象者の属性（日本）

対象者	職種	年齢	性別	主な勤務地
A	医師	70 代	男性	愛知県
B	医師	70 代	男性	大阪府
C	医師	60 代	男性	東京都
D	医師	50 代	男性	東京都
E	医師	50 代	男性	愛知県
F	医師	50 代	女性	福岡県
G	医師	40 代	女性	三重県
H	医師	40 代	男性	新潟県
I	医師	40 代	男性	新潟県
J	医師	40 代	男性	群馬県
K	医師	40 代	男性	群馬県
L	医師	30 代	男性	京都府
M	医師	30 代	男性	愛知県
N	看護師	50 代	女性	京都府
O	看護師	50 代	女性	大阪府
P	看護師	30 代	女性	京都府

出典：ホスピス推進医療者の認識調査の結果より筆者作成.

表序-2　調査対象者の属性（韓国）

対象者	職種	年齢	性別	主な勤務地
a	医師	70 代	男性	ソウル市
b	医師	50 代	男性	ソウル市
c	医師	50 代	男性	ソウル市
d	医師	50 代	男性	京畿道
e	医師	50 代	男性	ソウル市
f	医師	40 代	男性	ソウル市
g	医師	40 代	女性	ソウル市
h	医師	30 代	女性	ソウル市
i	医師	30 代	男性	ソウル市
j	看護師	50 代	女性	慶尚北道
k	看護師	50 代	女性	ソウル市
l	看護師	40 代	女性	ソウル市

出典：ホスピス推進医療者の認識調査の結果より筆者作成.

調査の質問内容は、①社会全般における死にゆくことの医療化についての意見、②医師（看護師）になった動機、③ホスピス・緩和ケア（韓国では緩和医療、以下おなじ）を知るようになった契機、④ホスピス・緩和ケア（緩和医療）の実践内容、⑤ホスピスと緩和ケア（緩和医療）の違い、⑥全人的ケア実現のための要件、⑦全人的ケアあるいはホスピス・緩和ケア（緩和医療）での医師（看護師）の役割、⑧日本（韓国）のホスピス運動の特徴、⑨専門化、制度化についての意見（必要な理由、必要な内容、長所・短所）、⑩ホスピスの量的拡大・質的向上のために必要なこと、⑪日本（韓国）で望ましいホスピスについての意見、である。

本書では、④から⑪をおもな分析対象とし、①から③は匿名性の保持に支障のない範囲で説明要因としてもちいた。

インタビュー内容は、対象者の許諾を得て、ICレコーダーに録音した。調査時間は、一人あたり三三分〜二時間四八分（日本一時間一〇分〜二時間四八分、韓国三三分〜二時間）、合計四五時間一九分（日本二九時間一〇分、韓国一六時間九分）、一人あたり平均一時間三七分（日本一時間四九分、韓国一時間二〇分）である。

倫理的配慮としては、個人情報にかかわる固有名詞はすべて仮名であつかい、発言内容を本文中に引用するばあいは事前に確認をとることを記した文書を、インタビュー前後でのメールや郵送で対象者に送付した。調査時には対象者に口頭で文書内容を説明し、配慮事項の確認後、承諾を得た。

分析の手順は、まず、録音内容をすべて文字に起こし、トランスクリプトを作成した。つぎに、トランスクリプトを熟読のうえ、質問票の質問をひとつのカテゴリーとみなし、カテゴリーごとに語られた内容を抽出し、整理した。そしてさらに、各カテゴリーの内容を共通事項ごとに分類し、コードを付すコード化の作業をおこなった[10]。各カテゴリーで発言された内容は、可能なかぎりすべてコードの対象として拾いあげている。調査内容のカテゴリーとコードを整理したものが、表序‐3である。第5章、第6章、第7章では、この表のコードをもとに調査内容を整理し、日

表序-3　日本と韓国の調査内容と結果

			日　本	韓　国
ホスピス実践	ホスピスと緩和ケア（緩和医療）の差異		①思想性や宗教性 ②前提としての死 ③患者の拒否感 ④医療の視点	①思想性や宗教性 ②前提としての死 ③患者の拒否感 ④医療の視点
	方針		①患者のニーズへの対応 ②患者の自己決定，患者・家族の意思決定 ③患者の住み慣れた環境 ④施設でのケア提供 ⑤患者との関係構築 ⑥医学専門性と人間性のバランス ⑦前提としての死 ⑧自己の生きかたの表明	①患者のニーズへの対応 ②患者の自己決定，患者・家族の意思決定 ③多職種チームによる全人的ケア ④前提としての死 ⑤医師としての生きかたの確立
	全人的ケアの要件		①患者にむきあうこと ②人間として患者とつきあうこと ③多職種専門職の配置 ④ニーズの存在	①患者にむきあうこと ②価値観の転換 ③社会の医療化拡大傾向の改善
		多職種チーム	⑤平等 ⑥情報共有	④平等 ⑤総合的な能力 ⑥財源・空間
		医師・看護師の役割	⑦医師：リーダー ⑧医師：マネジメント ⑨医師：医療行為 ⑩看護師：医師の指示による医療行為 ⑪看護師：問い直し	⑦医師：コーディネーション ⑧医師：医療行為 ⑨医師：患者への情報提供
ホスピス運動			①運動の弱化 ②主体としての医療者 ③質の担保の必要性 ④将来的な運動への準備	①広報活動 ②学会活動 ③文化の育成 ④人権としての認定 ⑤連帯の育成 ⑥基金の育成
専門化	メリット		①技術向上 ②知識の啓発・普及 ③医師のアイデンティティ確立	①医学的基盤の確立 ②質の担保 ③医師のアイデンティティ確立
	デメリット		①研修内容の不足 ②医療への傾倒 ③現場対応の不足	①研修内容の不足 ②医療への傾倒
制度化	メリット		①人材輩出 ②質の保証	①活動の促進 ②標準化 ③患者のニーズへの対応 ④患者の尊厳のある死 ⑤医療費節減
	デメリット		①規定の優先 ②在宅ケア推進政策の困難	①規定の優先 ②悪用の懸念 ③在宅ホスピスの限界 ④対象の限定

診療報酬化	メリット	①ホスピスの普及拡大	①過剰医療の防止
	デメリット	①利益の優先 ②医療の優先 ③質の低下 ④ホスピス運動の弱化 ⑤在宅ケアの困難	①利益の優先 ②身体的ケア以外のケアの報酬化の困難 ③算定金額の低さ ④医療費節減効果の低さ ⑤患者の選択の制約
ホスピスの「医療化」	肯定的帰結	①ホスピスの理念と医学専門性の両立	①ホスピスの理念と医学専門性の両立
	否定的帰結	①ホスピスの理念の軽視・医学専門性の重視 ②ホスピスの理念の軽視・制度規定の重視	①ホスピスの理念の軽視・医学専門性の重視 ②ホスピスの理念の軽視・経済的利益の重視
望ましいホスピス		①理念の実行 ②普遍化	①専門化・制度化 ②ケア提供体制の確立 ③理念の実行 ④普遍化 ⑤社会変革

出典：ホスピス推進医療者の認識調査の結果より筆者作成．

本と韓国のホスピスを推進する医療者の認識を分析する。

4 本書の意義

研究対象としてのホスピスの「医療化」について、以上のような比較分析をおこなう本書の研究には、学問上の意義とそれを応用した実際上の意義があると考えられる。

本書の研究の第一の意義は、死の社会学という新しい領域の開拓をおしすすめるということである。日本の社会学の現状では、死の社会学とその一部である死にゆくことの社会学の研究は、圧倒的に少なく、それらを体系的にあつかった文献も、現時点では存在しない[11]。

死の社会学をタイトルとする唯一の著作は、副田義也編『死の社会学』であり、収録論文の主題は、がん死、阪神・淡路大震災による死、子どもの親との死別体験、検体、葬儀である（副田編 2001）。また、死にゆくことの社会学としては、田代志門による『死にゆく過程を生きる——末期がん患者の経験の社会学』が、当事者の視点から死にゆくことをとらえることを試みた著作である（田代 2016）。どちらも日本社会での死や死にゆくことの現代的特徴の理解に貢献する文献であるが、研究対象は限定されている。日本社会での死や死にゆくことを理解するには、さらなる研究の蓄積が必要なことはいうまでもなく、本書の研究はそのひとつとして寄与することを目的としている。

死の社会学の開拓をおしすすめることは、死や死にゆくことにたいする理解を深めることにつながる。そしてそれは、現代社会での死や死にゆくことにかんする現状分析や問題の把握に応用することができ、この点を実際上の意義とみなすことができるであろう。本書の研究対象である日本と韓国の現状を考えてみれば、両社会での死因の第一位は悪性腫瘍であり、病院死が自宅死を上回っている。人口高齢化による後期高齢者や死者の増加も、両社会の近未来に確実に起こる事実であり、病気をかかえながら生活する人への各種支援や看病・介護は、すでに主要な社会問題となっている。すなわち、日本と韓国いずれもが、末期がん患者や死に臨む高齢者のケアにたいして投入されるべき資源の獲得と、かれらにたいするケアの質の向上が、喫緊の課題とならざるをえない状況におかれている。これらの課題にとりくむためには、がん対策や終末期医療、エンド・オブ・ライフケアなどの現状と問題の把握が必要であるが、本書の研究はそれへの貢献を意図するものである。

死にゆくことのなかでも、ホスピスでの死にゆくことに焦点をあてる本書の研究は、ホスピスの社会学的研究の進歩をうながすことになるため、この点が本書の研究の第二の意義といえる。なぜなら、死にゆくことの社会学の一部である、ホスピスでの死にゆくことを対象とした社会学的研究も、少数しか存在しないからである(12)。また、死の社会学のばあいと同様に、本書の研究は、日本社会のホスピスと、ホスピスでの死にゆくことを理解するのに貢献できると考える。たとえば、欧米の先行研究との比較では、共通点や相違点をみつけることができる。また、死にゆくことの現代的変容に対面しているホスピスの実態をみることで、ホスピスでの死にゆくことと、それにかかわる医療やケア、文化や社会のありかた、そこに内在する問題点、見通される今後のホスピスのゆくえを知ることができると考えられるからである。

ホスピスは、本来的に、死にゆくことをよりよいものにすることをめざしているため、ホスピスを研究しそれを理解することは、ホスピスの望ましいありかたや、それを選択肢のひとつにふくむ、死にゆくことの望ましいありかたを構想するのに役立つとおもわれる。この点は実際上の意義であり、本研究の対象である日本と韓国において、今後のホスピスや死にゆくことを構想するのに、有用な示唆を導き出せるということである。

末期がん患者や高齢者のケアについての課題にとりくむには、その現状と問題を把握すると同時に、終末期医療やエンド・オブ・ライフケアの政策の一部にもなっている、ホスピスの今後のありかたも検討しなければならない。本書の研究目的のひとつは、ホスピス推進医療者が考える望ましいホスピスを明らかにすることであるが、その結果から、ホスピスの構想と方向性を検討するのに、有用な示唆を得ることができると考える。また、かれらは、現実の問題を把握したうえで改善の道を探っているため、かれらの思考を理解することで、現実の問題を洞察することができ、その洞察から、問題の改善と対策への示唆をひきだすこともできるであろう。

そしてさいごに、本書の研究の第三の意義として、死にゆくことの医療化とホスピスの「医療化」の肯定的側面と否定的側面、すなわち、その功罪について理解を深めることができるという点をあげられる。死にゆくことが医療と不可分の関係にあり、その医療化という状況が起きている現代社会では、死にゆくことの脱医療化を志向するホスピスもその影響をうけ、ホスピスの「医療化」という現象が生じている。そして、医療化の結果が、肯定的にうけとめられることもあれば、否定的に批判されるばあいもあるように、ホスピスの「医療化」の現象においても、その結果は、肯定的にも否定的にも判断されうる。どのような医療化の要因が作用し、ホスピスの「医療化」の結果が肯定的なもの、あるいは否定的なものと判断されるのか、本書の研究がその理解の一助になるであろう。

このように、死にゆくことの医療化とホスピスの「医療化」における功罪の両側面を理解することは、効果的なホスピスの政策や実践の探求に貢献できるという、実際上の意義もあわせもつ。たとえば、過度な専門化が原因で生じるホスピスの「医療化」は、医学専門性への偏向という、否定的な結果をまねくものとして警戒されるべきであり、全人的ケアの実践を後押しするようなホスピスの「医療化」は、ホスピスの理念の維持という、肯定的な結果を導くものとして評価されるべきである。後者のような結果を生みだすのに効果的な政策や実践を考えるうえで、ホスピス推進医療者のホスピスの「医療化」の功罪にたいする認識は、有用な示唆をあたえてくれるものとおもわれる。

そして、得られる示唆は、ホスピスの政策や実践にとってだけでなく、ホスピスを利用する個人にとっても有用である。利用者の主体性が尊重されるホスピスでは、利用者である個人が、医療やケアの内容を決定する。そうであれば、その個人にとって、死にゆくことの医療化やホスピスの「医療化」の功罪を理解し評価することは、望ましい医療やケアを選択するために必要な行為となるからである。望む医療やケアの内容は、個人によって異なるであろうが、死にゆくことの医療化やホスピスの「医療化」をどう評価するかは、ホスピスで医療やケアをどの程度利用しながら最期を過ごすかという、意思決定と必然的にかかわる。そしてその評価は、個人の意思決定のみならず、さきにみたような、ホスピスの構想や社会での望ましい死にゆくことを創出していく活動にも連なってゆく。本書の研究は、個人の意思決定や社会での活動などの、実質的な方法の開発にまではおよばないが、調査結果から得られる示唆を参考に、それに寄与できる思考基盤の提供を試みたい。

5　本書の構成

本書の次章以降は三部に分けられ、終章をふくむ八章より構成される。各章の内容はつぎのとおりである。

(1) 第Ⅰ部　ホスピスを分析する視点と枠組み

第Ⅰ部では、本書をつうじてもちいる分析概念である、医療化とホスピスの「医療化」について説明し、研究対象であるホスピスの「医療化」にかんする欧米の先行研究の内容を整理、検討する。

第1章では、まず、社会学の先行研究を参考に、概念としての医療化の定義をおこない、その特徴を確認したのち、医療化論の代表的研究者の論点と近年の研究動向を概観する。また、医療化の帰結には肯定的なものと否定的なものが存在すること、肯定的帰結への志向が否定的帰結に反転する可能性があることを、先行研究をもちいて説明する。つぎに、これら医療化概念の定義や特徴、先行研究を参考に、本書の研究対象であるホスピスの「医療化」の概念を定義するとともに、その特徴を確認する。また、ホスピスの「医療化」と死にゆくことの医療化を明確に区別することで、その相互作用を検討する必要性を指摘する。そしてさいごに、ホスピスの「医療化」が、ホスピスの専門化、制度化、商業化という三つの下位概念の過程をへて起こり、肯定的あるいは否定的に判断される帰結が導かれるという設定のもとに、次章以降でもちいる分析の枠組みを提示する。

第2章では、三つの下位概念の過程をへてホスピスの「医療化」が生じる過程と、その帰結の評価内容について、イギリス、アメリカ、オーストラリアのホスピスを対象とした、先行研究と実例をとりあげて検討する。また、検討結果をもちいて、専門化、制度化、商業化の各過程のメリットとデメリットとされている事象と、帰結の評価との関係を整理する。本章で把握される、ホスピスの「医療化」にかんする先行研究の特徴は、専門化にかんする研究の多さ、専門化によるホスピスの「医療化」の分析で生物医学的な視点が批判的にとらえられる傾向、制度化や商業化にかんする研究の少なさである。

(2) 第Ⅱ部　ホスピスの「医療化」の背景と実態

第Ⅱ部では、第Ⅲ部で日本と韓国のホスピス推進医療者のインタビュー調査結果を分析するのにさきだち、日韓のホスピスの歴史的経緯と制度化によるホスピスの「医療化」の状況をみることで、ホスピスの「医療化」の背景と実態を確認する。

第3章では、日本と韓国のホスピスの歴史を素描する。おもな歴史的事象として確認されるのは、ホスピス実践と運動の状況、関連の政策・制度や資格の動向、死にゆくことの社会的・文化的状況である。

日本のホスピスは、草創期からまもなく医療システムにくみ込まれ、医療の一部として発展し、がん対策のなかで政策の対象とされてきた。したがって、専門化は進展の段階、制度化は定着の段階にあり、医療者以外のケア従事者は不十分な状況にある。これにたいして韓国のホスピスは、草創期から約五〇年をへて、最近ようやく診療報酬への適用というかたちで医療システムに導入された。そのため、専門化は進展初期の段階、制度化は始動の段階にあり、非医療機関のホスピスが多く、ホスピスケア提供従事者も多様である。一方、日韓に共通する特徴は、死にゆくことへの社会的関心の高まる時期がホスピスの診療報酬化の時期とかさなること、ホスピスにたいする市民の認知度が低いことである。

第4章では、日本と韓国に共通する事項として、ホスピスの制度化をとりあげ、制度化の過程とそれによるホスピスの「医療化」の状況について比較分析した。対象とするおもな制度は、診療報酬とがん対策である。分析の結果、日本のばあい、制度化によるホスピスの「医療化」が生じているとみなされ、その帰結は肯定的にも否定的にも評価されうる状況にあると考えられた。一方、韓国のばあいは、ホスピスの診療報酬への適用が達成されたばかりで、ホスピスの「医療化」が起きていると判断できる段階にはなっていないため、それが生じたばあいに想定される帰結が推察されるにとどまった。

日韓の制度化過程を比較してみると、ホスピスの実務や推進をになう主体については、日本では、草創期からおもに医療者がその主体になっており、韓国では、草創期にはその主体として、おもに聖職者や看護師が活躍し、その後、医師の実務者が育っている。このような関連主体の違いをみると、医療者の役割の大きい日本のほうが、ホスピスの「医療化」が生じやすい環境にあるといえる。また、診療報酬設定までにかかる時間の面でも、草創期からまもなく診療報酬が設定された日本のほうが、草創期から診療報酬設定までに約五〇年かかり、そのあいだに多様なホスピス関連主体を生んだ韓国よりも、ホスピスの「医療化」が生じやすい状況にあると推測される。日韓で実施されているホスピスの評価事業の面では、韓国では法制化による実施が試みられているため、評価事業が、ホスピスの「医療化」やその否定的帰結を予防するのに、実質的な機能を発揮できる可能性が考えられた。

（3）第Ⅲ部　ホスピスを推進する医療者の認識

第Ⅲ部は、日本と韓国でホスピスを推進する医療者の認識を、ホスピスの実務経験者にたいするインタビュー調査の結果をもちいて分析する部分である。分析対象となる事項は、ホスピス実践とホスピス運動、ホスピスの専門化、ホスピスの制度化、ホスピスの診療報酬化、ホスピスの「医療化」、望ましいホスピスである。

第5章では、ホスピス実践の内容と運動についての調査対象者の認識を考察する。ホスピス実践にかんする質問は、さらに細かく「ホスピスと緩和ケア（韓国では緩和医療）の差異」「ホスピス実践の方針」「全人的ケアの要件」に分けられる。

ホスピス実践にかんしては、おおかたの部分で日韓での認識に共通性がみられた。と同時に、共通の認識から共通の問題点が推測された。日韓で、ホスピスにたいする「患者の拒否感」や「患者の自己決定、患者・家族の意思決定」が言及されているが、それは、それらが両社会で問題になっているということであり、いいかえれば、「患者の拒否感」を軽減すること、「患者の自己決定、患者・家族の意思決定」をひきだし、尊重することが課題とされているといえる。

日本では、ホスピス実践で重視する方針として、「患者の住み慣れた環境」でのケア提供、「医学専門性と人間性のバランス」があげられていた。これらは、病院でのホスピスが発展し、医療環境のなかでのホスピスの展開が一般化した、日本に特徴的な認識といえるであろう。また、多職種チームについても日韓で事情が異なる。日本では、全人的ケアの要件に「多職種専門職の配置」があげられたが、そこではスピリチュアルワーカーの配置は難しいとの認識があった。韓国では、当初から聖職者は多職種チームの一員と認識されているため、多職種チームでは、聖職者を専門職としてふくめたチームでの平等性や調整能力が必要とみなされている。

ホスピス運動については、日本ではその停滞性が、韓国では活動的な発展性が、ホスピスを推進する医療者の認識からうかがわれた。

第6章では、ホスピスの専門化と制度化についてのホスピス推進医療者の認識を分析した。制度化は、制度や政策などによる制度化全般と、そのひとつである診療報酬化に区別し、さらにそれぞれの過程にたいする言及内容をメリットとデメリットの観点から二分し、考察した。

専門化のメリットとデメリットとされる事項は、日韓で大きな相違はない。韓国では「医学的基盤の確立」の目的のひとつとして、宗教領域の専門家と異なる医学専門性の発揮が意識されていたが、これは、ホスピス推進主体としての聖職者の影響力が日本よりも相対的に強い、韓国に特徴的な目的であり、メリットであるといえる。

第2章で確認した先行研究と比較すると、先行研究で示されている専門化のメリットである、「医療専門職と患者間のコミュニケーションの充実」「患者の自律と選択の促進」は、日韓では言及されていない。その理由としては、専門化は、患者が医療専門職と対等になる、もしくは医療専門職よりも優位になる、という状況をかならずしも生みだすものではないと感じられており、したがって、患者とのコミュニケーション充実や患者の自律と選択の促進が、専門化のメリットと関連づけて認識されない傾向があるからではないかと考えられた。

制度化のメリットについては、日韓で共通して、人材とケアの質にかんするメリットが指摘されている。デメリットとして日韓で共通してとりあげられているのは、ホスピスの理念よりも規定が優先される状況と、在宅ケアの困難である。規定が優先される具体的状況は、制度化の途上にある韓国では、すでに活動しているホスピスが自由度を狭められるというものにかぎられるが、日本では、さまざまな具体的状況が強い批判とともに表出されている。

診療報酬化のメリットにあげられたのは、日本では「ホスピスの普及拡大」、韓国では「過剰医療の防止」である。デメリットとしては、日韓で共通して「利益の優先」が指摘された。日本で認識されるその他のデメリットは、「医療の優先」「質の低下」「ホスピス運動の弱化」「在宅ケアの困難」である。韓国では、調査時が、診療報酬の具体案が提示されていた時期であったことから、その内容のデメリットとして「身体的ケア以外のケアの報酬化の困難」「算定金額の低さ」「医療費節減効果の低さ」「患者の選択の制約」が示された。

先行研究と比較すると、診療報酬化をふくむ制度化にかんして、メリットの内容は先行研究と日韓とでほぼ共通する。しかし、デメリットでは、共通するものがある反面、日韓では、先行研究とは相違する多様なデメリットが認識されていることが明らかになった。とくに、聖職者によるケアの報酬化の困難が問題とされていたことは、韓国に特徴的なデメリットであることが指摘できる。

第7章では、ホスピスの「医療化」と望ましいホスピスについてのホスピス推進医療者の認識を考察した。日本では、ほぼすべてのホスピス推進医療者が、ホスピスの「医療化」は生じていると認識しているが、韓国のホスピス推進医療者の認識は、いまだホスピスの「医療化」は生じていないとするものと、すでに生じている、将来生じるとするものに分かれる。

日韓でホスピスの「医療化」の肯定的帰結としてあげられたのは、「ホスピスの理念と医学専門性の両立」の状況であり、日韓共通で否定的帰結と認識されているのは、「ホスピスの理念の軽視・医学専門性の重視」の状況である。

また、これら以外に、日本では「ホスピスの理念の軽視・制度規定の重視」、韓国では「ホスピスの理念の軽視・経済的利益の重視」という帰結の状況が、否定的に認識されていた。これら認識には、日本では制度化が定着していること、韓国では実現間近の診療報酬化への注目が関連していると考えられる。

望ましいホスピスのありかたについては、日韓共通で、ホスピスの「理念の実行」と「普遍化」の状況が示された。韓国ではこれら以外に、ホスピスの「専門化・制度化」「ケア提供体制の確立」「社会変革」もあげられている。

(4) 終章　ホスピスの構想にむけて

終章では、序章でたてた問いに答えるかたちで、日韓のホスピスの背景と実態、ホスピス推進医療者の認識について、比較分析から明らかになった知見を整理し、本研究の成果と限界、残された課題について述べる。

まず、ホスピス推進医療者にたいする調査結果をもちいて、日韓におけるかれらの認識を確認するとともに、それぞれの特徴を見出し、その理由を考察する。つぎに、本書の成果を、死にゆくことの社会学、ホスピスの社会学、医療化の功罪の理解という三つの側面から説明する。そしてさいごに、それぞれの成果から、現実に生かすことができる示唆を確認する。その第一は、死にゆくことの現代的特徴とされる医療化について、さらに考究しなければならないということである。第二は、ホスピス推進医療者が望ましいとするホスピスの要素をその構想に生かすとともに、構想の実現のために、各社会の現状や文化に配慮しながら、ホスピスの理念にたいする、医療者、患者、家族、市民の理解を促進すべきであるということである。第三は、個人が死にゆくことの医療化とホスピスの「医療化」の功罪を理解し、自己決定による医療とケアの選択をすることが必要であり、それを可能にする施策や実践がおこなわれるべきであるということである。

注

（1）おもに病死や老衰死を想定しており、自殺や刑死、戦死、テロでの犠牲的死などは除外する。

（2）カトリック解放法はカトリック解放令ともいわれ、「イギリス議会が、イングランド、スコットランド、アイルランドのカトリック教徒に、国王・大法官・アイルランド総督以外の地位に就くことを認め、一六世紀に始まるカトリック教徒の政治資格剝奪を是正した法」である。現在のイングランド・カトリック復興の重大な転機となったとされる（新カトリック大事典編纂委員会編（1996）『新カトリック大事典』研究社）。

（3）一九七〇年代なかばのカナダフランス語圏では、「ホスピスという語は、気の毒な老人のための施設を意味するもの」と考えられていた（Stoddard 1992=1994 : 230）。そこで、緩和ケアというべつの用語がつかわれることになり、一九七五年、モントリオールのロイヤル・ヴィクトリア病院に緩和ケア病棟が開設された。

（4）ＷＨＯはホスピスの国際的普及に主導的役割をはたしてきた。一九八六年に刊行した*Cancer Pain Relief*（日本語訳『がんの痛みからの解放――ＷＨＯ方式癌疼痛治療法』一九八七年刊行）でがん疼痛治療の国際的標準を提案し、その後も緩和ケアの定義の提示や政策的資料の収集、提言をおこなっている。また、欧州や北米、アジア、アフリカの地域を単位とする国際的な連携組織があいついで設立され、地域内での実態調査や政策提言、支援活動を実施している（Payne & Lynch 2015 : 日本緩和医療学会編 2014 : 3）。現在、ＵＮ（国際連合）やＷＨＯ、その他国際的な関連機関は、人権のひとつとして、ヘルスケアの一部として、緩和ケアの普及を図ろうとしており、とくに資源の不足している国々への支援策を考究している（WHO & WPCA 2014 : 9）。

（5）日本語訳は、日本ホスピス緩和ケア協会（2014a）と日本ホスピス緩和ケア協会ホームページ（二〇一五年八月一三日取得、http://www.hpcj.org/index.html）による。

（6）世界緩和ケア連盟（Worldwide Palliative Care Alliance）の調べでは、世界における緩和ケアサービスの総数は約一万六〇〇〇とされているが、緩和ケアサービスをうけている患者の正確な数は不明である（WHO & WPCA 2014 : 45）。また、二〇一一年の時点で、世界二三四カ国中一三六カ国（五八％）に、ひとつ以上のホスピス緩和ケアサービスが存在するが、制度政策によって、国家的なヘルスサービスの一部に緩和ケアが統合されている国は、わずか二〇カ国（八％）である（オーストラリア、オーストリア、ベルギー、カナダ、フランス、ドイツ、香港、アイスランド、アイルランド、イタリア、日本、ノルウェー、ポーランド、ルーマニア、シンガポール、スウェーデン、スイス、ウガンダ、イギリス、アメリカ）（WHO & WPCA 2014 : 41）。これらの国々では、もともとホスピスが末期がん患者をおもな対象としてきたため、非がん患者の利用者が少ないことや、子どもを対象としたホスピスケアが不十分であることなどが問題とされている。

（7）緩和ケアと類似の用語としてサポーティブ・ケア（日本語では支持療法）がある。欧州緩和ケア学会の白書の定義では、サポーティブ・ケアとは、がんとその治療による有害事象（adverse effects）の予防やそれへの対応と定義されている。そしてその対象には、がんを経験する期間全体に継続する身体的、心理社会的症状と副作用がふくまれ、リハビリテーションやサバイバー（がん経験者）としての行動を促進することもふくまれている。また、緩和ケアとサポーティブ・ケアという用語のあいだには、考慮されるべき重複があり、明確な区別はできないとされている（Radbruch & Payne 2009 : 282）。なお、白書は、サポーティブ・ケアは緩和ケアと同義につかわれるべきでなく、対象はがん治療およびがん体験者に限定するのが適切であるという立場をとっており、がんにかぎらずあらゆる範囲の医療サービスを包含するという、イギリスの立場とは異なる（志真 2011 : 376 ; 日本緩和医療学会編 2014 : 6）。腫瘍専門医によるサポーティブ・ケアと緩和ケアの違いが不明瞭になった問題に対処するため、イギリスでは、National Institute for Health and Clinical Excellence がガイダンスを作成している（Clark 2007 : 437）。

（8）大英図書館（British Library）と米国議会図書館（Library of Congress）で検索したところ（二〇一五年六月一〇日検索）、一九七〇年代から八〇年代にかけて、タイトルに Sociology of death あるいは Sociology of dying をふくむ書物は四冊存在する（Vernon 1970 ; Lofland Ed. 1976 ; Sheskin 1979 ; Marshall 1980）。いずれの書物も領域としての死の社会学を意識して執筆、編纂されているが、執筆者の専門性にやや偏った対象を主題とした論文によって構成されている。タイトルに sociology をふくまないものでは、一九八九年に、Belfast 地域での一九八一年の死者四一五人を対象に言説研究をおこなった、L・プライアの *The social organisation of death : Medical discourse and social practices in Belfast* が刊行されている（Prior 1989）。また、死生学の代表的なテキストである、L・A・デスペルダーとA・L・ストリックランドによる *The last dance: Encountering death and dying* は、初版が一九八三年である。本書は、学際的な視点と資料（人類学、美術、ヘルスサイエンス、文学、哲学、心理学、公共政策、宗教、社会学など）をもちいて、死にかかわる多方面の知識と理論を学習できるように構成されており、二〇一四年には第一〇版が刊行されている（DeSpelder & Strickland 2014）。

（9）より厳密には、脱医療化については、その志向性はあっても、安楽死などの過度な脱医療化には警戒の目をむけている。

（10）データ縮約と分析の方法については佐藤（2008）を参考にした。質的データ分析方法には、質的コウディング、内容分析、テキストマイニング、KJ法などがあるが、これら技法はデータの一方的な縮約が中心になっている。それにたいして佐藤の質的データ分析の技法は、データの縮約だけでなく、オリジナルの文書の全体的文脈を参照しながら、縮約データの意味を明らかにしていく。

（11）日本では死にゆくことの社会学は発展途上段階にあり、歴史的アプローチによる体系的な研究はみあたらない。フィールドワークやアンケート調査による研究には、以下のような文献がある。家族・遺族の死の経験や死にゆく人の経験の研究では、がんで亡くなった女性の夫と友人の看病と死別の経験を分析した株本（2001b）、小児がん患者の親の経験を考察した鷹田（2007）、臨終者の「お迎え体験」を分析した諸岡他（2008）、父の臨終の経験を分析した鈴木（2012）、がん告知の体験を聴き取り調査した田代（2012）など。死にゆくことをケアする専門職の経験の研究は、看護師の経験をあつかった奥山（1998）、三井（2007）、鷹田（2012）、医師による患者の死の経験を考察した加藤（2010）など。韓国では死にゆくことの社会学的研究はより少なく、管見のかぎりでは、死別経験者の生活実態を考察したキム・サンウ（2003；2005）、病院での医師と看護師の死の経験と理解を分析したチョン・ソニョン（2003）がある。なお、社会学者による研究ではないが、看護師としてＩＣＵでの経験を記述したキム・ヒョンスク（2012）は、現代韓国社会での死にゆくことを知るための民族誌的価値をもっている。

（12）ホスピスでの死にゆくことを対象とした、歴史的アプローチによる体系的な社会学的研究は存在しない。フィールドワーク研究には、以下のようなものがある。イギリスホスピスの実態を探究した早坂（1995）、韓国のホスピス医の経験を分析した株本（2001b）、アメリカの在宅ホスピスの実態を明らかにした服部（2003）、ホスピス運動の理念の多元性と運動間の緊張関係を論じた田代（2005）、在宅ホスピスボランティアの経験を考察した成田・諸岡（2009）、在宅ホスピスでの看取りを調査した相澤（2010）、在宅ホスピス医の経験を考察した大出（2010；2011）、緩和ケア医の経験と意識を分析した株本（2013）、イタリアのローマのホスピスや病院での看取りにおける自己決定と家族について考察した福島（2015）など。参考までに韓国では、管見のかぎりでは、社会学領域でのホスピスの実証的研究はみあたらず、看護学、医学、医療保障などの専門家による臨床応用や政策・制度形成を目的とした研究が多い。

第Ⅰ部

ホスピスを分析する視点と枠組み

第1章　ホスピスの「医療化」とは何か?

1　社会学概念としての医療化

(1) 定義と特徴

医療化の定義は論者によって微妙に異なるが、それに内包される要素は基本的におなじである。医療化とは、市野川容孝によれば、「従来、他の社会領域(宗教、家族、法など)に属するとされていた事象が、医学の管轄下に置かれていくこと」である(市野川 2000：47)。また、佐藤哲彦によれば、「従来は医療的領域外にあったさまざまな現象が医療的現象として再定義される傾向」(佐藤 1999：122)、進藤雄三によれば、「従来他の社会領域――宗教・司法・教育・家族など――に属すとされてきた諸社会現象が、次第に医療現象として再定義される過程」(進藤 1990：173)である。

医療化について体系的に整理したP・コンラッドは、医療化とは、「従来は医療以外の問題であったものが、医療の問題(通常、病気や障害)として定義されたりあつかわれたりする(treated)過程」と定義している(Conrad

2013：196）。またコンラッドは、くわえて、医療化を論じるには、その過程と定義が重要であると強調する。市野川や佐藤、進藤も、医療化の定義を「置かれていくこと」「傾向」「過程」と締めくくっているため、コンラッドと同様に過程に注目しているといえる。

　これら定義を参考に本書では、医療化を、「医療の範ちゅう外にあった現象が、医療の範ちゅう内であつかわれたり、医学的な定義や説明をあたえられる過程」と定義する。したがって、医療化研究の対象となるのは、その過程にみられる社会的行為の内容とその意味や特徴となる。

　定義のつぎに確認しておきたいのは、この過程で医療の範ちゅう外から医療の範ちゅう内に移行する現象を経験する行為主体である。佐藤哲彦によれば、医療化は、「ある地域固有の、ある集団固有の、病気の表象――すなわち日常的な意味世界――がまず医療化以前のものとしてあり、それが医学的表象へと置き換わっていくこと」である（佐藤 1999：135）。したがって、範ちゅうの移行現象を経験する行為主体は、医療的措置をくわえることが妥当と考えられる問題をかかえている、と判断される人びとである。

　医療の範ちゅう外に属するもので医療化の対象となりうる事項は、四つに分類できる。それらは、①逸脱行為、②自然なライフイベント（出産、月経、更年期、老化、死、死にゆくことなど）、③日常生活の問題（心配、悲しみ、肥満など）、④健康な人の生活状況の向上・改善（美容整形外科、認知機能の増強など）、である（Conrad 2013：197–198）。

　これらの事項が医療の範ちゅう内であつかわれたり、医学的な定義や説明をあたえられる医療化の過程では、さらに細分化された専門化、制度化、商業化の過程が存在すると考えられる。医療化過程のこのような分類は、コンラッドの事例分析を参考にした。

　コンラッドは二〇〇七年に刊行した著作で、男らしさを伸長させる医療化の事例（男性の更年期、脱毛症、勃起不全）、医療化対象の拡大の事例（大人のＡＤＨＤ＝注意欠陥多動性障害）、エンハンスメントの医療化の事例（ヒト成長ホルモンや生物医学的エンハンスメント）を分析しているが、そこで作用している要素が、医学知識、医療や薬剤にかんする制度、製薬会社であり、これらによって専門化、制度化、商業化が展開され、医療化が起きている。たとえば、脱毛症については、医学的関心による医学的説明が試みられる一方で、より積極的に対処法を開発していったのは製薬会社である。そして、育毛剤であるロゲインと治療薬であるプロペシアは、米国食品医薬品局の認可をうけ、市場に広まった（Conrad 2007）。

いずれの過程が医療化に強い影響力をもつかは事例によって異なるが、専門化、制度化、商業化が医療化の細部の過程として存在することは確かである。そこで、本書ではそれらを、医療化を上位概念とした下位概念に相当するものと解釈し、医療化の概念に包含されるものと考える。

下位概念の三つの過程の具体的な内容は、つぎのとおりである。専門化の現象は、医学知識や医学教育、資格制度、医療技術などの成立や活用の進展にみられ、その主体は医療専門職（医師と医師以外の医療従事者）であり、おもな目的は治療である。制度化の現象は、医療や薬剤などにかんする制度や医療保障制度・政策などの策定や展開にみられ、その主体は行政、政策立案者、医療制度・政策専門家、当事者、社会運動・利害団体であり、おもな目的は社会保障である。商業化の現象は、医薬商品、民間医療保険、営利病院サービスなどの開発や事業活動にみられ、その主体は製薬会社、民間医療保険会社、営利病院、消費者であり、おもな目的は営利である。各過程別の主たる行為主体は異なるが、医学知識提供者として、医療専門職や医学研究者は、すべての過程に直接的・間接的に関与する。

さいごに、医療化にみられる五つの特徴を整理しておく（Conrad 2013 : 197）。①中心となる事項は定義にかんすることである。先述のように、注目すべき点は、どのような問題が医療の問題とされ、その後、それがどのような過程をへて変容するかである。②程度が多層的である。ほぼ完全な医療化状態に達しているものもあれば、部分的に医療化されているものや、論争中の医療化もある。たとえば、死や出産はほぼ完全に医療化されているが、アヘン嗜癖や閉経は部分的に医療化されている（Conrad 2007 : 6－7）。③範ちゅうに融通性があり、拡大や収縮の可能性がある。たとえば、ＡＤＨＤは子どもの障害とみられていたが、現在は成人もふくむ生涯にわたる障害とされている。④医師の介在が多様である。直接的な介在もあれば、最小限の介在もある。⑤医療化と脱医療化の両方向性がある。

(2) 医療化の社会学的理解

医療社会学の領域では、政治的な批判精神が充満していた一九六〇年代から七〇年代に、社会問題や社会的統制、専門職支配、医師によるコントロールなどに焦点があてられた医療化論が展開された（Bell & Figert 2012 : 777）。医療化にたいしては批判的な見解が多かったが、批判的見解を示しながらも対照的な立場をとったのが、Ｉ・イリイチとＭ・フーコーである。

イリイチは「医原病」という概念をもちいながら、医療化を批判した。「医原病」とは、医療や医療専門職の行為によってひき起こされる病気のことで、「臨床的医原病」、「社会的医原病」、「文化的医原病」の三種類がある。「臨床的医原病」とは、副作用や医療過誤などを指す。「社会的医原病」とは、社会生活の医療化によって、人間が健康をコントロールする能力を弱化させることである。「文化的医原病」とは、痛みや損傷、老衰、死といった問題の医療化が、それらを受容する人間の能力を衰えさせることをいう。イリイチは、これら現象を、医療専門職の専門性による社会的・文化的支配現象であると強く批判した。そして、個人が医療に依存することなく、自律的な対処能力を発揮できるように、医師ではなく素人が、広い視野と有効な力をもつべきであると主張した（Illich 1976=1979）。

これにたいしてフーコーは、医療化を近代医学の形成を基盤とした歴史的産物とする視角から説明し、医学の技術的発展と経済的・政治的機能との関係性に注目した。フーコーによれば、一八世紀末と一九世紀初頭に発達した資本主義は、労働者としての個人の人間の身体や健康、生産力というレベルを問題視するようになり、医学がそれらに興味を示し、その存続を手助けした。「貧困階級がより労働に適し、富裕階級にとってより安全になるように、貧困階級の健康と身体を管理するのが主たる目的であるような医学が、一九世紀に、とりわけイギリスで生まれた」のである（フーコー 2000：299）。

現代社会では、医療化が無際限にあらゆる領域に広がり、経済との関係も変化した。医学は、単に「労働力を再生産できるからだけではなく、健康でいることがある者にとっては欲望であり、またある者にとっては贅沢なのだというかぎりにおいて」、「直接的に富を生み出す」ものとなる。そして「製薬研究所や医者たちによって生産され、他の人々――潜在的な病人や実際の病人――によって消費される対象になった健康が、経済的な重要性をおび、市場のなかに入って」きた（フーコー 2000：64）。

医療化の現状がかならずしもよい結果を生まないことを、フーコーは承知していたが、イリイチのように、「医学か反医学か、医療出費の中断か継続か、自然衛生学や反医学的なユートピア主義に回帰するか否か、といった観点から現在の状況を考察」することには、異論をとなえた（フーコー 2000：67）。フーコーが必要としたのは、医学が一八世紀以来、どのような歴史的機能をはたしてきたのか、そしてその機能をどこまでかえられるのかを知るために、医学史を再検討することであった（フーコー 2000：67）。

フーコーによれば、医療化とその要である医学の両方が、人間社会の歴史に必然の産物であるため、「医学をそれ自体として拒否したり支持したり」することは否定される。また彼は、医学史の再検討にかんしては、医学を「ひとつの経済システムと権力システムの一部」とみなし、その発展モデルの変更や適用の程度を決定するために、「医学と経済と権力と社会の関係を明らかにする必要がある」と考えていた（フーコー 2000：67–68）。医学は社会の主要な要素と強い関係性をもち、社会構造にくみこまれている。フーコーは、そのなかでの医学の正の作用を目論みながら、負の作用を抑制すべきという現実的見地にたって、現状を判断する必要性を認識していたといえよう。

一九八〇年代および九〇年代には、医療化の研究で構築主義によるアプローチがとられるようになった。二一世紀にはいった近年では、医療化の研究者たちは、医療専門職の権力や権威よりも、個人あるいは集団からなる、患者・消費者・利用者が医療に積極的に参加する動向に目をむけるようになっている（Bell & Figert 2012：777）。

また、医療化の新たな「動力」も視野にはいるようになった。コンラッドによれば、医療化を促進する新たな「動力」要素には、つぎの四点がある（Conrad 2013：204－205）。一点目は、バイオテクノロジーである。[1] おもに製薬会社と遺伝子学が広範な拡張をみせている。二点目は、消費者としての患者による具体的な治療や診断の要求である。広告やインターネットの情報が後押ししている。三点目は、公的・私的医療保険でのマネイジドケアである。医療保険の対象になるかどうかがアメリカでの医療化の程度を左右する。そしてコンラッドは、実証データはないとしながらも、四点目として医師をあげている。

医師は、医療化の過程に元来から存在する不可欠な「動力」要素であるが、現在は、他の三つの新たな「動力」要素とくらべると、医療化の拡大や縮小のゲートキーパーと位置づけられている。それを十分認識しながらも、コンラッドは、あえて四点目の「動力」として医師をかかげている。「医師の主要な目的と使命は、個人の苦痛を軽減させること」である（Conrad 2013：205）。したがって、医師は、たとえ医学的な原因が不確実であっても、眼前の患者の身体や精神に問題があると自ら判断することができれば、医療的診断や治療を提供できる。このような性質があることで、医師は現在でも重要な役割をになっているからである。

このようにコンラッドは、臨床現場での実践者としての医師の行為に注目し、とりわけそれを医療化の「動力」要素として重視している。しかし、臨床現場のみならず、医療化の下位概念にあたる専門化、制度化、商業化の各過程でも、医師は直接的、間接的に関与し、ばあいによっては強い影響力を発揮する、重要な存在であることも忘れてはならないであろう。

二一世紀以降の医療化研究が着目する、医療化の主体や「動力」となる要素を総じてみると、フーコーが医療化を理解するために必要としていた考察対象が網羅されているようにおもわれる。それらは医学（遺伝子学）、経済（製薬会社、民間医療保険）、権力（公的医療保険）、社会（患者、消費者、利用者、インターネット）であり、考察対象ごとにその領域をになう主体が存在する。そして、これら主体のありかたや相互作用が、医療化の現実の様相に反映する点を観察し、医療化の過程を分析することが、社会学者の仕事になっている。

（3）医療化の現実的帰結

一九六〇年代以降の医療化を対象とした社会学的研究の流れを概観したが、どの時代やどの研究アプローチにおいても、医療化によってひき起こされる帰結にたいしては、批判的な視線が注がれる傾向がある。しかし、実際には肯定的な帰結と否定的な帰結の両方が存在する。

まず、肯定的な帰結にはどのようなものがあるかみていこう。コンラッドらが、逸脱行動の医療化のばあいに限定して示した肯定的帰結は、つぎのとおりである。①人道主義的・非懲罰的なサンクションの創出。逸脱問題が医学的定義によって人道的なものとして受容されやすくなる。②病人役割の逸脱への拡張。逸脱行動にたいする個人的責任、非難、スティグマが軽減される。③楽観的な治療イデオロギー。問題の軽減や改善、治癒への希望がもたれるようになる。④威信の高い医療専門職による治療。医学的定義によって司法など他領域の挑戦を斥けられる。⑤社会統制のためのより柔軟かつ効果的な方法の有効化。司法による統制よりも医療的統制は柔軟で効率的である（Conrad & Schneider 1992：246–248=2003：466–469）。

これら肯定的帰結は、逸脱行動以外の医療化の対象には該当しないものが多い。それらに適用可能な一般化を試みれば、肯定的帰結とは、ある問題が医療の範ちゅう内であつかわれることによって、その問題が社会的に受容されやすくなる、その問題が軽減・改善される、その問題の軽減・改善への希望が生じる、医療専門職の威信がうしろだてとなる、柔軟かつ効率的な措置が普及する、ということを意味するといえる。

つぎに、医療化の否定的な帰結であるが、これもコンラッドの分類にしたがえば、以下のようなものがある。①あらゆることが病理とされる。人間のさまざまな違いが診断や治療の必要な病理とみなされる。②正常が医学的に定義される。何が正常であるかについての規範は、社会ではなく、医学が規定する。③医療による社会のコントロールが拡大される。医療関連のテクノロジーによる医学的検査や監督が増加する。④社会問題が個人化される。複雑な問題にかんする社会的・環境的影響が無視・軽視される。⑤医療が消費化される。医療の商業化や医療市場の隆盛と並行して消費化が拡大する（Conrad 2013：207–208）。

①から④までの否定的帰結からわかるのは、医療化は、医療の範ちゅう外にあった問題を社会に受容させやすくする反面、医学による規定や判断への無批判的な信頼を生むことで、医療の社会統制機能を拡張させる危険性をはらんでいるということである。また、このような性質が医療を商品とする経済におよんだばあい、医療の消費が煽られるという⑤のような結果が生まれる。

以上のような否定的帰結が生じたばあい、それが批判されると同時に、肯定的帰結への志向が主張されることがある。しかし、肯定的帰結への志向が、むしろ違う形態の否定的帰結をひき起こす可能性もありうる。このような反転の可能性を説明し、「医療化のポリティクス」を論じているのが進藤である（進藤 2006）。進藤は、肯定的帰結への志向が否定的帰結へ反転する現象の考察に、T・パーソンズの「病人役割」をもちいているが、この概念はつぎのように説明される。

この（「病人役割」の：筆者注）概念は、⑴この状態に対して本人の責任が問われない、⑵通常の役割遂行からの一時的免除という二つの免除特権と、⑶病気を望ましくない状態として認め、この状態から「回復」する義務、⑷専門家の援助を求め、これと協力する義務という二つの義務から構成される（進藤 2006：34）。

進藤はつづけて、「医療化のポリティクス」の議論の重要点を二つあげている。そのひとつは、「パーソンズがこの概念を通して、『病気』を『逸脱』の一類型として明確に定位し、『医療』をその『社会的統制』制度とした点」である。もうひとつは、「『医療化』とは『病人役割』の社会的拡張過程であり、『医療化』の諸帰結は『病人役割』の構成要素からその過半は導出可能だという点」である（進藤 2006：34–35）。

医療化が「病人役割」の社会的拡張過程であるということからは、医療化とは、さきにみた「病人役割」の要素である、「免責」と「義務」の領域の社会的拡張過程であるとみなすことができる。そして、前者の「免責」については、「免責」領域の拡張過程で主体が統制される状況、すなわち、「脱主体化＝客体化」が生じる可能性がある。したがって、このような医療化の帰結にたいする批判とは、主体の脱主体化にたいする批判であり、「『責任』の回復と『再主体化』という主張を含意する」ことになる。つまり、ここでの批判の対象は「脱主体化」という医療化の否定的帰結であり、それにたいして、「自己責任」と「主体化」という肯定的帰結への志向が主張されることになるのである（進藤 2006：38–39）。

問題は、この肯定的帰結への志向が実際にどのような結果をむかえるかである。たとえば、「自己責任」と「主体化」は、「医療消費の抑制を目的とする政策的志向性」（進藤 2006：42）や、医療産業の新自由主義的な市場原理と親和的である。そのため、医療を媒介とした政治や経済における新たな統制理念として利用され、結果として、否定的帰結が導かれる可能性がある。

肯定的帰結への志向が否定的帰結へ反転する可能性は、現実の医療化と医療化批判の文脈を正確に読みとることでしか理解できない。その必要性を意識すること、すなわち、医療化論のもつ政治性を自覚することを、進藤は強調している（進藤 2006：42-43）。この自覚の強調は、フーコーが認識していた、現実的見地にたって現状を判断する必要性の指摘ともいえるであろう。医療の正の作用を目論みながら負の作用を抑制するには、医療とそれがくみこまれた社会構造の内実を解明しなければならない。それはすなわち、医学、経済、権力、社会の領域にある主体のうち、医療化推進主体、あるいは医療化批判主体が誰であるかを明らかにし、主体の認識や判断、主体間の相互作用を読み解くことといえるからである。

2　ホスピスの「医療化」という概念

(1)　定義と特徴

ホスピスに起きているホスピスの「医療化」の現象については、序章でおおまかに説明したが、本節では、この現象を概念として定義し、あわせてその特徴を確認しておきたい。

本書では、概念としての医療化とホスピスの「医療化」を区別するように配慮しているが、それは、これまでのホスピス研究がこの点についてあまり敏感ではなかったからである。たとえば、イギリスのホスピスでフィールドワークをおこなったM・リプスコムは、ホスピスが医療制度の影響をうけて、医療的側面を重視するようになってゆく変容をとらえているが、ホスピス研究で多用されている医療化という言葉については、不明瞭なまま漠然とした意味でつかわれていると指摘している（Lipscomb 2014：99）。

では、ホスピスを対象とした先行研究では、医療化という言葉はどのような意味でつかわれているのであろうか。

この点を確認し、ホスピスの「医療化」の定義を試みたい。

社会学的アプローチによってイギリスのホスピスの変容の特徴を明らかにした、N・ジェームスとD・フィールドの論文は、すでに古典的価値を有しているが、そこでは、ホスピスの「医療化」とほぼ同義の、「再医療化」という表現がもちいられている（James & Field 1992）。

（ホスピス運動のルーティーン化や官僚制化以外に：筆者注）ホスピスの再医療化への潮流がある。それは、（ホスピスが：筆者注）緩和医療を専門とする医師が育つことで正式なキャリアになったことや、従来の労働の一分野になったこと、専門用語として位置づけられたことに含意されている。また、社会的ケア、心理的ケア、スピリチュアルケアより身体的ケアが優勢であるような状況にも示されている（James & Field 1992：1373）。

ジェームスとフィールドがもちいるホスピスの「再医療化」とは、社会的ケアや心理的ケアなどを重視する志向性をもって出発した現代ホスピスが、再度、そのベクトルを医療の主流である身体的ケアにむけるようになったことを意味している。それは、ホスピスが医学専門性を強める現象のことであり、そこには、身体的ケアが優位になるという特徴がみられる。ジェームスとフィールドが指摘するように、一九八七年、イギリスで緩和医療が医学の専門領域として確立されたことは、ホスピスが専門化したひとつの証左である。しかし、ジェームスとフィールドは、そのような状況を否定することはなく、ホスピスの発展のかたわらで必然の状況が起きていることを確認している。

一方、看護師としてホスピスでの勤務経験があるB・ビスワスは、ホスピスの変容の状況を、つぎのように説明している。

> 最近のホスピス運動の拡大が、ホスピスケアの医療化の増大という様相をみせるようになってきている、ということを示す証拠はある。…（中略）…緩和ケアは、配慮の対象を死から遠ざけるものであり、真に恐れるべきことは、緩和について話すこと、それに焦点があてられることによって、人びとが、ある人が死にむかっているという事実について話したり、立ちむかわなくなったりするということである（Biswas 1993：132, 135）。

ビスワスも、ホスピスが、緩和ケアの実施によって医学専門性を強め、医療の範ちゅう内に属するケアに傾注するようになる現象を、ホスピスの「医療化」とみなしている。また同時に、ビスワスは、それによって生じる、患者の死にたいする人びとの関心の弱化は、死を生命の自然な過程とするホスピスの理念に相反し、ホスピスの理念を希薄にするものと批判的にとらえている。換言すれば、ホスピスの理念が医学専門性より軽視される帰結が生じることを憂慮しているといえよう。

しかし、ホスピスの専門化はホスピス運動の意図的な戦略でもある。ソンダースが現代ホスピスを創設した時期、疼痛緩和ケアは十分に提供されておらず、その充実を意図した医学的基盤や専門性が希求されていたため、薬理学的な疼痛緩和法を積極的に実施するホスピスが成立した。それによって、初期のホスピス運動は成功したが、その後のホスピスは徐々に生物医学モデルを強調するようになり、身体的ケアを重視するホスピスケアの構成への変容が進展していったとされる[2]（Corner & Dunlop 1997：290–291）。

社会学者のD・クラークと社会学者であり看護師資格をもつJ・E・シーモアは、ホスピスの意図された変容について、つぎのように述べている。

> （ルーティーン化につぐ二つ目の議論の対象は：筆者注）現代のホスピス・緩和ケアがますます医療化してき

ているということである。部分的にはヘルスケアの主流へ再編入された結果であるが、ホスピス・緩和ケア運動が、「治療」文化の形式による普及力のある発展にとりこまれることをもとめた結果でもある……（Clark & Seymour 1999：104）。

クラークとシーモアもまた、ホスピスが医学専門性の程度を強める現象をホスピスの「医療化」と理解しているが、その過程には、ホスピスのヘルスケアシステムへの編入だけでなく、ホスピス運動がホスピスの普及のために、自発的に専門化をもとめたことも関連していると説明している。ホスピス運動初期の頃、運動にかかわる医師は自らを医療界では二流と感じていたが（Olivet 2009：795）、緩和ケアや緩和医療が医学専門領域の「治療」文化の形式のひとつになったことが、かれらの立場を向上させ、ホスピスの普及と発展の一助になったと考えられるからである。

ここまで、実際にホスピスの「医療化」という用語が記述されている文献をとりあげて、その内容をみてきた。それらから確認できるホスピスの「医療化」とは、ホスピスが医学専門性の程度を強めるという現象である。そして、医学専門性の程度を強めるという現象を経験する行為主体は、ホスピスケアを提供する医療者である。

また、ホスピスの「医療化」の過程でのケアの変容については、身体的ケアが優位になることや、患者の死への関心が弱められるといった点が指摘されている。現実的帰結にかんしては、ビスワスの文献のみが、ホスピスの理念が医学専門性よりも軽視され希薄化することを、否定的な結果として憂慮する評価を下している。ここであつかった文献では、肯定的帰結への明白な言及はみあたらなかったが、ホスピス運動の推進主体が戦略として専門化をもちいたことは、ホスピスの普及と発展をもたらしたと考えられるため、この点は肯定的な結果と理解することができるであろう。

さて、さきに医療化を、「医療の範ちゅう外にあった現象が、医療の範ちゅう内であつかわれたり、医学的な定義

表 1-1　医療化とホスピスの「医療化」の特徴

	医療化	ホスピスの「医療化」
中心事項としての定義	注目すべき点は，どのような問題が医療の問題とされ，その後，それがどのような過程をへて変容するかである．	注目すべき点は，ホスピスケアにおいてどのようなケアが優位とみなされ，その後，ホスピスケア全体がどのような過程をへて変容するかである．
程度の多層性	ほぼ完全な医療化，部分的な医療化，論争中の医療化がある． ・ほぼ完全な医療化の例：死や出産 ・部分的医療化の例：アヘン嗜癖や閉経	ホスピスケアの内容は画一的ではなく，臨床現場ではホスピスの「医療化」の程度は多様である． ・ホスピスの「医療化」の程度が強い例：緩和医療
範ちゅうの融通性	拡大や収縮の可能性がある． ・例：ADHD（注意欠陥多動性障害）の対象拡大（子どもから成人まで）	拡大や収縮の可能性がある． ・例：がん患者から非がん患者への対象拡大
医師介在の多様性	直接的な介在もあれば，最小限の介在もある．	直接的な介在もあれば，最小限の介在もある．
二方向性	医療化と脱医療化の両方向性がある．	医療の範ちゅう内のケアを優位とする「医療化」と，医療の範ちゅう外のケアをふくむ全人的ケアを優位とする「脱医療化」の両方向性がある．

出典：Conrad（2007: 6–7；2013：197）を参考に筆者作成．

や説明をあたえられる過程」と定義した。また、その過程で医療の範ちゅう外から医療の範ちゅう内に移行する現象を経験する行為主体は、医療的措置をくわえることが妥当と考えられる問題をかかえていると判断される人びとである。

これにたいして、本書では、実際の使用例を参考に、ホスピスの「医療化」をつぎのように定義したい。ホスピスの「医療化」とは、「ホスピスケアにおいて、医療の範ちゅう外のケアよりも医療の範ちゅう内のケアが優位とみなされる過程」である。行為レベルでいえば、ホスピスで提供される全人的ケアのうち、社会的ケア、心理的ケア、スピリチュアルケアよりも、身体的ケアでの医療的介入が優位にとらえられたり、実際にその度合いが増すような現象のことである。また、このような変化の現象を経験するおもな行為主体は、ホスピスケアを提供する医師などの医療者である。

以上のようなホスピスの「医療化」の概念をもちいてホスピスの変容を論じた文献では、医療化の特徴や論点を援用しているばあいが多い。そこで、本書でも、先行研究での医療化を理解する方法に準じてホスピスの「医療化」を考察したい。ホスピスの「医療化」には、医療化と同様に、専門化、制度化、商業化という下位概念の過程があり、現実的帰結として肯定的帰結と否定的帰結を生みだしているからである。これら細分された過程の詳細は、次章で説明する。

ホスピスの「医療化」の特徴については、医療化の特徴に照らし合わせて、ここで簡単に確認しておきたい。コンラッドは医療化の過程や結果の特徴を五つあげていたが、それらはホスピスの「医療化」の特徴としても設定することができる。医療化にみられないホスピスの「医療化」の特徴の探究は、今後の課題として残されるが、医療化の特徴を参考に、暫定的にホスピスの「医療化」の特徴を整理したものが、表1－1である。

ホスピスの「医療化」の特徴は、①中心となる事項は定義にかんすることである。注目すべき点は、ホスピスケアにおいてどのようなケアが優位とみなされ、その後、ホスピスケア全体がどのような過程をへて変容するかである。②程度が多層的である。ホスピスケアの内容は画一的ではなく、臨床現場ではホスピスの「医療化」の程度は多様である。たとえば、緩和医療は「医療化」の程度が強い例である。③範ちゅうに融通性があり、拡大や収縮の可能性がある。たとえば、現在の日本では、緩和ケアの対象はおもにがん患者であるが、非がん患者への対象の拡大が可能である。④医師の介在が多様である。直接的な介在もあれば、最小限の介在もある。⑤医療の範ちゅう内のケアを優位とする「医療化」と、医療の範ちゅう外のケアをふくむ全人的ケアを優位とする「脱医療化」の両方向性がある。

以上のような特徴をもつホスピスの「医療化」の帰結についても、医療化の帰結にたいするのと同様に、肯定的および否定的な評価が可能であるが、これについては次章で詳述する。

（2）死にゆくことの医療化とホスピスの「医療化」

死にゆくことの医療化がすすむなかで、望ましくない最期の状況の改善をめざす、実践的な行為として生まれたのが現代ホスピスである。そしてその実践で、ホスピスの「医療化」という現象が起きている。この現象が着目されるさいには、死にゆくことの医療化とホスピスの「医療化」が、現象として混同されやすいかもしれないが、べつのものであることに留意する必要がある。

まず確認しておきたいのは、本書では、死の医療化と死にゆくことの医療化を区別してもちいるということである。死の医療化の定義は、市野川のものを参考にしたい。市野川は、死の医療化を、「人間の死が（宗教その他から）医学の管轄下に移されること」（市野川 2006：51）と定義し、つづけてつぎのように述べている。

日本では、たとえば、戦後、死に場所が自宅から病院等の施設に移行していく動向をもって「死の医療化」とする解釈が一部で流通しているが、これは不適切である。この現象は、死の「病院化 hospitalization」ないし「施設化 institutionalization」とよぶべきであって、死の医療化そのものではない（市野川 2006：51）。

市野川の定義する意味での死の医療化は、西洋社会では一八世紀後半から一九世紀初頭にかけて起きている。このことについては、二つの事実への注目が必要である。ひとつは、「患者をその死の瞬間まで見守ることを医師の義務とする医療倫理の誕生とその制度化」であり、もうひとつは、「死の厳密に医学的な定義・判定基準の確立」である（市野川 2006：51）。つまり、死とは、患者の臨終のときをあらわす概念としてもちいられている。本書では、以上のような市野川の定義や説明を参考に、死の医療化とは、人間の臨終という現象が医学の管轄下に移されることを意味するものとする。

このような死の医療化にたいして、本書では、死にゆくことの医療化をべつの概念としてあつかう。すなわち、死にゆくことの医療化とは、「自己の死が訪れることを、予測あるいは認識している状態にある人が、死ぬまでの過程

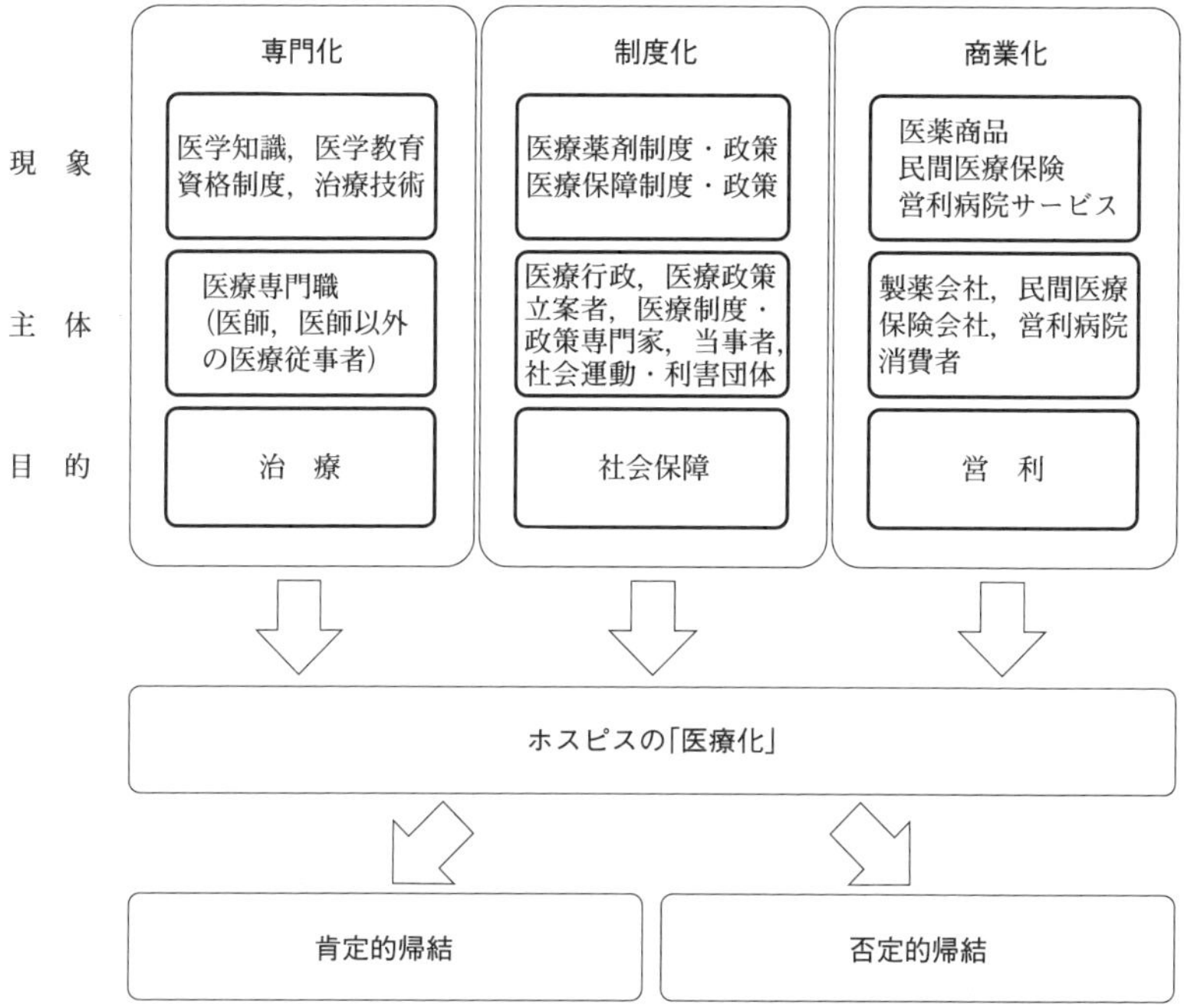

図 1-1　ホスピスの「医療化」の分析枠組み
出典：筆者作成.

でいとなむ社会的行為」という「医療の範ちゅう外にあった現象が、医療の範ちゅう内であつかわれたり、医学的な定義や説明をあたえられる過程」とする。

このように死にゆくことの医療化を定義すると、それがホスピスの「医療化」の定義である、「ホスピスケアにおいて、医療の範ちゅう外のケアよりも医療の範ちゅう内のケアが優位とみなされる過程」と異なることは明白である。

現実には、ホスピスケア提供者によってホスピスの「医療化」が生じた結果、ホスピスを利用する患者の死にゆくことが医療化する、あるいは、死にゆくことを経験する人すべての医療化の深化に影響がおよぶ可能性はある。しかし、ホスピスの「医療化」の結果として起きる死にゆくことの医療化の程度は、一般の医療のなかで起きるそれにくらべて、低い状態にとどまるかもしれない。

ホスピスの「医療化」の状況におけるホスピ

スの理念の実現が問題視されるばあい、同時に、患者の死にゆくことの医療化が問題の対象としてあげられやすい。そのばあい、ホスピスの「医療化」の結果、死にゆくことの医療化が起きるという前提が、暗黙裡に設定されている。しかし、それぞれの現象は個別の意味と内容をもち、相互にあたえる影響も、ばあいによって異なるとおもわれる。したがって、両者を個別に考察したうえで、相互作用を検討する必要があると考えられるため、本書ではこの点を考慮した分析をおこないたい。

（3）分析の枠組み

本書は、現代ホスピスの変容の実状を解明するために、それをあらわすホスピスの「医療化」という現象の内容を分析するものであるが、本章では、分析の視点となるホスピスの「医療化」を概念として定義するとともに、その特徴と死にゆくことの医療化との違いを確認した。本章のさいごに、次章以降でホスピスの「医療化」を考察するさいにもちいる、分析の枠組みを準備しておきたい。

先述したように、ホスピスの「医療化」は、その専門化、制度化、商業化という、三つの下位概念の過程のいずれかをたどって起きるものと設定する。そして、各過程をつうじてホスピスの「医療化」の現象が起こり、それによる現実的帰結が生じるものとする。この過程を図式化したのが、図1－1である。

ホスピスの「医療化」の三つの細分過程には、二一世紀の医療化研究が着目する、医療化の「動力」となる四つの要素がふくまれている。すなわち、医学は専門化のなかに、権力は制度化のなかに、経済は商業化のなかに、社会は制度化と商業化のなかにふくまれる。そしてこれら「動力」要素の主体は、専門化では医療専門職、制度化では医療行政職や医療政策立案者、医療制度・政策専門家、当事者、社会運動・利害団体、商業化では製薬会社や民間保険会社、営利病院、消費者、である。これら主体が、相互作用を経験しながら各過程をおしすすめることで、ホスピスの

「医療化」が起こり、結果として、肯定的あるいは否定的なものと判断される状況が生じる。以下の章では、ここで設定した枠組みにしたがって、三つの過程の要素にできるだけ目配りしながら、ホスピスの「医療化」を理解することを試みる。

注

（1）生物医療化論（biomedicalization）については、Clarke, *et al.*（2003）、額賀（2009）、黒田（2014）を参照のこと。

（2）ソンダースが考案した「全人的痛み」という概念が、生物医学アプローチに抗するものとしてつくりだされたにもかかわらず、逆説的にも、臨床的視点や新しい検査法、医学の支配の拡大をもたらすことになったことも、専門化の一例であろう（Clark 1999a）。

第2章　ホスピスの「医療化」への三つの過程

1　専門化——医学専門性の優先

　ホスピスの「医療化」は具体的にどのような事実としてあらわれているのか、そして、その結果はどのように評価されているのか。本章では、ホスピスの「医療化」の三つの細部過程である専門化、制度化、商業化にかんして、イギリス、アメリカ、オーストラリアのホスピスを対象とした先行研究と実際の事例を検討することで、それらを確認したい。

　まず、専門化であるが、これは、医学知識や医学教育、資格制度、医療技術などが成立したり、その活用が進展したりする過程である。ホスピスにおいては、そのケアが医学の一分野として確立し、関連知識が教育や資格の付与によって普及し、実際のケアの場で活用されるようになる過程である。また、ホスピスケアに有効な医療技術をもちいたケアが導入される過程でもある。具体的な現象の例としては、先述の緩和ケアや緩和医療の成立と普及があげられる。前章でホスピスの「医療化」の定義を試みたときにとりあげた文献は、すべて専門化の事例をあつかっていた

(James & Field 1992 ; Biswas 1993 ; Clark & Seymour 1999)。

緩和ケアが成立したのちにホスピスの「医療化」の状況が強まっていったことを示す事実として、C・A・フロリアーニとF・R・シュラムは、つぎの六点をあげている（Floriani & Schramm 2012 : 300-301）。これらは、ホスピスの「医療化」へと結びつく専門化過程の具体的事実といってよいであろう。

①一九八七年、イギリスで緩和医療（palliative medicine）が専門分野として登場したこと。
②緩和腫瘍学（palliative oncology）や緩和神経学（palliative neurology）などの準専門領域や、これらの領域をあつかうテキストが登場したこと。
③緩和的治療(1)の正当化を目的として、その有効性を導きだそうとする試みと、それによって、終末期にかんする研究が過度に強調されるようになったこと。
④治療の早い段階での緩和ケアのニーズがより重視されるようになっていること。
⑤医療的なガイドラインの重要性が強調されるようになったこと。
⑥医学監査システムによってホスピスが徹底的に調査されること。

このような専門化をへて生じるホスピスの「医療化」は、初期のホスピス運動で医学的基盤がもとめられていたことからすれば、その目的がはたされた結果とみなすことができるため、肯定的な帰結をもたらすものといえるかもしれない。ここでいう専門化によるホスピスの「医療化」の肯定的な帰結とは、より正確にいえば、医学の専門性とホスピスの理念が両立した状態でケアが提供される状況である。

ホスピスの専門化については、前章であつかった、ジェームスとフィールドの考察が早い時期に登場している

(James & Field 1992)。ホスピス運動の二五年の歴史における変容過程を社会学的に分析したかれらは、ホスピスがヘルスサービスの主流にくみこまれルーティーン化する変容に注目し、M・ウェーバーによるカリスマ概念とその特性をホスピス運動の過程分析に応用した。分析の概要は、カリスマ的なリーダーであるソンダースにけん引された初期のホスピス運動が拡大し、ホスピスの数も増加したが、一方で組織の官僚制化がすすむことで、ホスピスのルーティーン化が生じたというものである。

カリスマを構成する要素の詳細は、①ソンダース、②スピリチュアルな「使命感（calling）」（宗教的な動機）、③ホスピスの狭い対象選定（がん患者、身体的症状緩和）、④対立的なスタンス（NHSの外部での存立）[2]、である(James & Field 1992 : 1365–1367)。これらの要素がうまく作用しあうことで、ホスピスは成功的な発展をおさめた。患者を主体とした全人的ケアはもちろん、それを可能にするチームアプローチが実施され、ペインコントロールの研究も進展した。

しかし、NHSからの援助や、国家レベルの普及や合法化などが、ホスピスにつぎの段階の変容をひき起こした。初期とは異なる環境への適応が必要となり、後継や運営の安定などがもとめられることで、ルーティーン化が促進されたのである。

ホスピスケアでは、医療専門職による医療的行為の実施という意味での、ホスピス業務のルーティーン化が進行した。その結果、全人的ケアの提供、コミュニケーションでの正直さ、情緒的サポートの提供、研究にもとづいた疼痛コントロールという、ホスピス本来の目的が、従来の医学における疾病や治療の概念や目的におきかえられる危険性が顕在化した。なかでも圧力要素となっていたのは、臨床的・医学的観点から実施される監査や、ホスピスケアの「再専門化」である(James & Field 1992 : 1372–1373)。

この「再専門化」に関連して、ジェームスとフィールドは、結論で「ホスピスの再医療化（re-medicalization）」

の徴候をあらためて指摘している。緩和医療の専門医が育つことで専門職としてのキャリアが認められるようになったことや、ホスピスが従来の労働の一分野になったこと、専門用語として位置づけられたことなどにみられるように、ホスピスが「再医療化」される傾向がうかがえるというのである（James & Field 1992：1373）。くりかえしになるが、かれらがもちいているホスピスの「再医療化」とは、前章で定義したホスピスの「医療化」に相当する。かれらが描写するホスピスの変容の状況は、「ホスピスケアにおいて、医療の範ちゅう外のケアよりも医療の範ちゅう内のケアが優位とみなされる過程」と解釈できるからである。

そして、ジェームスとフィールドは、このようなホスピスの変容の状況を認めながら、ホスピスが何も達成していないわけではなく、ターミナルケアの構造と相互に影響をあたえあっていると述べている（James & Field 1992：1373）。

N・ジェームスもまた、運動初期の開拓的な熱気があった時期ののち、ルーティーン化や専門化などの影響をうけて、ホスピスが変容し、新たな挑戦に直面するようになった経緯を分析している（James 1994）。ジェームスによれば、初期のアマチュアリズムはプロフェッショナリズムにとってかえられ、主流のヘルスシステムへのホスピスの編入が拡大するにつれ、プロフェッショナリズムは専門化（professionalization）と関係するようになり、その関係はしだいに強まっていった（James 1994：121）。

専門化の評価については、ヘルプ・ザ・ホスピス（Help the Hospice）という慈善団体が示した二つの意見が示唆的である。ヘルプ・ザ・ホスピスは、入院患者のサービスには臨床医によるスーパービジョンが必要であると強調し、スタッフや責務については、ホスピスが徐々にヘルスシステムの主流の方法に適合していくことを認めなければならないという考えを表明したが、これにたいする意見は二つに分かれた。

ひとつは、適切な標準にもとづいた現実的な考えであるという意見。もうひとつは、従来の力関係やプロフェッシヨナルの自己利益を気にする人たちによるもので、患者の利益を考慮する、新しいタイプのチームによる試みの機会を失わせるという意見であった（James 1994 : 122）。これら二つの意見は、専門化によるホスピスの「医療化」を想定した見解である。ホスピスの「医療化」は、現状を容認する人びとにとっては肯定的に認識されるのにたいし、既存の医療にない創造性をもとめ、ホスピス運動初期のビジョンの維持を図りたいとする人びとにとっては、否定的にうけとめられる可能性があるといえる。

現実に、専門化によるホスピスの「医療化」によって、ホスピスの理念の希薄化という変容が生じる可能性はある。そしてその変容は、ホスピスの理念が医学専門性よりも軽視される傾向を生むという、否定的な帰結につながるものとして、批判の対象になることが多い。

前章でとりあげたビスワスは、ホスピスの「医療化」は、「たとえばフルタイムのメディカルディレクターの職のように、ホスピス運動における医師の支配が増えること」を意味するとしているため、専門化によってホスピスの「医療化」が生じると考えている（Biswas 1993 : 134）。そして、死を生命の自然な過程とみなさないホスピスの「医療化」を、ホスピスの理念の希薄化をまねくものとして批判している。

また、緩和医療について批判的に検討したＤ・フィールドは、その問題点を以下の五つに整理している（Field 1994 : 60–61）。

①ターミナルケアや緩和ケアとくらべて、専門領域としての独自性が不明確である。
②臨死期のケアよりも、早い時期に症状緩和をはじめることへと焦点が移行している。
③医療技術を過度に使用する傾向があり、全人的ケアが徐々に失われる危険性がある。
④医師以外の医療従事者が自律的に働くことを制約している。

⑤医療中心の効率的な思考の進展や、遺族ケアの軽視などが懸念される。

フィールドは、①の医学領域での専門性確立の困難さという問題をのぞく他の四点で、ホスピスの理念とあいいれない緩和医療の性質、すなわち、専門化の性質を問題視し、それを要因として起こるホスピスの「医療化」を否定的にとらえているといえる。ホスピスの理念にしたがえば、臨死期に焦点をあてたケアや全人的ケア、家族へのケアの提供はもちろん、多職種が同等にチームとして働くことが重視されるべきであるが、緩和医療の実践では、それらが達成されない可能性があると考えているからである。

以上のようなホスピスの「医療化」への批判的論調にたいして、D・クラークとJ・E・シーモアは、専門化によるホスピスの「医療化」の先行研究を整理しながら、それを画一的に批判する見方をとるのではなく、根拠にもとづいた多様な現実を理解することを提案している。緩和ケアの実践では、患者と医師のあいだでの十分なコミュニケーションによって、賢明で適切な治療がおこなわれるばあいや、小規模なホスピスなどホスピスの形態によっては、適切な緩和ケアが実施されているばあいもあるからである（Clark & Seymour 1999：118–124）。

同様に、専門化によるホスピスの「医療化」の肯定的側面に注目するクラークは、イリイチの医療化批判を妥当と判断しながらも、近年の緩和ケアの貢献を肯定的に評価している（Clark 2002：907）。緩和ケアによって、疼痛緩和や他の身体的苦痛のコントロールという患者の要望が、現実的に叶えられるようになったからである。

クラークによれば、患者の希望を叶えるホスピスの「医療化」は有用であり、医療化社会を医療帝国主義であるとか、われわれが失った世界とみるのも間違いである。またかれは、医師は、死にゆく患者にたいする技術的介入と人間的な対応のバランスをどうとるかという問題に直面しているのであって、それにとりくむことこそが重要であるとする。かれのこのような考えかたは、ホスピスの理念と医学専門性の両立は可能であるという前提にたっている。

フロリアーニとシュラムも、緩和ケアの実践のなかでもホスピスの理念は尊重されており、肯定的な帰結がみられると主張している（Floriani & Schramm 2012）。このような主張は、ホスピスや緩和ケアなどの終末期ケアにかんする先行研究の批判的検討と、ルーティーン化や専門化によるホスピスの「医療化」によってうみだされている現実についての議論をもとにしている。

フロリアーニとシュラムによれば、ホスピス運動で当初のカリスマ性が失われ、現実の実践でルーティーン化やホスピスの「医療化」が進展したことは事実であるが、患者は、医療が提供される環境や、医師や看護師の対応に満足しているし、医療専門職とコミュニケーションをとりやすくなっている。緩和ケアの効果にかんする研究には、いまだエビデンスが不十分ではあるが、緩和ケアで、ホスピスの理念の実践のための努力がおこなわれていることは確かである。すなわち、患者中心の方針と専門職の基準が両立できるような戦略の提案が試みられているのが現実であり、これはルーティーン化やホスピスの「医療化」の自然な帰結である。そして、このような認識にもとづけば、ホスピス運動が当初の純粋なままのものであると信じるのはナイーブであって、現実の制度と生物医学的な医療を前提とした現実的実践は、肯定的に理解すべきである（Floriani & Schramm 2012：301–302）。かれらもクラークとおなじく、ホスピスの理念と医学専門性の両立の可能性に注目し、それを前提とした見解を示しているといえる。

では、医療専門職はホスピスの理念にしたがいながら、「技術的介入と人間的な対応のバランス」や「患者中心の方針と専門職の基準の両立」をどのように実践しているのであろうか。この点について参考になるのが、B・マクナマラによる研究である。

マクナマラは、オーストラリアの入院可能な独立型ホスピスでの参与観察と、スタッフにたいするインタビュー調査を実施し、そこで、緩和ケアにおける身体的ケアの優先と全人的ケア内部でのケアのヒエラルキーの成立を発見した。と同時に、それは、実は医療スタッフが、患者の自律と選択を最大限生かすための努力の結果として生じていることを明らかにしている（McNamara 2004）。

くわえてマクナマラは、ホスピスでの「納得のゆく死（good enough death）」について追究しているが、この概念が生まれる背景には、緩和ケアの専門職と患者、およびその家族が共有できる「よい死」の設定が困難な、現代社会の状況がある。すなわち、「責任の中心は、社会の共同的な部分から死にゆく個人に移行している」という状況である。このような状況下では、患者個人が自身の自律と選択をもとに「納得のゆく死」を形成することがよしとされ、緩和ケアの専門職はそのような死への援助を目標とするようになる（McNamara 2004：934）。

ただし、「納得のゆく死」が、患者自身が形成するものであるとすれば、緩和ケアの専門職にとっては、患者がそのような死にいたるまでの実際のプロセスは、不確かである。緩和ケアの専門職は、不確かなものに対処できない。そのため、身体的症状コントロールといった、医学的根拠にもとづく、コントロール可能な対処に重点をおくことになる。そのような行為は、患者の自律と選択を促進するのに効果がある。しかし、一方で、心理的ケア、社会的ケア、スピリチュアルケアなど、予測のつかないコントロールできないものを対象としたケアが、身体的ケアの下位におかれるという、ケアのヒエラルキーが成立する（McNamara 2004：935）。

このような状況のなか、「緩和ケアは、どのようにすればもっともよく死ぬことができるか、という道徳的な問いに焦点があてられる実践」であるにもかかわらず、実際には、その焦点が、「よく死ぬことにたいする問いから、よく生きることについての問題に移行する」という現象がみられるようになってゆく（McNamara 2004：936）。「納得のゆく死」は、「個人の選択と医療の認識可能な確かさを支持」するようになるからであり、死にゆく過程にある人は、「自らの生、究極的には、死をよいものにすると考えられる治療やセラピーの拒否や選択」をおこない、「死ぬまでよく生きること」を期待されるようになるからである（McNamara 2004：936）。

以上のようなマクナマラの分析には、ホスピスの理念と医学専門性を両立させるために努力する、医療専門職者の実践のありさまが映しだされている。しかし、結果として患者は、「よく生きること」の重視や、「技術的介入」や「専門職の基準」に沿うかたちでの自律をもとめられる、という一面も見出されている。

専門化によるホスピスの「医療化」をあつかった先行研究では、それらを、ホスピスの理念を遜色させる変容をひき起こし、否定的帰結をもたらすものとする批判的見解がみられる。また、その一方で、ホスピスの「医療化」の状況にあっても、ホスピスの理念を生かした実践は可能であるという肯定的帰結を認める、反批判的な立場からの見解が主張されるようになってきている。しかし、現実には、ホスピスの理念と医学専門性の両立は困難なばあいがある。そのばあい、両者のあいだで医療専門職は葛藤を感じながら実践に臨んでいること、そのような実践が、身体的ケア以外のケアを担当するスタッフや患者、その家族などの行為に影響をあたえていることも明らかにされている。

2　制度化——行政による規定の遵守

制度化とは、ホスピスが、医療や薬剤などにかんする制度や医療保障制度・政策がとりあつかう対象となり、関連の制度・政策が策定されたり、展開される過程を指す。ホスピスは元来、現実の医療では提供されないものを生みだすことを目的としていたため、反体制的な性質をもっていた。たとえば、ＮＨＳの枠外でホスピスを開始した、セント・クリストファー・ホスピスが代表的な例である。しかし、ホスピスの標準が定まっていないことや、寄付やボランティアに依存する財政的な不安定さから、多くのホスピスが、制度的援助をうけながら運営を維持する方法をとるようになる。その結果、ホスピスは、運営の安定を得られたが、制度の規定を遵守する義務をおうようになった。そのため、制度の規定とホスピスの理念の実践とのあいだに齟齬が起きるばあいがあり、それがホスピスの「医療化」に結びつくばあいも生じている。

先行研究で、制度化によるホスピスの「医療化」を丹念にたどっているのは、E・K・エイベルである。エイベルは、アメリカ三地域のホスピスの管理職にたいするインタビュー調査の結果をもちいながら、反体制的だったホスピスが、しだいにヘルスケアシステムの支配下に編入され、個性を失っていく過程を描いている（Abel 1986）。具体的には、一九八三年にホスピスが、メディケア（おもに六五歳以上の高齢者を対象とした公的医療保険）や民間保険の給付対象になったことが、ホスピス変容の契機となった。

ホスピスの創始者たちは、公的助成と民間助成のどちらのプログラムの対象も、医療専門職による急性期のケアや治療処置に偏向しており、ホスピスの内容と相反することを知っていたが、運営を持続させるために、財源の安定を必要としていた。この財源問題の解決への道を開いたのがメディケアである。メディケアは、おもにホスピスの在宅ケアを給付対象としたが、主要な民間保険会社もそのモデルをとりいれた。

しかし、メディケアでは、情緒的サポートや付きそいのみを必要とするような患者は対象にならない。また、メディケアも民間保険会社も、遺族カウンセリングや、ボランティアの募集や教育にかかる経費は給付の対象外とした。このように、給付カヴァリッジが狭いため、当時のホスピスは持ちだしでサービスを追加していたという（Abel 1986 : 78-79）。さらに、受給対象となる事業者は認定条件を満たさなければならないが、認定は政府がおこない、メディケアが免許をあたえる。認定にあたっては、従来の医療の枠組みによる基準がもちいられ、ホスピスで重視される心理的・社会的サービスは軽視された（Abel 1986 : 80）。

エイベルは、制度化によってホスピスが「医療化」する過程を描いたのちに、現代医療の技術や治療が注目される傾向は、個別の提供者の認識や態度からだけでなく、ヘルスケアシステムの構造にくみこまれた財政的なインセンティブからも生じると指摘している（Abel 1986 : 83）。メディケアのばあい、財政的なインセンティブは、メディケアの財政削減であり、そのインセンティブにもとづくホスピスケアへの給付制度が設計されたといえる。

制度化によって、ホスピスは財政的基盤を得ることができ、急激な量的増加をはたした。アメリカで初のホスピスが誕生したのは一九七四年であるが、一九八五年には一五四五カ所まで増加したのである（今村 2007：476）。これらはホスピスにとって社会的普及効果の面で肯定的な結果といえる。しかし、ホスピスの本質ともいえる、精神的ケアや遺族ケアが制度の対象にならないことや、認定の基準が医療であって全人的ケアでないことなど、制度の規定によって実践には制約が設けられた。これらはホスピスが「医療化」の状態におかれていることを示している。また同時に、ホスピスの理念が制度の規定よりも軽視されるという、否定的な状況がまねかれる可能性も予測された。

イギリスのホスピスでは、一九八〇年代からＮＨＳによって資金が援助されているが、やはり使用目的が限定されていたため、ＮＨＳとホスピスや緩和ケアの運動は「不安定な関係」にあった（Clark & Seymour 1999：138–140）。一九九〇年代に、ＮＨＳの改革が実施されたさいには、改革後の制度で、契約、監査、質の保証の実施が基本事項となり、利用者の参画、ニーズアセスメント、アクセスの公平性が強調されたが、これらがホスピスにも持ちこまれた（Clark & Seymour 1999：131–150）。

前節でみたジェームスとフィールドの研究でも、ルーティーン化のひとつとして、ホスピスがヘルスケアシステムに編入される過程が分析されている。かれらは、監査について分析しながら、それは、ホスピスの財源にたいするＮＨＳからの間接的な圧力であり、ホスピスに脅威をあたえるものであると述べている。また、ホスピス運動のなかでは、監査は、サービス給付を質と費用対効果の面から評価する、ヘルスサービス全般からの圧力とも感じられていた。ホスピスは、財源の正当性を政府や地方当局に示さなければならないが、たとえば、「効果的なコミュニケーション」や「共感」の質などを定義し評価することは困難であったし、定義や評価といった行為自体、ホスピスの中心課題ではない。監査による規制は、否定はされなかったが、ホスピスの実践が損害を被ることや、身体的ケアが他のケアにくらべて優位になる傾向の強化は危惧された（James & Field 1992：1370–1371）。

J・ロートンとM・リプスコムの研究でも、イギリスでの制度化によるホスピスの「医療化」現象が記述されている。

ロートンの研究は、イギリスのデイホスピスと入院型ホスピスでの参与観察調査によって、ホスピスの「医療化」の実態を明らかにしている（Lawton 2000）。ホスピスの「医療化」の余波をうける入院患者のリアリティを、その微細な面にまでふみ込んで描出していることも、特筆すべき点である。そしてそのリアリティは、ホスピスの理念に忠実なケアをうけながら自律を保って死を迎えるという過程を、ホスピスの患者すべてが、かならずしも経験できるものでないことをあらわしている。

調査対象のホスピスは、NHSによる管理と運営費用をうけていたため、NHSの改革によって、変容を余儀なくされた。効率性や費用対効果の向上というNHSの要求が、スタッフによる患者選定に影響をおよぼしたことで、非がん患者よりも症状コントロールが必要な患者が優先的に選定される。在宅志向に変化した政策によって、病床削減が迫られることで、スタッフは意に反した退院を患者に勧めなければならないばあいがあり、かれらのモラールは低下し、ストレスが高まる。このような事態が起きたのである（Lawton 2000：80）。

患者については、とくにその身体の状態が注目されている。ホスピスに入院しているのは、疼痛緩和を必要とする身体的機能が衰えた重篤患者であり、依存的な客体であった。医療サービス提供の志向が在宅志向に移行したことで、入院型ホスピスは、衰弱し自律を失った身体を、社会から隔離する場所としての傾向を強めつつあったのである（Lawton 2000：123–124）。患者が、西欧文化が理想とする、躍動する身体に反する状態であるということも、この傾向を強める理由のひとつと考えられている（Lawton 2000：133–143）。

ロートンが調査結果をもとに指摘するのは、たとえば、おだやかな死という表現があるように、既存研究では死にゆくことを類似した一元的なものとしてあつかっているが、すべての患者がそのような尊厳ある状態で亡くなるのではないということである。患者は、身体的機能の衰退がひどく、精神的に混乱状態に陥ったりするばあいがある。すなわち、患者自身が実際に直接的にみたくない、あるタイプの死にゆく過程が存在するのである。ロートンは、制度変容の影響をうけて、このようなタイプの死にゆくことが、現代ホスピスがはじまった一九六〇年代の頃よりも増えたという（Lawton 2000：146–147）。

このように、ホスピスの「医療化」は患者の状態にまで作用をおよぼすが、それがどのような構造のなかで形成されるのかを追究したのが、リプスコムである（Lipscomb 2014）。リプスコムは、イギリスのホスピスのスタッフや管理職へのインタビュー調査と参与観察調査をおこない、その結果を、理論的な分析枠組みをもちいて説明している。分析枠組みに採用されたのは、M・S・アーチャーの実在論的社会理論（Realist Social Theory）である（Archer 1995=2007）。実在論的社会理論は、社会構造と行為主体の相互作用を考察するもので、リプスコムはこの理論を援用して、国家や援助機関の制度構造とホスピスの組織体との相互作用を検討している。

調査当時に存在した構造的要素は、①州の緩和ケア当局（the County Palliative Care Directorate）、②保健省、③ホスピス患者の性質の変化（家族看護者の減少）、である。とくに、①と②の制度的要求は、ホスピスの現状を脅かすものととらえられた。①は効率性と公平性をもとめ、②はケア基準法をもちいて、ホスピスを全国ケア基準委員会（National Care Standards Commission）に登録させ、ホスピスのあらゆる側面に規定を課したからである（Lipscomb 2014：66–79）。

ホスピスはこれらの圧力にたいして、自らの立場を再設定しなければならなくなった。その結果、ホスピスは専門的緩和ケアユニット（specialist palliative care unit）の役割を増した。そのことで起きたのは、医療スタッフの増加、介入的な治療使用の促進、身体的ケアの必要性の高い患者のうけ入れ、身体的ケアの強調、身体的ケア以外のケア時間の減少、技術的要求に必要な訓練をうけ登録された看護師（registered nurses）の増加、などである（Lipscomb

2014：106–107)。

以上のような先行研究から、ＮＨＳの影響の強いイギリスでも、アメリカとおなじく、制度化によるホスピスの「医療化」が生じていることがわかる。あわせて、制度の規定によって、実践に制約が設けられたことで、ホスピスの理念が規定よりも軽視されるという、否定的な帰結が起こるのではないかとの危惧が生まれていることも、明らかである。

ホスピスの「医療化」と関連する近年の制度化の実例をあげるとすれば、看取りのケアの標準モデルを提供する制度の成立と導入がある。この標準モデルとは、一九九〇年代後半に、イギリスで、おもに病院での緩和ケアでよりよい看取りを実現するために開発された、リバプール・ケア・パスウェイ（Liverpool Care Pathway, 以下、ＬＣＰ）である。ＬＣＰの導入は、看取りのケアの実践において、効果と問題をもたらした。それらの経緯は、つぎのとおりである（Sykes 2015：144）。

ＬＣＰとは、ホスピスが開発をすすめてきた看取りのケアの内容を、簡潔なかたちに要約したもので、現場のスタッフは、ケア内容が記された簡易なチェック方式のシートをもちいて、実行すべきケアを判断する。ＬＣＰの活用は、患者のケアの質の向上や、投薬量の減少などの効果をもたらした。しかし、二〇〇九年頃から、負の効果について、メディアによる批判があいつぐという事態が起きた。それら批判の主旨は、ＬＣＰは看取りのケアを援助するというよりも、生命の終わりをもたらす働きをしているというものである。批判では、おもに、人工栄養と水分補給の問題がとりあげられており、パスにもとづいた栄養補給や水分補給の中止が患者の脱水症状をまねき、結果として患者の死が早められている、とみられている。

このような批判をうけたため、政府当局は実態調査をおこない、二〇一三年にその報告書を作成した。報告書ではＬＣＰの不適切な実践例がとりあげられ、その見直しの必要性が指摘されるとともに、推奨されるべき実践例が提示された（Department of Health 2013）。また、不適切な実践例のおもな原因が、二つあげられている。ひとつは、医療スタッフのＬＣＰについての理解不足、とくに栄養と水分についての理解不足である。そしてもうひとつは、患者やその家族とのコミュニケーション不足である。このほか、ＮＨＳトラストの半分以上が、ＬＣＰの実施によって、財政的インセンティブを得ている事実が露呈することで、患者の不信が強まったともいわれている。

このようなＬＣＰの顛末は、ケアの標準化を目的とした制度化の過程における、臨床現場での制度の不適切な使用によって、患者のＱＯＬや、患者や家族の自律性が低下した例であり、制度化によるホスピスの「医療化」の否定的な結果の一例といえよう。

また、ホスピスの「医療化」を主たるテーマとはしていないが、世俗化の概念をもちいてホスピスの「医療化」を検討したＡ・ブラッドショーの研究は、その否定的帰結を批判的にとりあげている。ブラッドショーによれば、緩和ケアでは、ルーティーン化や官僚制化の浸透の結果として、専門的技術をもちいた専門職によるケアが蔓延する。そこでは、ホスピスの当初の理念は変容し、死は、直視すべき真実としてとらえられるのでなく、管理される過程と理解される。そして、その過程を支えるのは、心理学や社会科学に由来する世俗化された志向であるため、緩和ケアは、従来あった宗教性やスピリチュアルな精神を失うことになった。この状況をブラッドショーは危機と表現している（Bradshaw 1996：418）。

ほかにも、制度や政策とホスピスケアの実践との関係などをあつかった文献はいくつかあり、それらからは、制度の規定によってホスピスが自由度を制約され、改革精神や創造性を失っていく様子を知ることができる（Paradis & Cummings 1986；Buck 2009；2011）。ただし、これら先行研究のなかに、ホスピスの「医療化」や、それによるホスピスの理念の変容、現実的帰結にまでゆきとどいた議論を見出すことは難しい。

そのケアの性質上、医療制度や政策と無縁ではいられないのがホスピスである。関係性があるかぎり、財政の制限を背景にもつ制度や政策の方針は、かならずホスピスに影響をおよぼす。また、制度や政策の根拠には医学の基準がもちいられるため、ホスピスの制度化がホスピスの「医療化」につながるという傾向が生じやすくなる。このように、制度化の影響によってホスピスの「医療化」が生じ、そののちに、ホスピスの理念が制度の規定よりも軽視されるようになる現象は、否定的な結末として批判の対象となる。

もちろん、ホスピスの質を保つための標準モデルの提供や、その結果を評価する制度の実施によって、ホスピスの「医療化」が生じても、全人的ケアの質の担保やホスピスの理念の維持という効果が認められれば、その帰結は肯定的に評価されうる。しかし、財政的なインセンティブ、つまり利益が優先されるようなばあいは、ホスピスの理念が不適切におこなわれたり軽視される状況が生じる可能性がある。また、制度にもとづく実践が制度の規定よりも形骸化されたりするばあいには、制度の規定にもホスピスの理念にももとづかないケアが提供される状況が起こり、否定的帰結が導かれることになると考えられる。

3　商業化——ニーズと利益のバランス

商業化は、医薬商品、民間医療保険、営利病院サービスの開発や事業活動においてみられる現象である。ホスピスについては、それが民間医療保険や営利病院サービスの対象になり、それらの事業活動の一部になる過程が想定されるが、実際に存在する現象では、アメリカの営利ホスピスや民間保険会社がある。ホスピスで利用される薬剤や治療技術が開発、商品化され、その販売促進がホスピスの商業化を進行させ、さらにはホスピスの「医療化」を進展させる可能性も考えられるが、本書はその探究にまでおよばない。商業化については、ホスピスの「医療化」との関係まで考察している適切な先行研究がみあたらないため、ここでは、アメリカの実際の状況をみることで、商業化によるホスピスの「医療化」の可能性や結果のありかたを検討したい。

二〇一四年のメディケア認可のホスピス事業者の内訳は、非営利（Not-for-profit）が二八%、営利（For-profit）が六八%、政府運営（Government）が約四%と集計されている（NHPCO 2015b：9）。非営利の数は、一九九〇年代後半から現在まで微減しているが、営利の数は二〇〇〇年代にはいって約三倍にまで増えていることから、メディケアという確かな収入源が営利ホスピスの増加に加担していると推測される。

このように急増している営利ホスピスに注目する研究もみられるようになった[3]（Perry & Stone 2011；Hunt *et al.* 2014）。たとえば、M・W・ウォッチャーマンらは、アメリカのホスピスを退所した患者（退所理由の約八割は死亡）のデータを収集し、営利ホスピスの特徴を分析している（Wachterman *et al.* 2011）。調査ではまず、ホームヘルスケアとホスピスケアの提供機関を対象に米国疾病管理予防センターがおこなった二〇〇七年の調査（National Home and Hospice Care Survey）を利用したサンプリングの結果、四七〇五人の退所患者が調査対象として抽出され、つぎに、その患者に関係していたスタッフへのインタビューによって、患者の情報データが収集された。それらの分析の結果、営利ホスピスには、非営利ホスピスよりも、利用期間が長い患者が多い、ケアのニーズの低い非がん患者が多いという特徴が発見された。疾患については、営利ホスピスの患者の三分の二は、認知症患者か非がん患者と見積もられている。他方、非営利ホスピスでは、これらの患者の割合は約半分である。

このような営利ホスピスの現状は、営利ホスピスはメディケアが設定する一日単位の包括支払制度から高いマージンを得るために、ニーズの低い患者を対象とし、質の低いケアを提供しているのではないかという懸念を生じさせる。しかし、営利ホスピスが利益を優先し、質の低いケアを提供していると、容易に判断することはできない。ホスピスケアの対象である患者や家族が満足していればよいからである。したがって、正確な判断のためには、営利ホスピスの特徴と患者や家族の満足度の両側面から、現実を検討する必要があるとされている（Hunt *et al.* 2014：21）。

営利ホスピスの原理は市場原理である。市場原理は否定的にとらえられることもあるが、消費者のニーズに柔軟に応えるというその性質は、肯定的にうけいれられやすい。消費者である患者のニーズに応えるホスピスケアとして、ここではオープンアクセスというサービスをとりあげて、商業化とホスピスの「医療化」の関係を考えてみたい。

オープンアクセスは、患者が、治療を目的としない通常のホスピスケアと積極的治療のどちらも利用できるケアサービスである。メディケアの給付対象となる治療は、症状緩和を目的とするものにかぎられる。しかし現実には、治療技術が進化し、緩和的治療と積極的治療の境界があいまいになってきていることもあり、末期患者のなかには、うけられるかぎりの治療を望む者がいる。そのため、そのような患者のニーズに応えるオープンアクセスのサービスにたいする利用者の満足度は高い。また、ケアの選択について、事前に患者との十分な話しあいがもたれることで、不要なケアが利用されなくなり、患者の費用負担は減る傾向にあるという（Furman *et al.* 2010：88–90）。

オープンアクセスを提供できるのは、おもに大規模なホスピスや保険会社である。また、オープンアクセスに最低限必要とされる一日あたり四〇〇人以上の患者をかかえるホスピスは、全体の二・五％であるともいわれる（Wright & Katz 2007：327；Furman *et al.* 2010：88）。大規模ホスピスのほとんどは営利ホスピスであるため、オープンアクセスの主たる提供者は営利ホスピスということになる。実際に、小規模のホスピスには高額の治療を提供できる余裕はあまりない。

オープンアクセスの内容や特徴は、商業化をつうじてホスピスの「医療化」が生じる過程をあらわしている。この過程において、営利ホスピスのオープンアクセスの利用者は、自己決定によってケアを選択できる。この特徴はホスピスの理念にかなうものであり、商業化によるホスピスの「医療化」の肯定的な帰結といえる。一方で、積極的治療がホスピスケアの選択肢にはいるということは、それによって医療的介入が増加し、全人的ケアが十分に提供されないという否定的な結果が生じる可能性を想起させる。しかし、結果が否定的なものであるかどうかを容易に判断することはできない。患者のニーズに応えているとすれば、医療的介入が多い状況も肯定的に評価できるからである。また、営利性の影響にかんしては、営利ホスピスが、ホスピスの理念と経済的利益のどちらを重視するかを知ることができる十分な情報がないため、それについて、根拠にもとづいて判断することは難しい。

アメリカのホスピスは、成長産業である医療産業の影響をうけざるをえないため、ホスピスが商業化をつうじて「医療化」にいたる可能性は高い。医療産業や市場原理がホスピスにおよぼす影響や、その帰結についての研究は緒についたばかりであるが(4)、研究の焦点は、営利と非営利の本質の違いを知ることにではなく、ホスピスの商業化の「真の目的」を知ることにあてられるべきであろう（Connor 1998：118）。商業化とホスピスの「医療化」の関係を分析するためには、商業化の「真の目的」が営利なのかホスピスの理念の実現や維持なのかを、明らかにすることが必要なのであって、そうしてこそ、現実的帰結の真意を見定めることが可能になるからである。

4　ホスピスの理念と「医療化」

ここまで、ホスピスの「医療化」にいたる三つの過程の具体的な内容を、先行研究や実際の例をみることで確認し、また、それらの結果がどのように評価されているか、あるいは評価されうるかを考察した。先行研究や実例から得られる知見は、のちにおこなう日韓の事例との比較の参考になる。とくに、先行研究で示されている、三つの過程とそれらをつうじてのホスピスの「医療化」にたいする認識は、日韓との比較対象として活用できると考えられる。したがって、本節では、専門化、制度化、商業化の各過程のメリットとデメリットと認識されている事象を、先行研究と実例から拾いだし、それらとホスピスの「医療化」の帰結にたいする認識との関係を整理する。そしてさいごに、先行研究の特徴について考察したい。

専門化でのメリットは、「医学的基盤や基準の確立」「症状や苦痛のコントロールの充実」「医療環境や医療者の対応の充実」「医療専門職と患者間のコミュニケーションの充実」「患者の自律と選択の促進」とされている。デメリットとしては、「運動初期のビジョンの喪失」「死を自然の過程とする視点の欠如」「臨死期ケアの不足」「医療技術の過度な使用による全人的ケア喪失の危険性」「医師以外の医療従事者の自律性制約」「医師中心の効率的思考の進展」「遺族ケアの軽視」「身体的ケアの優位」などが確認できる。そして、これらメリットとデメリットは、専門化によるホスピスの「医療化」の帰結にたいする認識に影響する。すなわち、メリットは、ホスピスの理念と医学専門性は両立するという肯定的な認識を、デメリットは、ホスピスの理念は医学専門性よりも軽視されるという否定的な認識を生むのに作用をおよぼしやすい。

制度化でのメリットは、「財源の安定」「ホスピスの普及拡大」「標準モデルの提供」、デメリットは、「心理的・社会的ケアや遺族ケアの軽視」「医学的基準の採用」「効率性や費用対効果の重視」「身体症状コントロールの優先」「財政的インセンティブの優先」「医療専門職の主導」「患者のＱＯＬ低下」「患者・家族の自律性低下」「宗教性やスピリチュアルな精神の喪失」とされている。そして、制度化によるホスピスの「医療化」の帰結について、メリットは、ホスピスの理念と制度規定は両立するという肯定的な認識を、デメリットは、ホスピスの理念は制度規定よりも軽視されるという否定的な認識を導くのに影響する。また、財源とのかかわりに着目すると、制度による財政支援には、メリットとデメリットの両方が認められている。そのため、メリットは、ホスピスの理念と経済的利益は両立するとする肯定的な認識を、デメリットは、ホスピスの理念は経済的利益よりも軽視されるとする否定的な認識を生じさせる可能性がある。

商業化についてはアメリカの例が想定されるのみで、実状もまだ十分に把握されていないが、事例にとりあげたオープンアクセスでは、「患者の自己決定の促進」というメリットが認められる。「営利の追求」がデメリットになる可能性があるが、その判断は研究のすすんでいない現段階では困難である。可能性としては、商業化によるホスピスの「医療化」の帰結について、メリットは、ホスピスの理念と経済的利益は両立するとする肯定的な認識を、デメリットは、ホスピスの理念は経済的利益よりも軽視されるとする否定的な認識を生みだすのに影響すると推測される。

現実にはメリットとデメリットは併存するため、ホスピスの「医療化」の帰結にたいする認識も肯定的なものと否定的なものが併存しうる。たとえば、マクナマラの研究やＬＣＰの事例にみられるように、ホスピスの理念に忠実な専門化や制度化を意図した試みが、メリットが生かされた肯定的帰結を部分的にはもたらすにもかかわらず、一面ではデメリットが要因となって、ホスピスの理念を希薄化させるようなばあいがある。そのようなばあいにホスピススタッフはジレンマに陥る。これはホスピスが医療の一部として実践され、全人的ケアの一部を医療専門職がになうかぎり、避けられない現象といえるかもしれない。そうであるとすれば、ジレンマをかかえながらも、メリットとデメリットを考慮しながら最善策を模索しつづけることが、現実のホスピスにあたえられた課題といえるであろう。

その課題にむきあうホスピスが真に警戒すべきことは、専門化や制度化、商業化の過程で、医学や経済、政治の枠組みにとりこまれ、それらの論理に統制されてしまうようなホスピスの「医療化」が起きることである。先行研究のなかでホスピスの「医療化」の否定的な側面を強調していた批判的論者たちは、このような警戒しなければならないようなホスピスの「医療化」を危惧する見解をもっていると考えられる。

ただし、先行研究では、社会全体の医療化拡大の傾向が、ホスピスの「医療化」にどのような影響をおよぼしているかについては、関心が薄いようにおもわれる。その一因は、医療化とホスピスの「医療化」を明確に区別しないまま、議論が展開されてきたことにあるのではないかと考えられる。本書では、その区別を前提にして、医療化という現象自体がホスピスの「医療化」におよぼす影響力の強さにも注目したい。

つぎに、ホスピスの「医療化」をあつかった先行研究の特徴を検討してみたい。顕著な特徴は、専門化にかんする研究が多いことである。このことから、研究者は、ホスピスの担い手のひとりである医療者が影響力を増すことでホスピスの「医療化」が起きる、ということについて関心が高いことが看取できる。

また、専門化によるホスピスの「医療化」の分析では、生物医学的な視点とホスピスの理念が対立概念としてもちいられやすく、前者が批判的にとらえられる傾向がある。しかし、クラーク、フロリアーニとシュラム、マクナマラの研究にみられるように、両者は相互に影響をあたえあっており、そのような現実のなかでケアは実行され、ホスピスの「医療化」の帰結にたいする認識も、肯定的なものと否定的なものの両方が存在している。したがって、専門化によるホスピスの「医療化」の分析には、より多面的な視角からの分析が必要であることが、先行研究の傾向から指摘できるであろう。

専門化にかんする研究が多いのにくらべ、制度化や商業化にかんする研究が少ないことは、先行研究のもうひとつの特徴である。ホスピスの「医療化」という現象は、実践の場では、ケア提供主体の医療者の行為を観察することで把握できるであろうが、かれらの行為は、医学専門性の追求という目的からだけでなく、制度規定の遵守や経済的利益の追求という目的からも影響をうける。後者のような目的をうちたて、その実行を要求するのは、行政関係者やホスピスの経営者など多様な主体である。これら主体の意図や行為と、ホスピスの「医療化」やその帰結との関連を解明する研究を、さらに蓄積する必要があるとおもわれる。

注

（1）積極的治療とは、病気や症状の治癒を目的とした医療行為のことである。これにたいして、緩和的治療とは、症状の緩和を目的とした医療行為のことで、疾患による身体的な苦痛や治療の副作用を軽減することにより、ＱＯＬを高めることをめざす。

（2）ＮＨＳ（National Health Service, 国民保健サービス）は、イギリスの医療保障制度である。ＮＨＳは税を財源とし、国民は原則無料でＮＨＳの医療サービスをうける。

（３）アメリカの営利ホスピスの発展と現状については、Ｆ・スミスとＳ・ヒメルの研究（Smith & Himmel 2013）が詳しい。

（４）たとえば、非営利ホスピスでの参与観察とインタビュー調査のデータをもちいて、従事者の特徴を分析したＥ・Ｇ・ワードとＡ・Ｋ・ゴードンは、営利ホスピスの市場原理的な運営方針が、非営利ホスピスの運営に浸透しつつあることを明らかにした（Ward & Gordon 2006）。Ｒ・リブネも同様の方法による研究で、財政抑制という経済的目的が、医療の手控えを肯定するホスピスの方針と合致することを実証している（Livne 2014）。また、Ｓ・ハラビは、アメリカ最大のホスピス供給主体である Vitas Innovative Hospice Care を事例として、営利ホスピスの拡張過程とその特質について、文献による分析をおこなっている（Halabi 2014）。

第Ⅱ部

ホスピスの「医療化」の背景と実態

第3章　日韓ホスピスの歴史

1　日本――医療システムのなかでの発展

（1）ホスピスのはじまり

日本でホスピスに関連した活動は、一九七〇年代にキリスト教系の病院ではじまった。一九七三年、淀川キリスト教病院（大阪）では、医師でありクリスチャンでもある、柏木哲夫（1939–）のアメリカでの経験をもとに、「死に逝く人たちのための組織されたケア（Organized Care of Dying Patients：OCDP）」活動がはじめられた（柏木 2001：3-4；日本緩和医療学会編 2014：3）。ＯＣＤＰは、末期患者のケアをチームアプローチでおこなうものである。

一方、静岡の浜松では一九七五年から、社会事業家・政治家でありクリスチャンであった長谷川保（1903–1994）が、ホスピス建設のための準備をはじめていた。長谷川は、結核患者の看護をしていた自らの初期の仕事とホスピスを重ねあわせ、ホスピスの研究にとりくんだという（山内 1996：318–319）。

一九七七年には、ターミナルケアに関心のある医療者、宗教者、市民などを会員とする「死の臨床研究会」が発足した。この会は、「死の臨床において患者や家族に対する真の援助の道を全人的立場より研究していくこと」を目的としており、「死の臨床」という名称は、河野博臣の著書『死の臨床――死にゆく人々への援助』（1974）からとられた（河野 1974：1989：iii）。死の臨床研究会は、その後の日本のホスピスの実践や制度、政策のありかたに多大な影響をあたえる組織になっている。

そして、おなじ年の七月一三日には、鈴木荘一ら「実地医家のための会」のメンバー五人がイギリスのセント・クリストファー・ホスピスを訪問したことが、『朝日新聞』夕刊で記事として紹介された。これが日本でホスピスが広く紹介された最初の出来事であった（鈴木 2011：14-55）。また、死亡者数全体に占める病院死の割合が自宅死の割合を上回ったのも、一九七七年のことである（厚生労働省 2012a）。

ホスピスに関連する活動が一九七〇年代にはいってからはじまった要因には、外発的なものと内発的なものがある。外発的な要因は、イギリスをはじめとして広まったホスピス運動であり、C・ソンダースやセント・クリストファー・ホスピスの影響力は計り知れない。また、一九七一年に『死ぬ瞬間――死にゆく人々との対話』（川口正吉訳、読売新聞社）というタイトルで刊行されたE・キューブラー＝ロスの著書が、多くの読者を魅了し、かれらの死にゆくことへの関心を高めるとともに、医療者の実践に影響をおよぼしたことも要因のひとつである。

ホスピスにかんする活動がはじまった内発的な要因は、全人的医療をめざす死の臨床研究会の活動のように、現状の医療への批判的姿勢が社会運動というかたちであらわれてきたことである。病院死の増加も、死にゆくことの現実を見直すきっかけのひとつになった。内発的な要因としてはほかに、死にゆくことにかんする社会的関心の高まりがあげられる。たとえばそれは、一九七〇年代後半から闘病記の出版数が増加したことにみられる（門林 2011：19）。柳田邦男は闘病記の出版を「自分の生き方を社会という鏡に映して客観視すること」と理解し、その増加傾向を、「闘病の社会化の時代」「死の社会化の時代」と表現している（柳田 1997：36）。また、一九七六年に安楽死協会が設立され、安楽死の法制化にむけた活動がはじまったことも、死にゆくことへの社会的関心の高潮を示す事実である。なお、安楽死協会は一九八三年に名称を日本尊厳死協会に変更している。

（2）病院施設としてのホスピス

一九八一年、聖隷三方原病院（浜松）に日本初の施設としてのホスピスが開設された。当初は一般病棟内の分散型の方式で運営され、一九八四年に専用の新病棟が完成している（佃 1991；山内 1996：318–322；柏木 2001：5–6；日本緩和医療学会編 2014：4）。また、同一九八四年には、淀川キリスト教病院（大阪）に院内病棟型ホスピスが設立された（柏木 1991）。これら二つのホスピスに代表されるように、日本のホスピスは草創期から「病院という医療施設の中に設けられた病棟」としてはじまり、その後も病棟を中心に発展していった（日本緩和医療学会編 2014：4）。

また、草創期の日本のホスピスのもうひとつの特徴は、キリスト教系の病院の活動からはじまったという点にある。しかし、おなじ時期に病院内にホスピスをつくった聖隷三方原病院と淀川キリスト教病院ではあったが、その運営方針は異なっていた。聖隷三方原病院のホスピスの方針は、「化学療法を中心とした末期患者への治療を、最後まで貫くこと」（日本経済新聞社編 1983：123）、「予防と治療とターミナル・ケアー《（ママ）》（末期患者のケアー《（ママ）》）」（長谷川 1982：89）であった。この方針について、創設者の長谷川は、「ホスピスとは本来患者を本位にして、すべてのことを考える所であります。ホスピスは、病院経営や病院職員の都合を第一にして、患者を第二に考える近代的病院経営の革命と言われる所以です」と主張し、患者とその家族が望むがんの治療をおこなうことを強調している（長谷川 1984：7）。さらにいえば、「ホスピスとは患者の疼痛のコントロールをし、死の受容をさせる所で、癌の治療をする所ではない」という考えかたに正面から反論していた（長谷川 1984：6–7）。

これにたいして、淀川キリスト教病院の柏木は、「聖隷のような方針で運営される施設が生まれること自体は、結構なことだと思う。しかし、それが〝ホスピス〟を名乗ることには、私は疑問を持つ」という意見を示していたという（日本経済新聞社編 1983：123）。淀川キリスト教病院の運営方針では、「対象者は末期患者だけとし、延命のための治療は本人が望む場合にだけする」とされていた（日本経済新聞社編 1983：124）。

一九八〇年代後半には、専門性を高める出来事があいついだ。一九八七年には、ＷＨＯ方式のがん疼痛治療法が武田文和の翻訳によって紹介された（世界保健機関編 1987）。また、日本サイコオンコロジー学会（一九八七年）、日本がん看護学会（一九八七年）、ホスピスケア研究会（一九八七年）などの関連学会が発足している。

ホスピスにたいする政府の対応が可視化したのも一九八〇年代後半である。一九八七年、厚生省は識者をあつめて「末期医療に関するケアの在り方の検討会」を発足させた。検討会はその後、一四回にわたる会合で、末期患者にたいするケアが不十分な現状について議論し、その結果が一九八九年に報告書として公表されている（厚生省・日本医師会編 1989）。この報告書には、がん末期医療にかんするケアのマニュアルも掲載された。

一九八〇年代の死にゆくことにかんする社会状況としては、まず、一九八一年以降に死因の一位が悪性新生物になり（厚生労働省 2014a）、がん死にたいする社会の注目度が徐々に高まっていった。また、一九八三年には「生と死を考える会」[1]が発足し、死の準備教育（デス・エデュケーション）の全国的な普及活動へと結びついていった（デーケン 1996：48；島薗 2003：13）。

（３）緩和ケア病棟入院料の設定

一九九〇年度の診療報酬改定時に緩和ケア病棟入院料が新設されたことで、ホスピスケアが緩和ケアとして公的医療保険制度の適用対象となった。中央社会保険医療協議会が診療報酬の点数表改定案の答申をおこなったのち、一九九〇年五月から実施されたその給付内容は、一日二万五〇〇〇円の定額払いの診療報酬である。このような緩和ケア病棟入院料の新設は、日本のホスピスにとって「『エポックメイキング』なできごと」であった（志真 2012：13）。そしてこれ以降、日本のホスピスは、欧米のホスピスがおもに寄付金を基盤として運営されてきたのとは異なり、「医療の一部として取り入れ」られたかたちで普及することになった（日本緩和医療学会編 2014：4）。

柏木によれば、ホスピスの量的増加には「ホスピスケアが経済的に成り立つ保証がどうしても必要であった」（柏木 2001：7）。それは、つぎのような理由による。

> 検査や積極的治療よりも、症状のコントロールや精神的なサポートを重視するホスピスケアは、日本の医療報酬制度になじまず、人件費が多くかかるため、何らかの特別な支払い方式がないと、赤字経営になることは必至であった（柏木 2001：7-8）。

このような経済的な安定が課題とされていた状況にたいして、末期医療のありかたの検討を実施した厚生省の反応があり、緩和ケア病棟入院料という名称での診療報酬の成立が実現した。ただし、診療報酬ができた当時、適用対象として承認された病院は少なく、「聖隷ホスピスと淀川キリスト教病院ホスピスが一九九〇年四月二五日付けで承認され、同年末までに救世軍清瀬病院（五月二九日）、福岡亀山栄光病院（八月二九日）、坪井病院（一二月一日）」が承認されているのみである（柏木 2001：8）。

一日二万五〇〇〇円という診療報酬の金額については、柏木が、「たまたま我々のホスピスの最近の一年間を平均した収入と一致する」と述べている（柏木 1991：294）。すなわち、重症な末期患者にたいする積極的な症状コントロールをおこないながら、赤字をださない努力の結果が二万五〇〇〇円とされている。このような診療報酬の設定は、ホスピスの実践に経済的基盤をあたえ、その量的増加に寄与した。

その後、緩和ケア病棟入院料以外でホスピスに関連する診療報酬も設けられた。一九九四年には在宅末期医療総合診療料が、(2)二〇〇二年には緩和ケアチームの活動にたいする緩和ケア診療加算が新設されている。(3)これらの診療報酬が設定されたことで、十分とはいえないまでも、在宅や一般病棟での末期医療における経済的な基盤が整いはじめた。

緩和ケア病棟入院料が診療報酬化された翌年、一九九一年には、全国ホスピス・緩和ケア病棟連絡協議会が発足している。これは、厚生省の指導のもとに承認施設五施設による協議がもたれたのち、ホスピスケア・緩和ケアをおこなう施設の質の向上と、ホスピスケア・緩和ケアの啓発・普及を目的として結成された組織である。「ホスピス」が協議会の名称の一部に付されたのは、「ホスピスと称して活動してきた施設からの強い主張」と、「終末期医療の歴史的な意味あいを保証しようとする」意図があったためである（千原 1998：44）。同協議会は、一九九七年一月に「ケアプログラムの基準」を施行し、その後も質の問題の対応にあたっている。なお、会の名称は二〇〇四年に日本ホスピス緩和ケア協会に変更されている。

草創期のホスピスはキリスト教系の病院ではじまったが、一九九二年に、仏教を基盤としたホスピスを標榜する、日本初のビハーラ病棟が長岡西病院に開設され、一九九三年に緩和ケア病棟の認可をうけている（田宮 2007；医療の心を考える会・崇徳会長岡西病院 2014）。

医療の専門領域の動きとしては、一九九六年に第一回日本緩和医療学会が開催された。約一二〇〇人の参加者の七割は医師であった。日本緩和医療学会は緩和医療（palliative medicine）の「科学性と専門性の確立を切望」していたが、その理由は二つある。ひとつは、ほとんどのがん患者が「ホスピスに携わる医師以外の医師に診療を受けている」ことから、「すべての医師が緩和医療を行わざるをえない現状」が実感されはじめたからである。もうひとつは、緩和ケア病棟の診療報酬点数が高額に設定されたことによって、「老人病院などがん医療に未経験な医療機関が、その設置を検討し始めた」からである。すなわち、ホスピスケアの質の低下を懸念する危機感が、学会設立の背景にあったといえる（石谷 1998：48）。

専門性の強化にかんしては、ホスピスに関連した看護師の資格認定が、一九九〇年代後半に開始された。それらは、がん看護専門看護師（一九九六年）、ホスピスケア認定看護師（一九九九年）、がん性疼痛看護認定看護師（一九九九年）である。

緩和ケアという言葉は徐々に普及していったが、それをあらわすひとつの例がある。一九九一年創刊の雑誌『ターミナルケア』が、二〇〇五年から誌名を『緩和ケア』に変更したことである（青海社 2004：409）。ホスピスケア認定看護師の名称も二〇〇七年に緩和ケア認定看護師に改称されている。二〇〇〇年代後半から、ホスピスという言葉がしだいに緩和ケアにかえられていく現象がみられるのである。

一方で、ホスピス運動の主導者のひとりである山崎章郎は、在宅ホスピスを中心にコミュニティケアとしてホスピスを展開することを志向し（川越・山崎 2003：461）、二〇〇五年、ケアタウン小平クリニックでの活動を開始している。ホスピスの新しいかたちをめざす試みがみられるのも、二〇〇〇年代後半といえるであろう。

死にゆくことにかんする社会的状況としては、人口構造の変化が顕著である。一九九〇年代から二〇〇〇年代にかけて人口高齢化がすすむことで、一九九四年には高齢化率が一四％を超え、日本は高齢社会になった。それにともなって、社会保障政策の主眼は高齢社会対策になり、政策での終末期医療の優位性も高まっていった（厚生省健康政策局総務課 2000；終末期医療に関する調査等検討会・厚生労働省 2005）。

（4）がん対策基本法における緩和ケア

二〇〇六年のがん対策基本法[4]成立と翌年の施行以降、この法律が日本のホスピスのありかたに大きな影響をあたえている。がん対策基本法の成立背景には、がん患者当事者による市民運動と、おなじくがん患者当事者であった山本孝史国会議員の精力的なとりくみがあった（小林 2008：38；山本 2008）。

がん対策基本法の規定にもとづいて、二〇〇七年に策定された第一期がん対策推進基本計画（二〇〇七〜二〇一二）では、「がんによる死亡者の減少」と「すべてのがん患者及びその家族の苦痛の軽減並びに療養生活の質の維持向上」が、今後一〇年間の全体目標とされた（厚生労働省 2007）。そして、後者に関連する緩和ケアの提供体制の充実については、つぎのような個別目標が定められた。

一〇年以内に、すべてのがん診療に携わる医師が研修等により、緩和ケアについての基本的な知識を習得することとする。原則として全国すべての二次医療圏において、五年以内に、緩和ケアの知識及び技能を習得しているがん診療に携わる医師数を増加させるとともに、緩和ケアに関する専門的な知識及び技能を有する緩和ケアチームを設置している拠点病院等がん診療を行っている医療機関を複数箇所整備することを目標とする（厚生労働省 2007：17）。

五年後の二〇一二年に策定された第二期がん対策推進基本計画（二〇一二〜二〇一七）では、「がんと診断された時からの緩和ケアの推進」がかかげられ、がん診療連携拠点病院[5]は、専門的ながん医療の提供、がん診療の連携協力体制の整備、患者への相談支援や情報提供などの役割をになう病院であることがもとめられた。拠点病院での緩和ケアにかんする目標は、緩和ケアを迅速に提供できる診療体制の整備、緩和ケアチームおよび緩和ケア外来などの専門的緩和ケアの提供体制の整備と質の向上を図ることである（厚生労働省 2012b：11–14）。

行政以外の動きでは、二〇〇六年に日本緩和医療薬学会が発足し、二〇一〇年には緩和医療専門医と緩和薬物療法

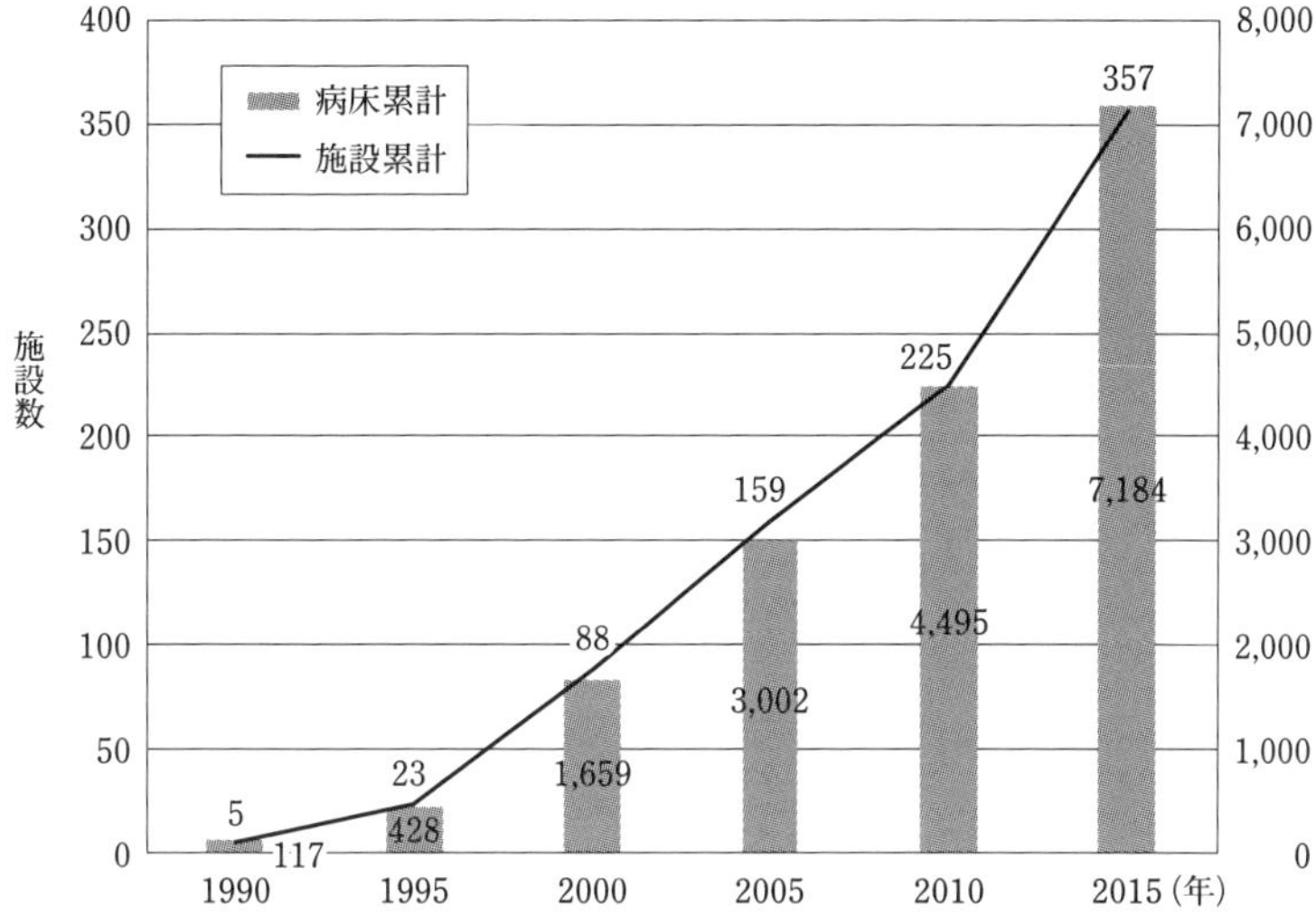

図3-1　緩和ケア病棟数と病床数の推移（2015年11月15日現在）
出典：宮下・今井（2016：64）をもとに作成.

認定薬剤師の認定がはじまり、専門性の強化がさらに進展した。

緩和ケアの提供体制の整備には在宅ケアの充実が欠かせないが、つぎのような制度や診療報酬の新規設定は、在宅ケア拡大を目的としていた。それらは、二〇〇六年新設の在宅療養支援診療所制度[6]、二〇一二年新設の外来緩和ケア管理料[7]、有床診療所緩和ケア診療加算[8]、在宅悪性腫瘍患者共同指導管理料[9]、在宅患者訪問看護・指導料[10]でのがん専門訪問看護料などである。

また、緩和ケアの提供体制にかかわる変化のひとつに、緩和ケア病棟入院料の診療報酬点数設定の変更がある。二〇一二年度から、入院期間が三一日以上で減額される設定になり、二〇一四年度改定時の点数（一点＝一〇円）は、三〇日以内四九二六点、三一日以上六〇日以内四四一二点、六一日以上三三八四点、二〇一六年度改定時には、それぞれ、四九二六点、四四〇〇点、三三〇〇点となっている（医学通信社 2014：161-162；2016：172）。段階的な金額設定には理由があった。緩和ケア病棟が、「病状の安定した時期からゆっくりと療養を行い、病状の進行とともに最期を看取る病棟から、終末期患者を地域で支えていくなかでの緩和ケア病棟」に変化したからである。このような変化に応じる段階的な報酬金額設定は、患者を地域で支えていく方式にみあった役割、すなわち、「短期で症状緩和、栄養改善などを行い、再び在宅生活を可能とする病棟としての役割」を緩和ケア病棟に託すものとみなされている（伊藤・東口 2013：20–21）。

緩和ケア病棟の近年の動向をみてみると、日本ホスピス緩和ケア協会の「緩和ケア病棟入院料届出受理施設一覧」によれば、二〇一五年一一月一五日時点の施設累計は三五七カ所、病床累計は七一八四床である（図3－1）。また、日本ホスピス緩和ケア協会会員の緩和ケア病棟で死亡したがん患者の割合は、二〇一四年で一〇・五％である（宮下・今井 2016：64–65）。

日本ホスピス緩和ケア協会の正会員施設を対象におこなった、二〇〇二年から二〇一二年までの調査結果をもちいて、緩和ケア病棟の一〇年間の変化を分析した研究では、施設概要と利用状況の変化の特徴が四点あげられている。それらは、「第一に、平均在棟日数が減少し、年間の入退院患者数が増加したこと、第二に、外来機能を有する施設や外来診療の頻度が増加したこと、第三に、病床に占める個室割合が増加したこと、第四に、施設当たりの医療スタッフ数や病床数、病棟形式などに有意な変化はみられなかったこと」である。（佐藤他 2013：267, 270）。このうち平均在棟日数の減少要因としては、「症状コントロールと退院支援による生存退院の増加と、看取りが近い時期に入棟した死亡退院の増加が考えられる」とされている（佐藤他 2013：270）。

また、緩和ケア病棟の全人的ケア提供機関としての特徴は、医療スタッフ以外のケア従事者の実態を知ることでわかる。日本ホスピス緩和ケア協会会員施設を対象にした二〇一二年度の調査では（回答施設数二四四）、医療スタッフ以外の従事者が〇名の施設は、医療ソーシャルワーカーのばあい一八カ所（七％）、カウンセラーのばあい一五六カ所（六二％）、宗教家のばあい二〇五カ所（八二％）、ボランティアコーディネーターのばあい一四九カ所（五九

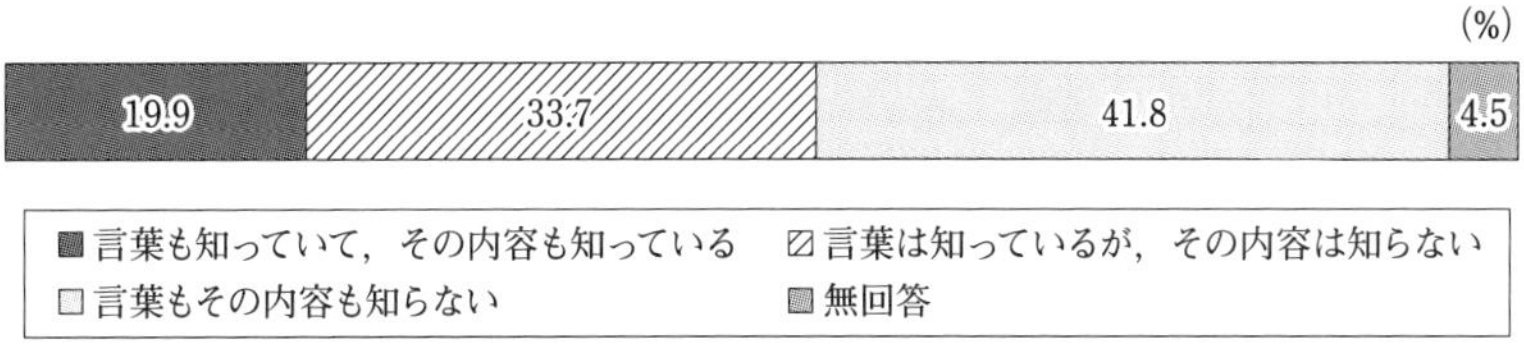

図 3-2 「緩和ケア」という言葉の認知

注：調査対象は全国満20歳以上の男女個人6,000人，有効回答数2,312人．
出典：日本緩和医療学会（2011：22）．

％）である（宮下・今井 2014：65）。調査結果からすると、社会的なケアでは専門職の対応が可能になっているが、心理的あるいはスピリチュアルなケアを担当する専門職数は不十分な状況にある。また、ボランティアコーディネーターの不足も、ボランティアによるケアの活性化に不利に働いていると考えられる。

では、市民の側のホスピスにたいする認識はどうであろうか。この間、市民運動の成果として生まれたホスピスもいくつかある（川原編 1998；高橋 2001：36-72）。しかし、市民の緩和ケアにたいする認知度が飛躍的に高まっているというわけではない。たとえば、日本緩和医療学会が二〇一〇年に実施した「一般市民を対象にした『緩和ケア』に関する認識度調査」では、「緩和ケア」という言葉について、「言葉もその内容も知らない」とする回答者の割合は四一・八％である（図３－２）（日本緩和医療学会 2011：22）。

死にゆくことの社会的な状況をあらわす事実としては、尊厳死への関心の持続的な高まりがある。たとえば、日本尊厳死協会では、二〇一〇年に、会員のうち八〇歳以上が三四％となり、会員の高齢化がすすむとともに、会員数がひきつづき増加し、二〇一五年八月一日時点で約一二万人を数えるまでになっている（日本尊厳死協会 2015）。

死にゆくことにたいする社会的状況は、行政の対応からもみてとれる。高齢社会対策として二〇〇〇年に施行された介護保険制度では、終末期ケアへの配慮から、訪問看護でのターミナルケア加算や、認知症対応型共同生活介護での看取り介護加算が設けられるようになった。また、厚生労働省は、それまで使用していた「終末期医療」という言葉を「人生の最終段階における医療」にあらため、「最期まで尊厳を尊重した人間の生き方に着目した医療」をめざすことを表明し（厚生労働省 2015b）、二〇一四年度から相談体制に重点をおいた医療体制整備事業を実施している（厚生労働省 2015a）。後期高齢者や年間死亡者数の増加に対応するために、行政は、人生の終末期と看取りの段階での医療と介護の問題解決に力点をおくようになっているのである。

2　韓国――多様な主体による自発的活動

（1）ホスピスのはじまり

韓国東北部の江原道江陵に、修道会「マリアの小さな姉妹会（Little Company of Mary）」が設立したカルバリ医院で、一九六五年、地域住民のために医療活動が開始された。これが韓国のホスピスのはじまりとされている。開設当時、オーストラリアからのボランティア医師一名、おなじくオーストラリアのシスター四名と韓国人職員一五名、合計二〇名によって外来診療がおこなわれた（江陵カルバリ医院 2015；韓国進出五〇周年記念委員会編 2016：49–50）。一九七八年に入院用病室（四病床）が設けられて以降は、その施設と在宅ケア[11]とをあわせてホスピス活動が実施されている[12]（イ・ソウ他 1998：135；韓国進出五〇周年記念委員会編 2016：106–108）。

管見のかぎりでは、一九六〇年代から七〇年代にかけて、カルバリ医院と済州島のイシドル医院（一九七六年ホスピス活動開始）以外で、ホスピス活動があったという記録はみあたらない（イ・ソウ他 1998：135）。しかし、当時は休戦協定による朝鮮戦争（一九五〇〜一九五三）終結後からまもなく、公的医療保険制度も実施されていなかったため[13]、貧困などで医療を十分にうけられない患者にたいする、ホスピスに類似した奉仕活動が、韓国内外の宗教団体によっておこなわれていたものとおもわれる。

一九八〇年代にはいり、キリスト教系病院を中心にホスピスの拡大と組織化が図られるようになる。一九八一年に、アメリカで血液腫瘍内科専門医の資格を取得してきたイ・ギョンシクが、医師としてはじめてホスピスの実践に着手した。当時の医師たちはホスピスという言葉をあまり知らなかったため、イ・ギョンシクは周囲の同僚の刺すような視線が耐え難かったとの印象を残している。一九八〇年代前半に腫瘍学が急速に発展していたこともあり、医師は死よりも治療への関心のほうが高く、ホスピスは看護師がおこなうものだとの声もあったという（韓国ホスピス・緩和医療学会編 2008：3）。しかし、イ・ギョンシクは志をおなじくする人びととホスピス活動をはじめる。

一九八一年に、イ・ギョンシクが所属するカトリック大学の医学、看護学の学生や看護師、シスターによるホスピス活動がはじめられ、八七年には（汝矣島《ヨイド》）聖母病院と江南《カンナム》聖母病院にホスピス科が開設された。後者には、八八年に韓国初のホスピス病棟が設けられている。ホスピス科は、他のカトリック大学附属病院でも随時設立されたが、臨床診療科ではなかった。ホスピス科は看護師中心の病院内付属科であり、看護師を科の責任者として運営され、医師が必要時に患者をホスピス科に入院させて診療するという形態をとっていた（ホン・ヨンソン 2008：510；韓国ホスピス・緩和医療学会編 2008：3-4）。

プロテスタント系では一九八八年に、延世大学付属セブランス病院がんセンターで、在宅ケアによるホスピスプログラムが開始された。また、九二年には、梨花女子大学看護学部で、在宅ケアを中心としたホスピス活動がはじめられている（韓国ホスピス・緩和医療学会編 2008：4）。

ホスピスを組織としてネットワーク化する動きも出てきた。プロテスタント系では一九九一年に韓国ホスピス協会が、カトリック系では一九九二年に韓国カトリックホスピス協会が発足している（韓国ホスピス・緩和医療学会編 2008：4）。

以上のように、宗教を基盤とした病院でのホスピス運動が活発化し、運動では、それぞれの宗派の理念を生かすことが目的とされた。また同時に、医師や看護師がかかわることによって、専門的な知識をもちいて患者にアプローチすることの必要性も説かれるようになっていった。

社会全般的には、朝鮮戦争終結以降の状況下で経済成長が最優先とされていたため、臨終患者やがん末期患者などのケアが考慮される余裕はなかったといえる。一九七〇年代の経済成長をへて、社会生活があるていど安定した頃に、プロテスタントやカトリックを中心にホスピスへの関心が高まり、在宅ホスピスと病院内のホスピスがはじまったといえるであろう（韓国ホスピス・緩和医療学会編 2008 : 3）。

当時、死にゆくことについては伝統的なありかたが望まれており、自宅や故郷以外の客地での死をあらわす「客死」は避けるべきものとされていた。一方で、一九七七年に公的医療保険制度が導入されて以降、病院が爆発的に増加するという現象が起こり、あわせて医療サービスにたいする市民のニーズも増加の傾向をみせはじめるようになった（チョン・ドンイル 2008）。

（2）緩和医療としてのホスピス

一九九〇年代頃から、宗教的基盤のない病院でのホスピス活動があらわれはじめる。一九九一年にソウル大学付属病院、九三年に高麗大学付属九老病院、九五年に同大学付属安岩病院で、有志によるホスピス活動がはじめられた(14)。これら病院での活動の特色は、腫瘍内科や家庭医学などの医療者が積極的に関与していること、ホスピス活動のおもな担い手がボランティアであることである。病院の正式な業務と認められないホスピス活動では、ボランティアの力は欠かせない。ボランティアの多くはキリスト教や仏教などの信仰をもち、ホスピスについての知識を身につけ、聖職者とともにホスピス活動をおこなっている。

一九八〇年代からホスピスが増加するにつれて、その実態や問題点が研究の対象となっていった。黄那美・魯仁喆による『末期患者管理のための「ホスピス」の制度化方案』（1995）は、いまだ研究の蓄積が少なかった時期に、ホスピスの実態調査にもとづいて制度化の方向性を提示した研究である。

同研究ではまず、当時の末期がん患者の状況とホスピスの活動内容が明らかにされている。一九九一年の統計資料によれば、がん患者の医療機関利用率は高いが、病院死はわずか一三・八％で、死亡者全体における病院死の割合一五・四％よりも低い。がん患者の病院死の割合が低いことについて、筆者は考えられる理由を三点あげている。一つ目は経済的な理由で、総合病院での長期入院によって患者が治療費を支払う能力を失うからというもの、二つ目は、社会的・文化的な理由で、患者や家族が、臨終は自宅で迎えるべきという認識をもっているからというものである。しかし筆者は、がん患者のみに自宅死の希望が多い可能性は薄いとし、二つ目の理由を否定している。そして、三つ目に、医療的な理由を指摘する。すなわち、病院では治療の必要のない末期がん患者にたいする適切なサービスの提供が難しいため、患者は自発的にあるいは他意によって退院することになるから、という理由である。結局、がんの末期患者は、自己の「経済的負担と病院の収益優先政策」という要因によって、退院を選択しているのではないかと推測されるにいたる（黄那美・魯仁喆 1995：59–60）。また、三つ目の理由にかんして、患者が医療現場で適切な疼痛コントロールをうけていないことも確認されている。

ホスピスの現状については、二二カ所のホスピスを対象とした調査の結果が分析されている。分析によって明らかにされたホスピスの問題点には、まず、すべての機関に共通するものとして、多様な専門的人材の参加と活動が不十分で、チームによる全人的ケアが成立していないことがあげられる（黄那美・魯仁喆 1995：103）。しかし、ホスピスが制度化されていない状況で専門的人材の自発的参加を期待することは困難なため、対象者の選定や投薬・処方業務を担当する医師を、制度をもちいて誘引することが必要である、と筆者は述べている。また、運営費については、ホスピスが診療報酬の対象となっていないことから、多くのホスピスが財源獲得に苦心しているという問題も改善すべきであるとされている（黄那美・魯仁喆 1995：104）。

研究の後半では、保健医療政策のなかでの、公的医療保険制度を活用したホスピス事業のモデルが検討され、そのようなモデル事業の実施が必要であると結論づけられている。モデル事業の目的は、医療界でのホスピス受容を促進することと、宗教的機関と非宗教的機関との連携問題など、発生の可能性がある障害要因に事前に対処することである（黄那美・魯仁喆 1995：182）。

黄那美・魯仁喆の研究にみられるように、適切な全人的ケアを提供するには、多職種の専門職とボランティアによるチーム体制がなければならない。その実現を望む実務者や研究者のあいだでは、専門職のなかでも医師の積極性をひきだすことが重要課題とみなされていた。医療機関でも十分なスタッフが整っていなかったが、非医療機関のホスピスではとくに医療者が不足している傾向があったからである（ユン・ヨンホ他 2002）。

このような状況を背景に、一九九八年に韓国ホスピス・緩和医療学会（Korean Society for Hospice and Palliative Care）が設立された。同学会の設立趣旨は、「ホスピス・緩和医療の学問的発展」「末期がん患者がＱＯＬの高い、安らかな人生をおくるための支援」「保健政策と医療法におけるホスピス制度の実現」「国際交流と情報交換」である（韓国ホスピス・緩和医療学会編 2008：5）。

同学会は、自らの組織を、さきに成立している韓国カトリックホスピス協会と韓国ホスピス協会の後方で、ホスピスケアとその「学問化」「制度化」を推進する組織であると位置づけている（韓国ホスピス・緩和医療学会編 2008：6）。そして実際に、同学会は、医療専門職としての独自の「専門化」にむけた活動をおこなうとともに、既存の二つの団体と協力して、ホスピスを医療制度にくみこむための運動を多角的に実施し、制度案の作成や保健福祉部（保健福祉担当省庁）への働きかけを継続しておこなった。しかし、保健福祉部は、制度案を提示するなどの反応はみせたものの、「制度化」を実現させるという確固な態度を示すまでにはならなかった。

ホスピス活動の新しい動きとしては、一九九〇年代中盤から、曹渓宗（韓国最大の禅宗系の仏教宗派）の教団や新興仏教である円仏教の教団など、仏教界でのホスピス活動が登場する（株本 2001a：49–50）。たとえば、二〇〇〇年には、独立施設の浄土マウルホスピスが設立され、二〇〇九年には、韓国仏教ホスピス協会が発足している（韓国仏教ホスピス協会 2015）。

一九九〇年代頃から二〇〇〇年代初頭にかけて、韓国社会では、死にゆく過程が病院で起こる割合が増えていった。その背景には、病院数と患者の医療サービスにたいするニーズの増加がある。一九八〇年に三〇〇カ所を若干超えるていどであった病院数は、二五年後の二〇〇五年には、その四倍の約一二〇〇カ所になった（チョン・ドンイル 2008：81）。なかでも民間資本による総合病院が急増し、一九八〇年代末までは利潤追求を目的とする病院をつくっていなかった財閥が、九〇年代にはいって、大規模で本格的な経営方式をとる企業型の病院を設立しはじめた（チョ・ビョンヒ 1999：119, 122, 169）。これら病院間の競争は激化し、一九九七年末からの経済危機や、医薬分業制度の全面施行（二〇〇〇年）などにより、病院の倒産率が急速に高まるという現象も起きている（チョン・ドンイル 2008：82）。

一方で、市民の総合病院志向が強まり、病院が臨終の場所に選択されることが多くなり、病院利用者と病院死が増加した。その結果、二〇〇三年、死亡者数全体に占める病院死の割合が自宅死の割合を上回るまでになった（統計庁編 2003；2004）。

患者やその家族が総合病院を選好するのは、よりよい治療をうけたいからであるが、病院内の葬礼式場を利用したいからでもある。病院内の葬礼式場は一九九〇年代中盤以降に増加しており、二〇〇二年末の統計では、全国の葬礼式場五七九カ所のうち四六六カ所が、病院内の葬礼式場である。とくに、ソウルをはじめとする大都市に、病院内の葬礼式場は多い。マンション居住者が多い大都市では、居住空間や家族構成の問題などが原因で、自宅での葬礼が困難なため、病院内の葬礼式場の利用を目的に病院死が選択されることが多いのである（ソウル特別市市史編纂委員会編 2012：168–174；チャン・ソンマン 2013)。

また、高齢化がすすむことで、二〇〇〇年の高齢化率は七・二％となり、韓国社会は高齢化社会となった。一九九〇年代後半から、政府は高齢社会対策に本格的に着手していたが、二〇〇二年には、保健福祉部が高齢者の健康増進計画の一環として、ホスピス事業の推進を表明した。この表明により、ホスピス・緩和医療の制度化と法制化を目的としたモデル事業が計画され、実施されることになる。

死の準備教育に関連する動きがではじめるのも一九九〇年代で、一九九一年に生と死を考える会[15]が発足し、講演会やセミナー、死の準備教育指導者の養成などの活動を実施している（チョン・ビョンスル 2013：139）。

（3）がん管理法における緩和医療

二〇〇二年に、保健福祉部がホスピス事業の推進内容（ホスピス専門病院指定、公的医療保険制度での診療報酬の新設、ホスピス専門人材の育成など）を表明して以降、緩和医療という名称をもちいての行政による事業が展開された。まず、二〇〇三年から二〇〇四年まで、保健福祉部が緩和医療専門機関にたいする国庫による運営費支援事業をおこなった。二〇〇五年からは、二〇〇三年制定のがん管理法[16]にもとづいた末期がん患者専門医療機関支援事業が実施されている。

二〇〇六年に第二期のがん征服一〇カ年計画が策定されたさいには、がん対策のなかでホスピス事業の強化が図られることが明示された。また同年、ホスピス専門看護師の資格が設けられている。そして、二〇〇八年には「末期がん患者専門医療機関指定基準」が制定され、二〇〇九年から、緩和医療を公的医療保険制度に導入するための、診療報酬モデル事業が開始された（チャン・ユンジョン 2012：184；保健福祉部 2014：559–560)。

二〇一〇年には、保健福祉部ががん管理法を全面改正し（二〇一一年六月施行)、末期がん患者の緩和医療事業についての法的根拠を整備した。改正後のがん管理法では、「末期がん患者緩和医療」とは、疼痛と症状の緩和などをふくむ、身体的、心理社会的、霊的領域にたいする総合的な評価と治療をつうじて、末期がん患者とその家族のQOLを向上させることを目的とする医療である、と定められた。また、緩和医療にかんする保健福祉部の事業が五点に整理された。それらは、①末期がん患者の適正な疼痛管理などQOL向上のための指針開発と普及、②緩和医療専門機関の育成と緩和医療専門人材の養成、③末期がん患者にたいする家庭訪問保健医療事業、④末期がん患者とその家族のための教育プログラムの開発と普及、⑤その他、保健福祉部長官が必要と認める事業、である。専門人材の養成にかんしては、国立がんセンター[17]が標準教育課程を開発し、地域がんセンターや緩和医療専門機関がその運営を支援している（チャン・ユンジョン 2012：186）。

「末期がん患者緩和医療」という用語は、ホスピスの現状が検討された結果、採択されている（保健福祉家族部がん政策課 2009：5－6）。ホスピスの概念は、医療、宗教、社会福祉の領域でたがいに異なる視角からとらえられており、一部ではホスピスが利用者の死を看取る福祉施設化している所もある。また、強い宗教的な色あいや、看護活動のひとつという見方、消極的安楽死と誤認されるような現実などが、本来のホスピスの内容を歪曲し、一般の人びとの拒否感をまねいている。このような現状が勘案されて、「ホスピス」ではなく「緩和医療」が使用されることになったのである。「緩和医療」という言葉には、それが、支援対象である「末期がん患者」に、キュア（Cure）中心ではなくケア（Care）中心のサービスが提供される医療サービスであるという意味もふくまれている（保健福祉家族部がん政策課 2009：13）。

実際に、二〇〇七年の段階でのホスピス・緩和医療学会の調査では、約一三〇カ所存在するホスピス機関のうち、ホスピスを標榜する社会福祉施設は約五〇カ所あるとされている。このように、韓国のホスピスの内実が多様であることが標準化の必要性を喚起させ、緩和医療専門機関にたいする評価制度導入の根拠にもなっている（保健福祉家族部がん政策課 2009：35–36)。

多様な形態のホスピスの存在は、多様な従事者の存在を意味するため、医療者以外のホスピス従事者の多様性という点が、韓国ホスピスの特徴となっている。ただし、非医療機関もふくむ、すべてのホスピス機関の実態についての文献が少ないため、その内実を正確に把握することは難しい。

参考までに、韓国ホスピス・緩和医療学会が二〇〇一年に六四カ所の機関を対象に実施した調査によると、このうち非医療機関は二四カ所で、残りの医療機関四〇カ所のなかでは大学病院がもっとも多く、二〇カ所である。非医療機関の内訳は、宗教機関など非営利財団法人九カ所、社会福祉機関八カ所、ボランティア団体四カ所、その他三カ所である。宗教的背景は、プロテスタント二七カ所、カトリック二五カ所、円仏教三カ所、仏教一カ所、宗教的背景なし八カ所である。また、常勤または非常勤の従事者がいる機関の割合は、医療機関のばあい、医師八七・五%、看護師八二・五%、社会福祉士六二・五%、聖職者八七・五%、非医療機関のばあい、医師四五・八%、看護師五四・二%、社会福祉士六二・五%、聖職者七〇・八%である。各従事者がボランティアの形式で勤務している、あるいはボランティアのみで運営している機関は、医療機関で一カ所、非医療機関で三カ所である（韓国ホスピス・緩和医療学会 2002：33–36)。

がん管理法の全面改正にあたっては、「緩和医療」と「無意味な延命治療の中断」との違いについても検討され、緩和医療は「延命治療中断が目的ではない末期がん患者が、安らかに死を迎えるように、疼痛や症状緩和を中心としたケアをする医療サービスのひとつ」とされている（保健福祉家族部がん政策課 2009：10)。

「無意味な延命治療の中断」との区別が考慮されているのには、二〇〇八年に延世大学付属セブランス病院で起きた、キム某氏の延命治療中断にかかわる事件（いわゆるキム・ハルモニ事件）[18]が関連しているとおもわれる[19]。この事件の詳細はつぎのとおりである。

キム某氏（女性、一九三二年生）は、気管支内視鏡をもちいた肺腫瘍検査中に、過多出血による心停止が発生したため、人工呼吸器を付着され、植物人間状態になった。この状態についてキム某氏の子どもたちは、母親は平素から自然な死を望んでいたとし、人工呼吸器の除去をもとめる訴訟を起こした。訴えにたいする一審と二審では、自己決定権にもとづいた延命治療の中断は要求可能であり、医師はそれに応える義務があると認められ、二審では延命装置除去の四つの条件[20]が示された。最終的に、これら原審判決は、二〇〇九年の最高裁判所の確定判決でも維持された（延世大学医療法倫理学研究院 2013：6–7）。

以上のようなキム・ハルモニ事件は、延命治療の中断を社会問題として浮上させた。その結果、延命治療や「事前医療意向書（Advance Directive）」の研究が国家的におこなわれるようになり[21]、そのような問題への対応が、ホスピスにかんする制度規定にも影響をおよぼすことになったと考えられる。

政府のとりくみに話をもどそう。政府の支援対象となる緩和医療専門機関は、二〇〇五年は一五カ所だったが、二〇一四年には五六カ所まで増えた。また、緩和医療の利用者も増え、二〇一三年のがんによる死亡者の一二・七％が緩和医療を利用したとされている（チェ・ヨンスン他 2014：591）。

ホスピスを診療報酬の対象とすることについては、二〇〇八年から研究がはじまり、二〇〇九年から二〇一一年まで第一次診療報酬モデル事業が実施され、二〇一一年からの第二次モデル事業が二〇一五年までつづいた。当初は、二〇一二年末まででモデル事業は終了し、診療報酬が設けられる予定であったが、実現されなかったため、事業が延長されたのである。

公的医療保険制度における診療報酬案では、対象は緩和医療専門機関の病棟とされ、給付方法は一日あたりの定額制、食費など一部項目は出来高払いと設定された。また、看護師の確保状況や社会福祉士が専任であるかなどによって、診療報酬は加算され、非給付対象である選択診療費[22]、差額ベッド代などは、日当定額から除外される設計であっ

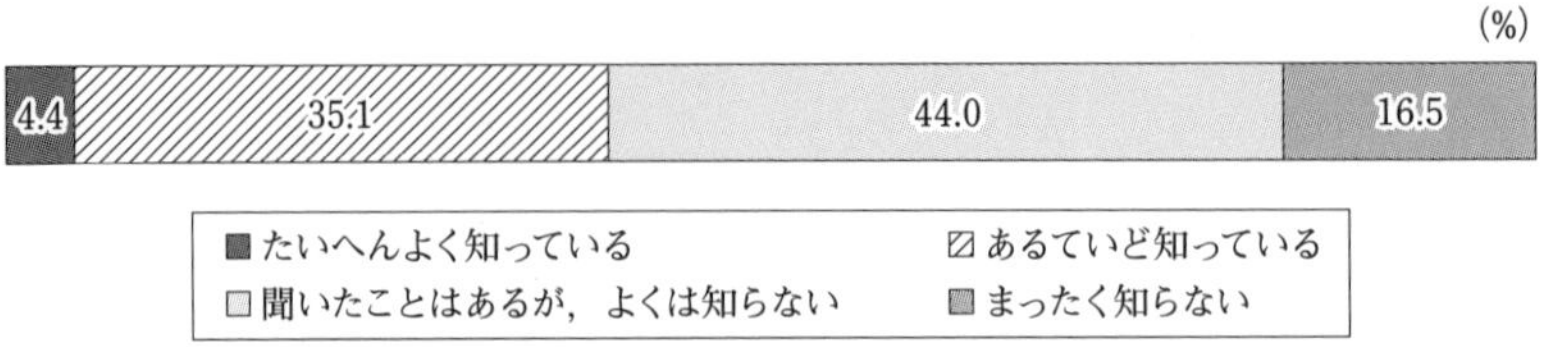

図3-3　ホスピス・緩和医療にたいする認知度
注：調査対象は全国満20歳以上の男女1,500人，有効回答数1,500人.
出典：チェ・ヨンスン他（2014：298）.

た（チェ・ヨンスン他 2014：90）。

二〇一三年一〇月、保健福祉部の疾病政策課が『ホスピス緩和医療の活性化対策』を発表し、診療報酬のモデル事業の分析と評価をへて、二〇一四年に緩和医療専門機関を公的医療保険制度の診療報酬対象に適用することを明言した。また、今後の予定として、がん管理法上の機関名称は、国民の認知度の高い「ホスピス」の言葉を追加して、「ホスピス緩和医療」に変更するとした（保健福祉部疾病政策課 2013：15）。

この発表以降、診療報酬化の実現にむけた動きが加速し、二〇一五年七月から、緩和医療専門機関の緩和医療病棟の入院診療にたいして、公的医療保険制度の療養給付が適用されることになった。診療報酬の設定にあたっては、同時に、ホスピスや死にたいする市民の認識の改善や、ホスピス単独法制定など今後の発展をめざした政策についての議論が必要とされた（チェ・ヨンスン他 2014：593–597）。

市民の認識にかんしては、ホスピス・緩和医療の活性化の一環として、二〇一四年に、ホスピス・緩和医療にたいする国民の認識調査（対象一五〇〇人）が健康保険政策研究院によっておこなわれている。そこで、ホスピス・緩和医療についてどれだけ知っているかをたずねた結果は、「たいへんよく知っている」は四・四％にとどまり、「あるていど知っている」三五・一％、「聞いたことはあるが、よくは知らない」四四・〇％、「まったく知らない」一六・五％であった（図3－3）（チェ・ヨンスン他 2014：298）。

政策議論の活性化をになうものとしては、二〇一五年三月に、発起人一万四八六五人と医療機関や学術団体、ホスピスなど八〇団体の署名をもって、ホスピス・緩和医療国民本部が発足している。同本部は発起人大会で、ホスピスの基盤整備や人材養成、研究、広報、ホスピス・緩和医療にかんする単独法の制定や、政府や市民社会でのウェル・ダイング（Well-Dying）にむけた施策や運動の展開に尽力するとしている（医学新聞 2015）。

死にゆくことの社会状況にかんしては、その病院化が年々すすんでおり、二〇一四年の暫定数値では、病院死は七三・一％まで増加している（統計庁 2015：12）。また、先述のキム・ハルモニ事件などによって、延命治療や死にゆくことにたいする社会的関心が高まり、人口高齢化の影響も手伝って（二〇一五年現在の高齢化率一三・一％）、ウェル・ダイングという造語が広まるとともに、宗教団体や民間団体などで死の準備教育へのとりくみがみられるようになった（チェ・ソンジン 2009：キム・ビョンス他 2012）。たとえば、「韓国死の学会」は、二〇一〇年に『韓国人のウェル・ダイングガイドライン』という書物を刊行している（韓国死の学会 2010）。

一九九〇年代後半の経済危機以降、自殺率が急速に増加したことは、死にかんする深刻な社会問題になっている。人口一〇万人あたりの自殺数を自殺率というが、二〇一〇年時点の韓国の自殺率三三・五人は、ＯＥＣＤ加盟国中でもっとも高い比率であり、韓国につぐ第二位ハンガリーの二三・四人、第三位日本の二一・二人とくらべても、はるかに高い（OECD-iLibrary 2014）。死亡原因のなかでも自殺が上位を占めており、二〇一三年の死亡原因は、多い順に、悪性新生物、脳血管疾患、心疾患であるが、第四位が自殺となっている（統計庁 2014）。

このような事態を改善するために、韓国政府は、二〇〇四年には国家自殺予防五カ年計画（二〇〇四〜二〇〇八）を、二〇〇八年には第二次自殺予防総合対策（二〇〇九〜二〇一三）をたてている。また、二〇一一年には「自殺予防及び生命尊重文化の造成のための法律」を制定し（二〇一二年施行）、五年に一度の実態調査実施を定めた（株本 2014：168–169）。

表 3-1　日本と韓国のホスピスの歴史

年　次	日　　本	韓　　国
1961年	皆保険達成	
1965年		江原道江陵のカルバリ医院がホスピス活動開始
1973年	淀川キリスト教病院で「死に逝く人たちのための組織されたケア（Organized Care of Dying Patients)」開始	
1975年	長谷川保が聖隷三方原病院でのホスピス建設準備を開始	
1976年	「安楽死協会」の設立	済州島のイシドル医院がホスピス活動開始
1977年	「死の臨床研究会」が発足 『朝日新聞』が「実地医家のための会」メンバー 5 人のセント・クリストファー・ホスピス訪問を記事として紹介 病院死が自宅死を上回る	
1981年	聖隷三方原病院（浜松）が日本初のホスピス開設（一般病棟の分散型方式で開始，1984 年に新病棟完成）	カトリック大学の医学・看護学の学生や看護師，シスターがホスピス活動開始
1983年	「生と死を考える会」が発足 「安楽死協会」が「日本尊厳死協会」に名称変更	
1984年	淀川キリスト教病院（大阪）が院内病棟型ホスピス設立	
1987年	「末期医療に関するケアの在り方の検討会」発足 武田文和が WHO 方式のがん疼痛治療法を翻訳紹介 「日本サイコオンコロジー学会」発足 「日本がん看護学会」発足 「ホスピスケア研究会」発足	(汝矣島）聖母病院と江南聖母病院がホスピス科を開設
1988年		江南聖母病院が韓国初のホスピス病棟を設立 延世大学付属セブランス病院がんセンターで在宅ケアによるホスピスプログラム開始
1989年	「末期医療に関するケアの在り方の検討会」報告書公表	皆保険達成
1990年	「緩和ケア病棟入院料」の新設	
1991年	「全国ホスピス・緩和ケア病棟連絡協議会」が発足	ソウル大学付属病院でホスピス活動開始 「韓国ホスピス協会」が発足 「生と死を考える会」が発足
1992年	長岡西病院がビハーラ病棟を開設	梨花女子大学看護学部で在宅ケア中心のホスピス活動開始 「韓国カトリックホスピス協会」が発足
1993年		高麗大学付属九老病院でホスピス活動開始

1994年	「在宅末期医療総合診療料」の新設	
1995年		高麗大学付属安岩病院でホスピス活動開始
1996年	「日本緩和医療学会」が発足 「がん看護専門看護師」認定開始	
1997年	「全国ホスピス・緩和ケア病棟連絡協議会」が「ケアプログラムの基準」を施行	
1998年		「韓国ホスピス・緩和医療学会」が発足
1999年	「ホスピスケア認定看護師」認定開始 「がん性疼痛看護認定看護師」認定開始	
2000年		浄土マウルホスピスの設立
2002年	「緩和ケア診療加算」の新設	保健福祉部がホスピス事業推進を表明
2003年		保健福祉部が緩和医療専門機関に対する国庫支援事業を開始（2003－2004年） 病院死が自宅死を上回る
2004年	「全国ホスピス・緩和ケア病棟連絡協議会」が「日本ホスピス緩和ケア協会」に改称	
2005年	『ターミナルケア』が『緩和ケア』に誌名変更	がん管理法に基づく末期がん患者専門医療機関支援事業開始
2006年	「がん対策基本法」成立（2007年施行） 「日本緩和医療薬学会」が発足 「在宅療養支援診療所制度」の新設	「ホスピス専門看護師」の制度化
2007年	「ホスピスケア認定看護師」を「緩和ケア認定看護師」に改称	
2008年		「末期がん患者専門医療機関指定基準」の制定
2009年		第1次診療報酬モデル事業（2009－2011年） 「韓国仏教ホスピス協会」が発足
2010年	「緩和医療専門医」の認定開始 「緩和薬物療法認定薬剤師」の認定開始	がん管理法の全面改正，末期がん患者の緩和医療事業に関する法的根拠の整備
2011年		第2次診療報酬モデル事業（2011－2015年）
2012年	「外来緩和ケア管理料」の新設 「有床診療所緩和ケア診療加算」の新設 「在宅悪性腫瘍患者共同指導管理料」の新設 「在宅患者訪問看護・指導料でのがん専門訪問看護料」の新設	
2013年		保健福祉部が『ホスピス緩和医療の活性化対策』を発表
2015年		緩和医療専門機関の緩和医療病棟に対する療養給付の適用

出典：各種資料より筆者作成．

3　歴史的展開と現状

本章では、日本と韓国のホスピスの歴史的展開過程を素描した。これら日韓の歴史的展開を整理した年表が、表3－1である。ここでは、歴史的展開と現状から明らかになる、日韓のホスピスの特徴を考察したい。

日本のホスピスは宗教的背景をもつ病院からはじまり、緩和ケア病棟入院料の診療報酬が設定されることで、病院施設において大きく発展した。これをホスピス発展の第一の契機とすれば、第二の契機は、二〇〇六年成立のがん対策基本法によるがん対策推進基本計画のもとでの、緩和ケアの推進対策である。また、緩和ケア提供体制の構築方法としては、病院でのケアと在宅ケアの連携が構想されている。日本緩和医療学会でも、日本のホスピスの特徴は同様にとらえられており、それらは、「①病院の入院施設としての緩和ケア病棟から始まり、それが中心となって発展してきた、②医療保険の診療報酬に緩和ケアが導入され、財政的にも制度的にもそれが基盤となって発展してきた、③緩和ケアの対象疾患は主にがんであり、そのためがん医療の政策的な重点課題として発展している」とされている（日本緩和医療学会編 2014：4）。

以上のように、日本のホスピスは草創期からまもなく医療システムにくみこまれ、医療として発展し、がん対策とともに政策の対象とされてきた。これらはおもにホスピスの制度化の側面の特徴であるが、専門資格化や緩和ケア研修による専門化もすすんできている。このような経緯の結果、ホスピスケアを提供する従事者の多くが医療者で、医療者以外のケア従事者が不十分な状況にある点も、特徴のひとつである。

これにたいして韓国では、ホスピスは宗教団体や看護専門職の活動としてはじまり、医師の参画によって、緩和医療としてのホスピスが形成されるようになった。その一方で、財政的、制度的な基盤を築き、さらにホスピスを発展させるために、ホスピスの診療報酬設定や単独法制定を目的とする運動が展開された。それらの結果、ホスピス発展の第一の契機として、二〇〇五年から、がん管理法のもとでの緩和医療専門機関の支援事業がはじまった。また、ホスピスのモデル事業や診療報酬にかんする研究をもとに、二〇一五年にようやくホスピスの診療報酬化が達成された。これが韓国のホスピス発展の第二の契機になるであろう。

韓国のホスピスは草創期から約五〇年をへて、診療報酬制度への適用というかたちで、医療システムにくみこまれることになった。その間、医療機関のホスピスでは、医療行為にかんする、公的医療保険制度をつうじての収入や、病院予算からの支援が多少あったが、医療機関・非医療機関のホスピスのほとんどが、寄付金や後援金を財源にあててきた（ユン・ヨンホ他 2002：37）。近年、がん対策の政策課題のひとつとして発展してきた点は、日本とおなじであるが、二〇一五年にホスピスを対象とする診療報酬が設けられたことを契機に、制度化は今後さらに進展していくであろう。緩和医療研修による専門化もすすめられているが、緩和医療専門医制度がまだつくられていないなど、現時点では、専門化については発展の初期段階にある。ホスピスのはじまりから診療報酬化まで長期の時間がかかったため、非医療機関のホスピスや、多様なホスピスケア従事者が生まれることになった。この点は、日本と異なる、韓国ホスピスの特徴である。

日韓に共通する特徴のひとつは、死にゆくことへの社会的関心の高まる時期が、ホスピスの診療報酬化の時期とかさなることである。日本では、一九七〇年代後半に病院死が自宅死を上回り、同時期に、闘病記刊行数の増加や、安楽死協会、死の臨床研究会、生と死を考える会の設立などの出来事がつづいた。このような死にゆくことへの社会的関心の高まりを背景に、一九八〇年代後半に、ホスピスにたいする診療報酬の設定について、行政が反応を示し、一九九〇年に緩和ケア病棟入院料が新設されている。

韓国では、二〇〇〇年代にはいって、病院死が自宅死を上回り、延命治療にかんする事件や自殺率の増加が社会問題にとりあげられるようになった。これら社会問題を背景に、死の準備教育への関心も高まってきている。このような状況のなか、二〇一五年に緩和医療専門機関の病棟にたいする診療報酬適用が開始されることになった。

共通する特徴のもうひとつは、ホスピスにたいする市民の認知度が低いことである。さきにみたように、日本の二〇一〇年実施の調査では、回答者のうち、「緩和ケア」という言葉について、「言葉もその内容も知っている」のは約二割で、約三割は「言葉は知っているがその内容は知らない」、約四割は「言葉もその内容も知らない」という結果が出ている（日本緩和医療学会 2011：22）。韓国では、二〇一四年実施の調査で、ホスピス・緩和医療について「よく知っている」回答者は一割に満たず、約四割が「あるていど知っている」、また、約四割が「聞いたことはあるがよく知らない」、約二割が「まったく知らない」と回答している（チェ・ヨンスン他 2014：298）。

日本と韓国のホスピスの歴史的展開から確認できるのは、日本では、専門化は進展の段階、制度化は定着の段階にあり、医療者以外のケア従事者が不十分な状況にあるということである。韓国では、専門化は進展初期の段階、制度化は始動の段階にあり、非医療機関のホスピスが多く、ホスピスケア従事者の多様性があるということである。これらの特徴から、日本では専門化や制度化の過程をつうじたホスピスの「医療化」の現象が起きている可能性が、韓国ではそれらの過程によるホスピスの「医療化」の現象が、まだ問題とされる状況にはなっていないことが推測される。では、実際にホスピスの「医療化」は起きているのか、それとも起きていないのか。起きているとすれば、どのようなプロセスをへて起きているのか。また、それがどのような帰結を導くと判断されているのか。これらについて、日韓で比較可能な過程である制度化をとりあげて、次章で分析してみたい。

注

（1）「生と死を考える会」は、アルフォンス・デーケンが一九八二年にはじめていた「生と死を考えるセミナー」をきっかけとして創設された（デーケン 1996：48）。二〇〇一年にはＮＰＯ法人になり、死生観に関連する社会教育事業、死別体験者の支援事業、疾病・障害の当事者と介護者の支援事業、広報・情報提供事業をおこなっている。

（2）在宅末期医療総合診療料は、居宅療養中で通院が困難な患者にたいして、計画的な医学管理のもとに総合的な医療を提供したばあいに算定される（福島 1995b：385）。二〇一二年度診療報酬改定時に、在宅がん医療総合診療料に名称変更されている。

（3）緩和ケア診療加算は、「一般病床に入院する悪性腫瘍又は後天性免疫不全症候群の患者のうち、疼痛、倦怠感、呼吸困難等の身体的症状又は不安、抑うつなどの精神症状を持つ者に対して、当該患者の同意に基づき、症状緩和に係る専従のチーム（以下「緩和ケアチーム」という）による診療が行われた場合に算定」される。緩和ケア診療加算の対象となる保険医療機関には、緩和ケアチームが設置されなければならないが、チームは、身体症状の緩和を担当する常勤医師、精神症状の緩和を担当する常勤医師、緩和ケアの経験を有する常勤看護師、緩和ケアの経験を有する薬剤師から構成される（医学通信社 2014：116, 914）。

（4）がん対策基本法の目的は、がん対策の一層の充実を図ることであり、がん対策を総合的かつ計画的に推進することである。法の基本理念は、①がんの克服をめざし、がんにかんする専門的、学際的または総合的な研究を推進するとともに、研究等の成果を普及・活用し、発展させること、②がん患者がその居住する地域にかかわらず、科学的知見にもとづく適切ながん医療をうけることができるようにすること、③がん患者がおかれている状況に応じ、本人の意向を十分尊重して治療方法等が選択されるようがん医療を提供する体制を整備すること、である。

（5）がん診療連携拠点病院は、専門的ながん医療の提供等をおこなう医療機関で、厚生労働大臣が指定する。二〇一六年四月一日時点で、都道府県がん診療連携拠点病院四九カ所、地域がん診療連携拠点病院三四七カ所、特定領域がん診療連携拠点病院一カ所、そのほかに、国立がん研究センター中央病院と国立がん研究センター東病院が指定されている（厚生労働省 2016）。

（6）在宅療養支援診療所は、二四時間三六五日体制で往診や訪問看護をおこなう診療所で、二〇〇六年から診療報酬上に設けられた。

（7）外来緩和ケア管理料は、緩和ケアチームによる療養上必要な指導がおこなわれたばあいの診療報酬。対象患者は、医師ががん性疼痛の症状緩和を目的に麻薬を投与している外来患者で、緩和ケアチームの医師・看護師は緩和ケアにかんする研修を修了していることが条件である。

（8）有床診療所緩和ケア診療加算は、一般病床に入院する悪性腫瘍の患者、後天性免疫不全症候群の患者を対象とした診療に対する加算。医師・看護師のいずれかが緩和ケアにかんする研修を修了していることが条件である。

（9）在宅悪性腫瘍患者共同指導管理料は、在宅療養をおこなう末期の悪性腫瘍の患者に、二つの保険医療機関が共同で在宅化学療法または在宅鎮痛療法をおこなうばあいの診療報酬。診療にあたる保険医は、緩和ケア研修を修了していることが条件である。

（10）在宅患者訪問看護・指導料は、保健師、助産師、看護師、准看護師の訪問看護・指導にたいする診療報酬であるが、訪問看護師と緩和ケアまたは褥瘡ケアの研修をうけた専門性の高い看護師との同一日の訪問にたいしては、その専門性を勘案した高い点数が設定されている。

（11）患者の自宅でホスピスケアを提供することを、韓国語では「家庭ホスピス」という。

（12）マリアの小さな姉妹会は、一九八七年からソウル市で母峴家庭訪問ホスピスを開始し、二〇〇五年には京畿道抱川市にホスピス独立施設である母峴医療センターを設立している（マリアの小さな姉妹会 2010）。

（13）社会保障制度は未成熟な段階で、医療保険法が一九六三年に制定されてはいたが、制度の実施は七六年の法改正後の七七年からである。しかし、対象者の範囲は限定されており、皆保険は一九八九年に達成された。

（14）ただし、宗教的基盤がないばあいでも、大型総合病院内には、カトリック、プロテスタント、仏教など、代表的な宗教・宗派の聖職者が患者のための宗教活動をおこなう施設が設けられている。その施設名称は、キリスト教では院牧室、仏教では仏堂である。

（15）生と死を考える会は、社会福祉法人覺堂福祉財団傘下の三つの事業のうちのひとつである（他の二つは韓国ボランティア能力開発研究会とムジゲ（虹）ホスピスで、これらによってボランティア活動や在宅ホスピスの人材養成や実践をおこなっている）。財団設立者のひとりであるキム・オンナが、夫と死別したことをきっかけに設立された（覺堂福祉財団 2016）。

（16）がん管理法の目的は、国家ががんの予防と診療および研究などにかんする政策を総合的に策定・施行することによって、がんによる個人的な苦痛と被害および社会的負担を減少させ、国民健康増進に貢献することである。法の規定によって、がん管理総合計画の策定が定められているが、第二期の計画（二〇〇六～二〇一五）の全体ビジョンは、がんの発生やがんによる死亡を最小限にし、がんによる負担を減少させることであり、八つの推進戦略のひとつが「がん患者のリハビリ・緩和医療支援の強化」となっている（国立がんセンター 2016）。

（17）国立がんセンターは二〇〇一年に設立された。研究、診療、国家がん管理事業の支援、国際がん大学院大学運営、がん関連の教育・訓練の提供をおこなっている。

(18) 韓国語の「ハルモニ」は「おばあさん」を意味する。

(19) 延命治療の中断が本格的に議論されるようになった契機は、一九九七年のボラメ病院事件であるが、延命治療中断を現実に可能なものにしたという点で、キム・ハルモニ事件の判決には重大な意義がある（生命倫理政策研究センター 2010：1）。ボラメ病院事件では、脳の手術にともなう脳浮腫によって自発呼吸できない状態になっていた患者が、人工呼吸器をつけた状態で治療をうけていたが、その妻が、治療費の負担や回復の可能性がないことなどを理由に、医療陣に退院の意思を示していた。担当医師は拒否したが、妻の要求がつづいたため、医療陣は、退院時に死亡する可能性を説明し、退院後に患者が死亡しても法的異議を提起しないという誓約書の作成後、患者を退院させた。自宅に移送された患者は、人工呼吸器が除去された五分後に死亡した。これらの事実について検察は、患者の妻と医師、インターンを殺人容疑で起訴した。最終的に最高裁判所では、殺人ほう助罪の有罪判決が下されている（生命倫理政策研究センター 2010：11）。

(20) 延命装置除去の四つの条件は、以下のとおりである。第一に、患者が回復の可能性がない不可逆的な死亡の過程にいたっていなければならない。第二に、患者の真摯で合理的な治療中断の意思がなければならない。第三に、中断をもとめる治療行為の内容は、患者の延命、すなわち死亡の過程の延長として現状態の維持にかんするものにかぎられ、患者の苦痛を緩和するための治療や日常的な診療は中断できない。第四に、治療中断はかならず医師によっておこなわれなければならない（生命倫理政策研究センター 2010：12）。

(21) 生命倫理に関する問題の調査研究をおこなう国家機関は、二〇一二年設立の国家生命倫理政策研究院（前身は二〇〇六年設立の生命倫理政策研究センター）である。二〇〇五年発足の国家生命倫理審議委員会の下部機関の役割をになう。

(22) 選択診療制度とは、患者あるいは患者の保護者が、病院級以上の医療機関を利用するばあい、一定の資格要件をもった医師、歯科医師または韓医師を選択して診療を申請することができる制度である。そのさい、医療機関側は選択診療にかかる追加費用を患者から徴収できる。選択診療は保険外診療であるため、追加費用は患者または保護者が全額負担する（株本 2012b）。韓医師とは、韓医学（東洋医学）によって医療行為をおこなう法的資格をもつ医療者のことである。

第4章　制度化によるホスピスの「医療化」

1　日本——制度・政策の進展と理念の希薄化

(1)ホスピスの制度化の過程

日本のホスピスに関連する制度としてもっとも早く成立したのは、公的医療保険制度における診療報酬である。診療報酬の対象となった緩和ケア病棟入院料は、一九九〇年度の診療報酬改定時に新設された。緩和ケア病棟入院料が診療報酬の対象になった背景には、ホスピスの運営や量的増加のために、経済的基盤が必要とされていたという事実がある。

診療報酬の設定にかかわったのは、その実務を担当した厚生省と公的医療保険制度の関係者である。まず、執筆当時、厚生省保険局医療課に所属していた新村和哉・岩澤和子(2000)の記述にしたがって、緩和ケア病棟入院料の診療報酬が設けられた経緯や、それにたいする厚生省の視点をみてみよう。

一九八七年の「末期医療に関するケアの在り方の検討会」の設置によって、厚生省は末期医療の問題に本格的にとりくみはじめた。検討会設置の背景には、「末期医療が単なる延命医療にかたよっているのではないか、そのため患者にとって必ずしも疼痛や不安に対する十分なケアがなされていないのではないかといった問題意識」があった（新村・岩澤 2000：429）。この問題意識は、社会的な関心を惹きつけるものでもあった。この点について、当時、検討会を担当していた新村は、報告書のとりまとめの段階で、「その行政的な重要性もさることながら、検討会が対象とした内容の深さと報告書の社会的な意味の大きさに強く印象づけられた」といっている（新村・岩澤 2000：429）。実際に、報告書提出の翌日に、この件についての記事が主要全国紙の一面トップにとりあげられたからである（『朝日新聞』『毎日新聞』『読売新聞』一九八九年六月一七日付）。

診療報酬上の対応としては、一九九〇年度の診療報酬改定で、末期の悪性腫瘍患者にかんして緩和ケア病棟入院料と在宅悪性腫瘍患者指導管理料が新設された。診療報酬は、「医療保険の適用となる医療サービスの具体的内容・範囲とその価格を規定しているが、同時に医療政策の推進という役割も担っている」（新村・岩澤 2000：430）。したがって、緩和ケア病棟入院料は、「緩和ケアが提供されるに適切な施設と職員等の基準を設けることによって、末期医療において推進すべき入院医療サービスのひとつの方向性を示した」ことになる[1]（新村・岩澤 2000：430）。また、ひとつの方向性を示すことになった緩和ケア病棟入院料は、「『病棟』という概念を入れたはじめての特定入院料で、病棟の機能分化の端緒となった」とされている（それ以前に設定されていた包括的入院料の対象は、集中治療がおこなわれるセンター、あるいは、治療室単位の急性期医療であった）（新村・岩澤 2000：431）。

緩和ケア病棟運営上の問題点は、人件費の占める割合が一般診療より高いことであった。なぜなら、精神的サポートを重視した質の高いケアを提供するために、病棟内に緩和ケア担当の常勤医師と、患者一・五人にたいし一人の看護師（看護職員に占める看護師比率一〇〇％）を配置する基準が設けられたからである（一般病棟では二・五対一、看護師比率六二・五％）。そして、このような基準をもつ体制を診療報酬で評価するために、「包括範囲の広い一日定額の入院料」が設定されたのである（新村・岩澤 2000：431）。

診療報酬設定時の経緯や報酬内容の概略は以上のようであるが、これらを厚生省側はどのようにとらえていたのであろうか。これにかんしては、たとえば、一九九〇年の執筆当時、厚生省保険局医療課保健医療企画調査室長の松永正史は、緩和ケア病棟入院料新設による終末期ケアの改善効果を、つぎのように述べている。

がん末期の患者は、出来高制の下で高濃度な治療が行われやすい。それを本人が必ずしも望んでいるわけでもなく、良くならないのであれば後は安らかに眠りたいという人もいると思うが、実態はそうなっていない。この実態の改善にもつながるのではないかと考えている（松永 1990：53–54）。

また、一九九〇年当時、保険局で緩和ケア病棟入院料の診療報酬設定を担当した松谷有希雄は、一九九八年の日本死の臨床研究会第二二回年次大会のシンポジウムで、つぎのように発言している。

少し先走りしたきらいがあり厚生省内でも議論や異論がありましたが、モデル的なものから踏み出していこうと（緩和ケア病棟入院料を：筆者注）導入した覚えがございます。本来は健康政策として医療の中できちんと位置づけてからやるのが妥当なやり方なのですが、保険のほうから入ったということが異例でした。しかし今になって振り返ると逆に、緩和ケアというものをわが国の中でいろいろな面から議論をする上で大きな一歩であったと思っております（松谷 2003：56）。

松谷は、健康政策において緩和ケア病棟を医療のなかに位置づけることなく、まず保険制度に導入したことを「異例」としながらも、それが緩和ケアについての議論をすすめる契機になったとみなしている。

松谷はまた、死にゆくことと行政との関係についても触れ、死の臨床には死生観がかかわるため、「このような個人、集団の基本的な価値観に関することについては、本来は国家権力や行政があまり立ち入るべきではないというのが基本的な考え方ではないかと思います」という（松谷 2003：56）。しかし、医療や介護の社会制度のなかには、死にむかう高齢者へのケアがふくまれているため、その社会的しくみは、「社会の合意に基づいて行政が行う仕事に入るのではないか」とし、「その基本的なバックグラウンドとして医療の技術、介護の技術」を想定している（松谷 2003：57）。多様な価値観には介入しないが、社会制度をとおして実質的に必要な援助をおこなうことが、行政の役割とされているといえる。

このような前提にたち、松谷は、当時の厚生省のとりくみを三点に整理している。それらは、①ケアや末期医療、生命倫理にかんすることがどこまで社会的に認識され、合意されているかの調査、②医療界から提案が多く、実行しやすかった、緩和ケア病棟入院料などの診療報酬の設定、③ターミナルケアやホスピスの医師国家試験出題基準への導入、である（松谷 2003：58–59）。

以上のように、厚生省側では、末期医療の改善を図るために検討会をとおして吟味した結果が、緩和ケア病棟入院料の診療報酬化に反映され、そこで人的サービスの厚い基準が設けられることで、その後の末期医療の入院サービスの方向づけがされたととらえられている。

松谷が、「保険のほうから入ったということが異例」というように、健康政策として医療のなかに緩和ケアの目的や意義を位置づけてから、展開する方法もあったであろう。しかし現実には、医療界からの提案が多く、実際に実行しやすかった、公的医療保険制度への導入というかたちで、日本の緩和ケアは制度化され普及していった。このような制度化の流れがつくられた原因のひとつは、死にゆくことという価値観に関与するケアを提供する、というホスピスの特性にある。この特性を考慮しながら、ホスピスを政策として医療のなかに位置づけることは、容易ではないであろう。したがって、診療報酬への適用から、ホスピスと制度とのかかわりがはじめられたと考えられる。

では、診療報酬の具体的内容の決定経緯はどうであったか。診療報酬についての審議は、支払い側委員、診療側委員、公益代表委員の三者から構成される、中央社会保険医療協議会（以下、中医協）がおこなっているが、一九九〇年の診療報酬改定にむけた審議での支払側の関心は、老人医療の支払い方式に定額払い方式を導入することであった。老人保健施設での定額払いが前例にあったため、それを参考に、健康保険組合連合会（以下、健保連）を中心に、「その財源が老人医療と同一であることから、老人の入院医療の支払い方式にそれを導入すべきであるとの主張のトーンは高くなってきて」いたからである（松岡 1989：19）。

中医協の実際の審議で、支払い側は、定額払い制の導入を重要事項として、議論を展開した。このことについて、健保連常務理事の三井速雄は、健保連が老人の慢性疾患について原則的に定額払いにすべきと主張するのは、単に老人医療費の節減を目的としているからではなく、それには、つぎの二つの意図があるといっている。それは、①老人の心身の特質にそったよい医療ができる、②医療経営を安定させることができる、というものである（三井 1990）。

支払い側は、末期医療よりも老人医療改革に積極的な姿勢をみせていた。一九九〇年二月九日の会合で、支払い側は、四つの検討項目のひとつである「医療機関の機能・特質に応じた診療報酬上の評価」について、「診療所のプライマリ・ケアの機能評価、末期医療の評価については推進すべきものと考えるが、末期医療は保険財政にも関係するので十分に配慮してもらいたい」と述べている。一方、他の検討項目のひとつである「老人医療の見直し」については、「慢性患者については定額化をすすめ、付添婦の解消も積極的に取り組んでもらいたい」と主張した（健保ニュース 1990：15）。

このような支払い側にたいして、診療側は、末期医療にも老人医療改革にも消極的であった。たとえば、検討項目の「医療機関の機能・特質に応じた診療報酬上の評価」で検討対象であった末期医療については、「末期医療の評価とあるが、どうやって末期患者を決めるのか」と疑問を呈している。また、「老人医療の見直し」にかんしては、「老人医療を行っている医療機関はペナルティーを受けるところが多い。しかし現在、老健施設や特養ホームなど老人を受け入れる各種施設が少ないので、老人患者が他に行くところがなく、仮に定額化してもそれは（医療費の適正化という面で）いい結果はでない」と、定額払いにたいする反対意見を述べている（健保ニュース 1990：15–16）。

老人医療での定額払いについては意見が分かれたが、結果として、一九九〇年度の診療報酬改定によって、介護力が強化された特例許可老人病院での定額払い制が実現した。正確には、すべての特例許可老人病院での実現ではなく、選択制であったため、「実質的な定額払い制」の導入とされている。また、緩和ケア病棟入院料でも定額払い制が導入された。その理由は、包括払いが緩和ケアのサービス提供形態に適切な方式だからではあるが、支払い側も診療側も末期医療に強い関心がなかったことから、支払い側である健保連の定額払い制実施の志向が一因として奏功したとも考えられる。

緩和ケア病棟入院料が設定された当初の対象疾患は、末期の悪性腫瘍患者に限定されていたが、一九九四年に後天性免疫不全症候群の患者が追加された。また、緩和ケア病棟入院料新設時の一日あたりの診療報酬点数は、二五〇〇点であった（一点＝一〇円）。この点数については、淀川キリスト教病院の柏木哲夫が、「決して高額ではないが、少なくとも日本政府がホスピスの働きを正式に認め、それに対して、保険制度を適用したことは高く評価されてよいと思う」と、その意義を説明している（柏木 1991：294）。

診療報酬点数は、診療報酬改定時ごとに増額されたが、一九九八年から二〇〇一年までは三八〇〇点、二〇〇二年から二〇一一年までは三七八〇点が維持され、そのあいだに緩和ケア病棟数は順調に増加していった。診療報酬点数のありかたが大きく変化したのは、二〇一二年度である。それ以降、入院期間が三一日以上で減額される設定になり、二〇一六年度改定時には、三〇日以内は四九二六点、三一日以上六〇日以内は四四〇〇点、六一日以上は三三〇〇点となっている（医学通信社 2016 : 172）。この設定方法は、待機患者増加の改善や、外来・在宅緩和ケアの充実を目的としている。つまり、緩和ケア病棟は、「最期を看取る大切な場所として存在していることはいうまでもないが、短期で症状緩和、栄養改善などを行い、再び在宅生活を可能とする病棟としての役割が必要となってきている」のである（伊藤・東口 2013 : 21）。

一方、緩和ケア病棟入院料の基準としては、施設と職員等の基準のみが規定されていたため、一九九一年に発足した全国ホスピス・緩和ケア病棟連絡協議会が、一九九七年に「ケアプログラムの基準」を施行した。現在は、名称をかえた日本ホスピス緩和ケア協会が「ホスピス緩和ケアの基準」を作成し、自施設評価事業をおこなっている（日本ホスピス緩和ケア協会 2014b）。また、現在の厚生労働省規定の施設基準では、評価にかんして、「がん診療連携拠点となる病院若しくは公益財団法人日本医療機能評価機構等が行う医療機能評価を受けている病院又はこれらに準ずる病院であること」が条件とされている（医学通信社 2016 : 1016 ; 日本医療機能評価機構 2016）。

診療報酬制度についで、ホスピスに影響をあたえる制度として施行されたのが、がん対策基本法に準拠したがん対策推進基本計画である。そのなかの緩和ケア施策がホスピスの実践に影響をおよぼしている。計画では、がん診療連携拠点病院が重要な役割をになうが、その役割とは、専門的ながん医療の提供、がん診療の連携協力体制の整備、患者への相談支援や情報提供などである。

がん対策推進基本計画全体のなかで、緩和ケアについては、つぎのような目標がたてられている。まず、第一期がん対策推進基本計画（二〇〇七〜二〇一二）では、治療の初期段階からの緩和ケアの実施が謳われた。同計画での緩和ケア関連のおもな施策は、すべてのがん診療に携わる医師にたいする緩和ケア研修、緩和ケアの専門的医療従事者の育成、緩和ケアの一般国民への普及啓発、がん診療連携拠点病院の整備指針の改定、緩和ケアを推進するための包括的プログラムによる地域介入の研究、である。

第二期がん対策推進基本計画（二〇一二～二〇一七）では、がんと診断されたときからの緩和ケアの推進が目標とされた。目標の具体的内容は、①五年以内に、がん診療に携わるすべての医療従事者が基本的な緩和ケアを理解し、知識と技術を習得すること、②拠点病院では、自施設のがん診療に携わるすべての医師が緩和ケア研修を修了すること、③三年以内に、拠点病院を中心に、緩和ケアを迅速に提供できる診療体制を整備すること、④緩和ケアチームや緩和ケア外来などの専門的な緩和ケアの提供体制の整備と質の向上を図ること、である。

これらの目標にむけた事業がおこなわれた結果、がん診療に携わる医師にたいする緩和ケア研修会については、二〇一五年九月末までに、六万三五二八名の医師が修了した（宮下・今井 2016：76）。緩和ケアチームにたいする緩和ケア診療加算が算定される施設は、二〇〇七年の七九施設から、二〇一五年（一一月一日現在）には二二四施設まで増えている（宮下・今井 2016：69）。また、二〇一四年の政府の医療施設調査によれば、緩和ケアチームのある施設は九九二施設（一般病院数の一三・四％）である。緩和ケア外来は、日本緩和医療学会緩和ケアチーム登録制度にもとづくデータでは、二〇一五年八月末の段階で、都道府県拠点病院の九六％（四七施設）、地域拠点病院の九四％（二六五施設）に設置されている（宮下・今井 2016：70–71）。

がん対策推進基本計画の意図は、新設の診療報酬にも反映している。前章でもとりあげたが、それらは、二〇〇六年新設の在宅療養支援診療所制度、二〇一二年新設の外来緩和ケア管理料、有床診療所緩和ケア診療加算、在宅悪性腫瘍患者共同指導管理料、在宅患者訪問看護・指導料でのがん専門訪問看護料などである。これらによって、在宅ケアの拡充や拠点病院との連携による、緩和ケア供給体制の構築がめざされている。

（2）ホスピスの「医療化」の状況

ここまで、診療報酬制度とがん対策基本法による施策を中心に、ホスピスの制度化の過程を概観した。日本では、量的に多い民間病院はもちろん、公立病院でも、当然ながら経営状況が重視される。二〇一二年度の診療報酬改定で、緩和ケア病棟入院料が三一日以上で減額される設定になったが、このことによって緩和ケア病棟のケアの現状が改善されることになれば、それは制度改正によるメリットである。在院日数が六〇日以内であれば、以前より入院料は増収となるため、「専門的緩和ケアにおける症状緩和治療に要する費用が、以前と比較して上昇している現状を反映している」とすれば、収入面でもメリットがある。しかし、入院の長期化が入院料の減額につながる設定は、「『病院の経営的な理由での退院』を発生させる危険性もはらんでいる」（茅野 2013：114）。このような危険性は制度改正のデメリットといえる。

また、がん対策推進基本計画については、終末期への配慮が不足しているという、デメリットについての指摘がある。「診断時からの緩和ケアが強調される一方で、終末期の緩和ケアに関してまったく述べられていないのが残念である。緩和ケアの概念は、診断時も終末期も共通するものであるが、実践される内容は大きく異なる」という意見である（坂下 2013：119）。緩和ケアで提供される全人的ケアでは、病気の診断時には、治療など身体的ケアの占める比重が大きく、終末期には、それ以外の、心理的・社会的、あるいはスピリチュアルなケアが重要性を増す。この点について政策の配慮が不十分であることが、デメリットと認識されているのである。

制度化にはこのようなメリットとデメリットがあるが、日本のホスピスの先駆者の二人は、すでに数年前から、制度化のデメリットを要因とするホスピスの「医療化」を感じとっていた。

さきにも述べたように、柏木は、緩和ケア病棟入院料のメリットとデメリットを認め、「わが国の公的支援は緩和ケア病棟への入院という形で制度化されました。それは緩和ケア病棟の数を増やすことに貢献しましたが、その一方で、ホスピスの病院化を招いている点も見逃せません」と述べている（柏木 2006：300）。また、ホスピスの現状については、つぎのように評価している。

日本のホスピスはケアのソフト面から始まって、その後、ケアのハード面（医学・医療的なもの：筆者注）も重要だということで緩和医療学会が立ち上がりました…（中略）…現状はハード面がやや強くなりすぎているというか、いびつな感じになっています…（中略）…したがって、ソフト面（ケアや社会・コミュニティ的な支援：筆者注）、特に介護の世界の人たちとの連携を強めることが必要でしょう。もう一つは、ボランティアの充実です（柏木 2006：298–299）。

ホスピスが病院内で運営され医療制度や政策の対象になることで、ホスピスの理念にある全人的ケアのすべてが、実践で十分に提供されるわけではない。身体的ケアでの医療的介入が優先される一方で、心理的ケア、社会的ケア、スピリチュアルケアのような、医学的でない部分のケアについては、緩和ケア病棟ごとで、その内容に格差が生じている可能性がある。柏木が「いびつな感じ」と表現するこのような現状は、医療の範ちゅう内のケアが優位とみなされる、ホスピスの「医療化」が生じている状況と解釈できる。柏木はまた、ホスピスの増加や、ハード面である医学や医療の効果を制度化のメリットとし、ホスピスの病院化や、医学・医療以外のソフト面の弱さをデメリットとみなしている。そして、後者のデメリットにたいして批判的視点を示していることから、柏木は、ホスピスの「医療化」によって、その理念が制度の規定よりも軽視される傾向を、否定的に認識しているといえるであろう。

柏木はまた、がん対策推進基本計画による緩和ケア施策についても、緩和ケア研修の効果をメリットと評価しながらも、デメリットとして「スピリチュアルケアとＱＯＤ（quality of death, 死の質）への視点」という要素がおきざりにされているという。そしてその帰結を否定的にとらえ、「緩和ケア全体の流れが死の受容への援助、別れへの適切な介入など、ホスピスケアで重視されたことに十分な目がそそがれていない」と指摘している（柏木 2015：53）。

聖ヨハネ会桜町病院でホスピス専門医として働き、現在は、ケアタウン小平クリニックで在宅専門のホスピスケアを提供している山崎章郎も、制度化によるホスピスの「医療化」の状況を看取している。そして、それによってホスピスの理念が希薄化することを、否定的な帰結として批判的にとらえている。かれは、病院の一部として成立した緩和ケア病棟に、経営的観点と医療的観点がもちこまれたことで、「緩和ケアという名前のついた病棟化」が生じた、すなわち、緩和ケア病棟が「ほかの病棟と同じような一部門」になってしまったという（山崎・米沢 2006：44-47）。

医療的観点について山崎は、ホスピス専門医が少ないため、患者のもともとの主治医である内科医や外科医が、ホスピス病棟でも主治医になるという事情を指摘している。そのような医師のばあい、全人的ケアの視点が発想としてなかなか出てこないため、一般病棟とおなじ発想でケアがおこなわれる可能性がある。また、緩和ケアに習熟した看護師がいたとしても、かれらは医師の指示なしに動けない。これらデメリットについて、山崎は、緩和ケア病棟は「従来型の医学主流、医療主流にならざるを得ない仕組みがある」とする（山崎・米沢 2006：43-44）。そして、山崎の緩和ケア病棟にたいする総体的な評価は、「ここまで増えてきてよかったとは思う反面、このままの状態が広がって、そこで行われていることにホスピスケアという言葉が使われることは、ホスピス本来の理念をおとしめてしまうことにもなりかねないと危惧もしています」というものである（山崎・米沢 2006：45）。

以上のような、診療報酬やがん対策推進基本計画による緩和ケア施策にたいする見解から、制度化によるホスピスの「医療化」が起きていることが確認される。また、制度化のメリットとデメリットの両方が認められながらも、デメリットの影響によって、ホスピスの理念が制度規定よりも軽視されるような状況については、憂慮とともに批判的な認識がもたれていることがわかる。

日本のホスピスは、緩和ケア病棟入院料という診療報酬によって、経済的基盤を築いた緩和ケア病棟を中心に発展してきた。経済的基盤の確立と、それによるホスピスの普及拡大は、ホスピスの運営や実践においてメリットである。このメリットは、制度化によってホスピスの「医療化」が生じたとしても、ホスピスの理念と制度規定は両立するという、肯定的な見方を導くのに作用しうる。緩和ケア病棟の施設基準の設定、がん対策推進基本計画による緩和ケア提供体制構築の推進なども、ホスピスの質を担保したり普及拡大をすすめる点でメリットがあると判断されれば、そのメリットの認識は、ホスピスの「医療化」の状況について肯定的な評価をひきだすことができるであろう。

しかし、診療報酬制度や緩和ケア施策は、利益優先や、医学や医療への傾倒という、デメリットも同時にひき起こしているとみられている。そしてこのデメリットは、ホスピスの「医療化」の評価に強くかかわり、デメリットの影響でホスピスの理念に忠実なケアが実践されないホスピスの「医療化」の状況は、理念が制度規定より軽視されている状況として、否定的かつ批判的に理解される傾向にあるといえよう。

2　韓国──理念を守るための法整備

(1) ホスピスの制度化の過程

韓国では、一九九〇年代から、ホスピスの実態やモデルについての体系的な研究がはじまっている（趙賢 1993；黄那美・魯仁喆 1995；イ・ソウ他 1998；韓国保健医療管理研究院 1998；ホ・ボンニョル他 2001；ノ・ユジャ他 2002)。制度化にむけた運動が本格化するのは、一九九八年の韓国ホスピス・緩和医療学会設立以降であると推測される。韓国ホスピス・緩和医療学会は、学会設立目的のひとつであるホスピスの制度化にむけて、すでに存在していた二つの団体と協力して、多角的に運動を実施していった。

一九九八年には、国会議員、保健福祉部、韓国ホスピス協会、韓国ホスピス・緩和医療学会などの関係者が参加する、制度化を主題としたセミナーが開催され、制度化の必要性と方向性が確認された。また、法であつかう例として、「ホスピス福祉法（仮称）」や、ホスピス機関の定義を医療法で規定する案も提示された（国会福祉フォーラムホスピス制度化推進委員会 1998；国会福祉フォーラム 1998）。

一九九九年には、韓国ホスピス協会主催の「ホスピス市民の日」の行事で、つぎのような「ホスピス法制定をうながすための宣言文」が発表された。

1. 政府においては、ホスピス関連法制定に能動的に対処くださるよう要望する。
2. 国会においては、合理的なホスピス法をすみやかに整備してくださるよう要望する。
3. ホスピス実務者においては、ホスピス法案の実現化のために相互協力してくださるよう要望する。
4. 市民においては、ホスピス法制定に持続的な関心をもち、積極的に参画してくださるよう要望する（韓国ホスピス協会 1999）。

保健福祉部、国立がんセンター、韓国ホスピス・緩和医療学会の関係者が一堂に会した「ホスピス・緩和医療シンポジウム二〇〇二――韓国ホスピス・緩和医療制度化」では、保健福祉部担当者が、ホスピスの単独法制定と専門的人材の養成、診療報酬設定の推進計画を報告している（国立がんセンター・韓国ホスピス緩和医療学会 2002：24）。同二〇〇二年には、保健福祉部がホスピス事業推進を表明し、二〇〇三年から、ホスピス機関五カ所を対象とした第一次末期がん患者ホスピスモデル事業が開始された。背景には、一九九六年のがん征服一〇カ年計画の策定や、二〇〇〇年の保健福祉部健康増進局内がん管理課の設置、二〇〇一年の国立がんセンターの設立などがある（保健福祉部 2003：8）。

二〇〇三年から二〇〇四年までは、保健福祉部が、緩和医療専門機関にたいして国庫による運営費支援事業をおこない、二〇〇五年からは、二〇〇三年制定のがん管理法にもとづいた、末期がん患者専門医療機関支援事業が実施された。モデル事業の対象となった機関は、これら事業の支援金をうけるが、その使途は、出来高払い制の診療報酬対象に該当しない、人件費や設備費、サービス提供費などである。支援事業対象機関は、同時に、モデル開発に必要な調査をおこなう対象でもあり、調査結果はモデル開発の基礎資料とされた。

同時期に、国立がんセンターのホスピス・緩和医療標準化研究の一環として、『韓国ホスピス・緩和医療の標準及び規定』が開発された（国立がんセンター 2003）。このなかで、ホスピス・緩和医療はつぎのように定義されている。

ホスピス・緩和医療は、完治を目標とする治療に反応せず、疾病がしだいに進行することで、数カ月以内に死亡すると予想される患者とその家族が、疾病の最後の過程と死別期間に直面する、身体的、精神的、社会的、霊的問題を解消するために提供される全人的医療である。ただし、緩和医療は、臨終が予想される時点以前であっても、闘病過程で発生する疼痛および症状緩和が必要なすべての患者に、医師によって提供される積極的医療である（国立がんセンター 2003 : 3）。

以上のように、ホスピス・緩和医療は、従来のホスピスを意味し、緩和医療は、がん治療中から提供される医療サービスとされている。また、ホスピス・緩和医療機関については、専門の医師が常駐するなかで専門スタッフがケアを提供する、医院・病院級以上の医療機関に設置された、独立のホスピス・緩和医療行政組織・病棟や、在宅ホスピス・緩和医療と定義されている（国立がんセンター 2003 : 29）。

二〇〇五年以降は、モデル事業が継続されながら、教育プログラムや情報管理システムの開発、診療報酬設定にむけた研究がすすめられた（国立がんセンターホスピス緩和医療事業課 2012：4）。

以上のような経緯で制度化自体はおしすすめられたが、その内容についての見解は、主体の立場によって異なった。宗教を背景とした機関によってホスピスがはじまり、非医療機関と医療機関のホスピスが混在していることや、看護職が実際のケアを主導してきたことなどが、その背景にある要因と考えられる。

たとえば、二〇〇七年に保健福祉部がん政策課題研究チームによって開催された、ホスピス・緩和医療の運営体系と法制化の方案にかんする公聴会では、運営体系の案をめぐって、医師、看護師、宗教系のホスピス代表者の三者間で、意見の相違が多々みうけられた（保健福祉部がん政策課題研究チーム 2007）。

提案された運営案では、ホスピス・緩和医療機関の開設者は、「医師、国家あるいは地方自治団体、医療法を目的として設立された法人、民法又は特別法によって設立された非営利法人、ホスピス専門看護師・老人専門看護師・家庭専門看護師[3]・主要専門看護師」とされていた。

これについて、討論者①は「医療機関開設資格者に限定」、討論者②は「専門看護師をホスピス専門看護師のみにする」、討論者③は「費用保障体系や、福祉など他分野との法の関係、どのような法の枠組みでホスピス制度をつくるかということと併せて検討すべき。所得税など税金関係を考慮すべき。各種専門看護師による開設については、運営の問題や現行法との摩擦問題、ホスピスケアをすべて実施できるかなどを考えるべき。」という意見を述べている（保健福祉部がん政策課題研究チーム 2007：9–10）。公聴会の報告書には、討論者の個人名は明記されていないが、医師、看護師、宗教系のホスピス代表者といった討論主体が、各自の立場から発言しているとおもわれる。

機関の定義については、案では、「ホスピス・緩和医療機関、ホスピス施設、家庭ホスピス機関」を実施機関とする旨の定義が示されていた。これについても、医療機関のみを認定すべきという意見もあれば、医療と福祉のいずれの領域であつかうかを考慮すべきという意見もあった。また、従事者について、社会福祉士と聖職者は常勤にふくめるべきとの指摘も出ている（保健福祉部がん政策課題研究チーム 2007：11–17）。

翌二〇〇八年の制度化関連の公聴会では、がん管理法の改正案の内容と、緩和医療の診療報酬設定について、討論がおこなわれた。診療報酬について、ソウル大学病院腫瘍内科教授のホ・デソクは、実質的に患者の多い総合専門病院で、コンサルテーションによって患者を緩和医療に導くことが重要であると発言している。末期がん患者は、がん治療費の自己負担率が他の疾患のそれよりも低いので、現在よりも好条件が提示されなければ、ホスピスを利用しようとしない(4)。医療者の立場からすれば、診療報酬が日当定額払い制になると、医療行為に制限が生じる。経営者の立場としては、緩和医療病床をつくるということは、収支の面で期待できる行為と考えられない。以上のような事情があるため、がん患者が多い総合専門病院でホスピスを実践する方法が有益であり、その方法として、ＰＣＴ（Palliative Care Team，緩和ケアチーム）によるコンサルテーションが効果的であるため、それにたいして診療報酬を設定するのが適切であると提案しているのである（イ・ゴンセ他 2009：381–382）。

ホ・デソクの発言からもわかるが、病院(5)は利益を生まないホスピスへの関心が低い。病院の関心の低さを改善するには診療報酬の設定が必要だが、その成立時期が不明確な状態がつづいたため、さしあたって、がんセンターなど公共医療機関でのインフラ拡充がすすめられた（保健福祉部・国立がんセンター 2007：38–39）。

同二〇〇八年、「末期がん患者専門医療機関指定基準」が制定され、緩和医療機関の施設・設備基準、人員基準が定められた(6)（保健福祉家族部がん政策課 2008）。そして、二〇〇九年から、公的医療保険制度で緩和医療を診療報酬に適用するためのモデル事業がはじまり、おもに健康保険審査評価院（給付費用の審査と給付の適正性を評価する機関）がその業務を担当した。この第一次モデル事業は、七機関を対象に二〇一一年まで実施された。

二〇一〇年に、保健福祉部はがん管理法を全面改正し（二〇一一年施行）、末期がん患者の緩和医療事業の法的根拠を整備した。改正がん管理法では、「末期がん患者緩和医療」は、「疼痛と症状の緩和などをふくむ、身体的、心理的・社会的、霊的領域にたいする総合的な評価と治療をつうじて、末期がん患者とその家族のＱＯＬを向上させることを目的とする医療のこと」と定められた。緩和医療専門機関の評価についても、その実施と公開について条文化された。また、施行規則の改正によって、緩和医療専門機関の人員は、所定の教育課程を履修することが必須条件とされた。

がん管理法全面改正後に、保健福祉部と国立がんセンターは、緩和医療専門機関の標準的なケア内容を示すために、『緩和医療専門機関のサービス提供原則』を作成した（保健福祉部・国立がんセンター 2010）。その序文では、サービスの標準と共通認識の必要性が、つぎのように説明されている。

韓国でホスピスは、歴史的に、宗教的サービスとして、あるいは、ボランティア、社会福祉のレベルで提供されるばあいが多かった。しかし、ＷＨＯが二〇〇二年に、「国家的がん管理プログラム」において、緩和医療は既存の保健医療システムに統合すべきであると勧告したため、韓国でも医療機関での緩和医療の制度化が推進されてきた。しかし、一般大衆や政策立案者、緩和医療専門家のあいだでは、概念や用語、方針などについて、認識の差異が存在している。このことは、制度化や質的な水準保障の障害要因になるため、サービスの原則を整備する必要がある（保健福祉部・国立がんセンター 2010：3-4）。

以上のように明示された目的から作成されたガイドラインは、総一三〇ページにおよぶ大部なものである。二〇一三年には、さらに実践的なマニュアルが開発されたが、その目的は、ホスピスケアの質的向上である。このマニュアルも大部で、付録をふくめた二五九ページの冊子となっている（国立がんセンター 2013）。

第一次の診療報酬モデル事業が終わり、二〇一一年から、一三機関を対象とする第二次モデル事業がはじまった。モデル事業は二〇一三年一二月まで実施される予定であったが（開始当初は二〇一二年までの予定だったが延長された）、そのあいだに、ホスピスの制度化推進に関連する二つの出来事があった。ひとつは、国家生命倫理審議委員会が、「延命治療の患者決定権制度化の勧告案」について審議内容を発表したことである（保健福祉部 2013）。勧告案の公表は、ホスピスにかんする法制定やホスピスの活性化の必要性を喚起する契機となった。

もうひとつは、保健福祉部疾病政策課による『ホスピス緩和医療の活性化対策』（以下、『活性化対策』）の発表である（保健福祉部疾病政策課 2013）。ホスピスを対象とした診療報酬の設定を公言したこの発表ののち、それにかんする実務的な作業が加速した。

『活性化対策』では、ホスピス緩和医療は、不必要な医療行為を抑制し、必要な医療サービスを提供するために必要であるとされている。そして、末期がん患者の身体的、精神的苦痛の緩和と、患者とその家族の情緒的、心理的安定を図ることも必要とされている。また、このようなホスピス緩和医療に関心のない医療機関では、それが急性期患者の治療にくらべて収益性が低いという理由によって、医療的関心の対象から排除されていると述べられている。実際のデータとして、現状の緩和医療専門機関の内訳が、宗教系二三カ所、地域がんセンター一二カ所、公立病院一五カ所、民間病院五カ所（このうち二カ所は事実上運営放棄）であることも記載されている（保健福祉部疾病政策課 2013 : 4）。

ホスピス緩和医療の運営活性化の優先課題は、公的医療保険制度で、ホスピス緩和医療を対象とした診療報酬を設定することである。ホスピス緩和医療を診療報酬の対象とすることは、それを公的に認めることになるため、「象徴的・実質的意味の変化」の促進という意義がある（保健福祉部疾病政策課 2013 : 12）。あわせて、『活性化対策』では、質の管理の徹底についても触れられており、緩和医療専門機関の指定や質の評価の強化、ケアスタッフの教育の強化が明記された（保健福祉部疾病政策課 2013 : 16–18）。

『活性化対策』の発表後、診療報酬設計と実施にむけた実務作業がおこなわれた結果、二〇一五年七月から緩和医療専門機関の緩和医療病棟での入院診療にたいして、公的医療保険の給付が適用されることになった。最終的に、第二次診療報酬モデル事業は二〇一五年七月まで再延長されたため、その末の診療報酬設定の実現である。

ホスピスの推進は、二〇一三年からの朴槿恵政権で、国政課題の一部にとりあげられていた。そして、それをもとにした「健康保険中期保障性強化計画」（二〇一四〜二〇一八）で、二〇一五年から段階的に推進される新規課題が二〇一五年二月に確定されたが、そのひとつである、ホスピスの公的医療保険制度適用による医療費負担軽減という課題が、同年七月に実現されたことになる（保健福祉部 2015c：128–131）。

緩和医療病棟の入院診療の報酬には、一日あたり定額払い制が採択された。診療報酬の金額は、相対価値点数×病院種別加算率×換算指数（病院種別によって異なる点数あたり単価）によって算定される。緩和医療病棟入院診療の点数は、入院患者医学管理料（所定点数の二六％）、入院患者看護管理料（所定点数の四六％）、入院患者病院管理料（所定点数の二八％）から構成された。機関の指定基準には、がん管理法の緩和医療専門機関の基準(7)がもちいられている（保健福祉部 2015b）。

相対価値点数は、医療機関の種別（上級総合病院(8)、総合病院、病院、医院）と、病室の病床数（「五人」「二〜四人」医院級のみ一人室もふくむ）によって差別化された。たとえば、総合病院の五人室の点数は、四四一三・三〇点（補助活動(9)をふくむばあい。点数あたり単価七〇ウォン）である。隔離室や臨終室でのケアには別途の点数が設けられている。また、看護師や社会福祉士の数によって点数は加算される（保健福祉部・健康保険審査評価院 2015：11–12）。

診療報酬の設計にはさまざまな考慮事項がともなった。緩和医療機関のケアの多くは、収益よりも機関の理念を目的に提供されているが、診療報酬によって、原価が保証されるケア提供が確立されなければならない（チュ・スヨン 2015）。それを可能にする金額を算出することが、最大の難題である。日当定額払い制はすでにモデル事業で試行されており、そこでの金額には、出来高払い制で算出される各機関の診療報酬の平均額がもちいられていた。しかし、そこには、緩和医療独自の設備や、音楽療法や美術療法などにかかる経費などが算入されていなかったため、その金額はケアの原価を割っていた（チュ・スヨン 2015）。したがって、最終的な日当定額が決定されるさいには、設備維持費や、園芸・美術・音楽療法の経費も、算定事項にふくめられた。

また、患者の負担を減らすために、差額ベッド代や選択診療費も給付の対象とされ、看病人（付き添い看護人）雇用の負担についても、補助活動費で補てんされることになった[10]（保健福祉部 2015a）。韓国では混合診療が可能であるため、患者は診療報酬の給付対象以外のサービスをうけることが多く、そのぶん支出負担も重くなるばあいが多い。反面、病院側は保険の非給付部分の収入で、診療報酬のみによる収入の低さをうめあわせている（鄭 2014：417）。この悪循環の改善のために、代表的な非給付対象である、差額ベッド代、選択診療費、看病人の費用が、日当定額払い制にふくめられ、それによって、患者の需要が喚起されることが期待された。

定額払いにふくまれず、別途算定される事項もある。それらは、特定の患者について治療の連続性を考慮した必須の医療行為（血液がん患者の輸血、透析）、緩和目的の施術行為や治療材料、神経ブロックなどの行為料、麻薬性鎮痛剤・全人的ケア相談料・臨終管理料（サービス過少を防止するため）、救急移送料、食事代である（保健福祉部・健康保険審査評価院 2015：12-13）。これら別途算定事項は、患者の便宜やケアの質担保を目的としている。

以上のような内容で、二〇一五年七月一五日から、緩和医療専門機関六〇カ所で診療報酬制度が導入された。またその直後から、在宅ホスピスと緩和医療チーム（ＰＣＴ）の診療報酬設定にむけた事業もすすめられている。

他方、診療報酬設定に並行してすすめられていた、ホスピスにかんする法制定については、二〇一六年二月に「ホスピス・緩和医療及び臨終の過程にある患者の延命医療決定にかんする法律」が制定・公布された（以下、「ホスピス・延命医療法」）。ホスピスのみを対象とした単独法の成立とはならなかったが、生命の終末期における医療とケアのありかたを規定する法律の一部で、ホスピスが法制化されることになった[11]。別名「ウェル・ダイング法」といわれる「ホスピス・延命医療法」の一部は、二〇一八年に施行されるが、ホスピスに関連する条文のほとんどは、二〇一七年八月に施行される予定である。

「ホスピス・延命医療法」の目的は、「ホスピス・緩和医療と、臨終の過程にある患者の延命医療と延命医療中断などの決定、及び、その履行に必要な事項を定めることによって、患者の最善の利益を保障し、自己決定を尊重し、人間としての尊厳と価値を保護すること」である。また、「ホスピス・緩和医療」が法的名称としてもちいられ、「末期患者又は臨終の過程にある患者とその家族に、疼痛と症状の緩和などをふくむ、身体的、心理的・社会的、霊的領域にたいする総合的な評価と治療を目的とする医療」と定義されている。

注目されるのは、末期患者の定義にふくまれる疾患であるが、それらは、がん、後天性免疫不全症候群、慢性閉塞性肺疾患（Chronic obstructive pulmonary disease：COPD）、慢性肝硬変（Liver cirrhosis）、とされている。すなわち、これまで行政がホスピス事業の対象にしてきたのは末期がん患者のみであったが、「ホスピス・延命医療法」では、対象とする末期患者の疾患の範囲が拡大されたのである。

ホスピス・緩和医療にかんする事項は、第四章で一〇条にわたって規定されている。行政によるホスピス関連事業やホスピス・緩和医療専門機関の評価についてなど、がん管理法からひきつがれている事項がある一方、ホスピス・緩和医療専門機関の指定対象となる医療機関が、入院型、緩和医療チーム型、家庭型（在宅ホスピス）に分類規定されるなど、新たな規定も設けられた。

「ホスピス・延命医療法」は、生命の終末期にある人の利益と自己決定、尊厳は保障されるべきものであるとしているため、ホスピス・緩和医療においても、それらは保障されなければならない。また、同法は、ホスピス・緩和医療の定義や事業内容にくわえて、それが非がん患者にも提供されるものと定めた。これらの規定は、ホスピスの理念の公的な認定を意味するとともに、死にゆくことへの対策にたいする、国家の意思を示すものといえるであろう。

（2）ホスピスの「医療化」の状況

緩和医療を対象とした診療報酬設定がようやく達成された韓国では、いまだ制度化によるホスピスの「医療化」が起きていると判断できるような段階にはなっていないといえる。

これまでの経緯をふりかえると、がん管理法や公的医療保険制度の枠内でホスピスを展開しようとする制度化は、韓国の多様なホスピスの標準化と、普及拡大という目的に必要とされてきた。法制度の具体案の作成をめぐって、ホスピスに従事する医学、看護、宗教の領域の実務者や研究者、関係者などの利害が表出されていたように、韓国では、それぞれの立場にたつ主体が多様なホスピスを運営している。そのようななかで、行政がホスピスの支援事業をはじめたときに、とくに必要だったのは、対象とする機関の基準を決めることであった。結果として、支援事業の対象は医療機関に限定され、その名称は末期がん患者専門医療機関とされた。また、質の標準化が重視され、詳細なガイドラインやマニュアルの作成、ケア従事者の研修もはじまった。これらの下地のうえに、診療報酬設定の試みがすすめられていった。

このような制度化の方向性が、ホスピスの「医療化」につながるかどうかについては、現段階では明言できない。質の担保のために実施されているマニュアルの実践や研修、全人的ケアを前提とした診療報酬給付をつうじての適切なケアの実施、質の評価事業などが効果をあげれば、ホスピスの「医療化」は生じず、生じたとしても、その帰結は否定的なものと認識されないかもしれない。

診療報酬がホスピスの経済的基盤となり、それによってホスピスが普及拡大すれば、それは制度化のメリットであるため、ホスピスの「医療化」が生じても、その帰結は肯定的に評価されるであろう。しかし、ホスピスが診療報酬の対象になることで、ホスピスの理念よりも、制度規定や経済的利益が優先される傾向が生じるようなことになれば、それは制度化のデメリットとなり，ホスピスの「医療化」を生じさせ，その帰結が否定的にとらえられる可能性が考えられる。

行政はホスピスを活用することで，死にゆくことの医療化がすすむ状況を改善し，医療費の節減を図ろうとしている。しかし，病院の生き残りをかけた競争は激しく，がん治療は患者誘致に有効な医療行為とされ，その実践の範囲は日増しに広げられている。このような現状において，ホスピス運営を選択する病院が新たにどれくらいあらわれるのかについては，今後の動向を見守ってゆかねばならない。

また韓国では，ホスピスにかんする単独法の制定が，長らく要望されてきた。がん管理法のもとでのがん対策としてではなく，ホスピスの理念に忠実なホスピスを育成していくための政策をつくっていくためには，独自の法の制定が望ましい。そしてこの願いは，「ホスピス・延命医療法」の制定という結果を生みだした。施行までには，新たな体制に対応するための準備作業が必要であり，解決困難な問題も多いとおもわれる。しかし，死にゆく人の権利や尊厳，ホスピスの理念，これらの概念が普及するとすれば，ホスピスという言葉を冠した「ホスピス・延命医療法」の成立によって，ホスピスの「医療化」は生じないかもしれず，生じたとしても，その否定的帰結を回避するのに，法が効力を発揮する可能性はあるであろう。

3　制度化による現実的帰結

本章では，日本と韓国におけるホスピスの制度化の過程を整理し，それによるホスピスの「医療化」の状況について検討した。日本のばあい，制度化によるホスピスの「医療化」が生じているとみなすことができ，その帰結は肯定的にも否定的にも評価されうる。韓国のばあいは，ホスピスの診療報酬への適用が達成されたばかりで，ホスピスの

「医療化」が起きていると判断できるような段階にはなっていないため、「医療化」が生じたばあいにどのような帰結となるか、その可能性についてのみ推察された。

日本の緩和ケア病棟入院料の診療報酬設定と、がん対策推進基本計画による緩和ケア施策というホスピスの制度化のメリットは、経済的基盤が確立されることによるホスピスの普及拡大と、施設基準や提供体制構築、緩和ケアの知識技術の専門性強化などによる質の担保である。そして、これらの成果が評価されるばあい、ホスピスの「医療化」の状況が生じていても、それはホスピスの理念と制度規定の両立した状況として、肯定的に判断されうる。

韓国のばあいは、診療報酬設定が達成されてまもないが、日本と同様のメリットは期待されるであろう。「ホスピス・緩和医療法」については、その施行によって、死にゆく人の権利や尊厳の保障、ホスピスの理念の普及、ホスピス対象者の拡大が実現し、ホスピス施策の推進、評価事業の実施などが効果をあげれば、それらは制度化のメリットとなる可能性がある。そして、これらメリットによって、ホスピスの「医療化」は生じないかもしれず、生じたとしても、理念と制度規定が両立した状態はくずされないかもしれない。

一方、日本では、診療報酬制度や緩和ケア施策が、利益優先、終末期への配慮や身体的ケア以外のケアの不足、医学や医療への傾倒、というデメリットをかかえているとみられており、これらデメリットは、ホスピスの「医療化」の評価に強くかかわっている。すなわち、デメリットの影響で、ホスピスの理念が制度規定よりも軽視される状況が起きているとする認識が、ホスピスの「医療化」にたいする否定的かつ批判的な見解を生んでいるのである。

韓国でも今後、もし制度化によるホスピスの「医療化」の状況が起きたばあい、日本と同様のデメリットが作用することで、それにたいする否定的な評価がなされるかもしれないと推察はできる。しかし、質の担保のために実施されているマニュアルの実践や研修、質の評価事業、「ホスピス・緩和医療法」の規定事項の遵守などが効果をあげれば、ホスピスの「医療化」は生じず、生じたとしても、それが否定的に認識されるような事態にはいたらないかもし

表 4-1　日本と韓国のホスピスの診療報酬化

		日　本	韓　国
診療報酬化	草創期からの期間	約 20 年	約 50 年
	官僚の対応	好意的対応	一貫性の欠如
	社会的背景	病院死が自宅死を上回る（1977） 末期医療への社会的関心（1980 年代）	病院死が自宅死を上回る（2003） 延命治療や自殺問題（2000 年代） QOD 世界ランキング 40 カ国中 32 位（2010）
制度設計	対象疾患	末期がん 後天性免疫不全症候群	末期がん
	算定方法	定額払い	定額払い
	質の評価	法制化なし	法制化あり

出典：筆者作成.

れない。

日本と韓国のホスピスの制度化の過程で、同様のメリットやデメリットが生じ、それがホスピスの「医療化」の帰結の評価に影響をあたえる可能性はあるが、それが生じるまでの経緯や要因は異なる。日本の緩和ケア病棟入院料と、韓国の緩和医療病棟の診療にたいする診療報酬ができるまでの過程を比較しながら、それらをみてみよう（表４－１）。

まず、ホスピスの実務や推進をになう主体についてであるが、日本では草創期から病院で運営されたため、おもに医療者がその主体になってきた。緩和ケア病棟入院料の設定以降は、さらに医療者の役割が大きくなる。がん対策基本法制定後は、緩和ケア推進事業に当事者もふくまれるようになったが、ホスピスの実務や推進への影響力が強いのは、やはり医療者であろう。韓国では、草創期に実務の中心をになっていたのは、おもに聖職者や看護師で、韓国ホスピス・緩和医療学会の成立以降に、医師の実務者が育ってきた。診療報酬などの制度化が推進される過程でも、多様な主体の意見がくみあげられている。このような関連主体の違いをみると、韓国にくらべて医療者の役割の大きい日本のほうが、ホスピスの「医療化」が生じやすい環境にあるといえよう。

つぎに、ホスピス活動のはじまりから診療報酬設定までにかかる時間が、日韓で異なる。日本では、一九七〇年代からホスピス活動が開始され、それから緩和ケア病棟入院料設定までに、二〇年足らずしかかかっていない。韓国では、一九六〇年代中盤からホスピス活動が開始され、それから約五〇年後に緩和医療病棟を対象とした診療報酬ができた。日本では、ホスピスのはじまりからあまり時間をへない早い段階で、制度化によるホスピスの「医療化」への土台が築かれた。反対に韓国では、診療報酬が設定されるまでに約半世紀の時間がかかり、そのあいだに、宗教や医療、福祉などの領域で、さまざまな思想や運営母体を基盤とするホスピス、あるいはホスピスを標榜する施設が存在する状況が生まれている。このような状況は、ホスピスの標準を定めるにあたっては、けっして望ましいものではないが、ホスピスの理念を維持するのには、一定の機能をはたしているとおもわれる。

ホスピスの診療報酬化までにかかった時間が日韓で異なっているのには、社会全体の経済や政治状況も関連している。本章の分析で確認できたのは、診療報酬設定までの過程に直接にかかわる政治的要因である。日本で緩和ケア病棟入院料ができるまでの過程では、当時の厚生省の官僚が、末期医療やホスピスの目的や意義にたいして、好意的な意向を示していた。一方、診療報酬を審議する中医協での支払い側や診療側は、それらにたいして、それほど強い関心をもってはいなかった。これらから、日本で、ホスピス活動の草創期からまもなく診療報酬が成立した要因のひとつは、厚生官僚の好意的対応であったと考えられる。

韓国では、保健福祉部がホスピスの診療報酬化に本格的なとりくみの姿勢をみせ、モデル事業を開始したのは、盧武鉉政権時（二〇〇三〜二〇〇八）であった。しかし、二〇一二年度に終了する予定のモデル事業が延長された時期の政権は、李明博政権（二〇〇八〜二〇一三）と朴槿恵政権（二〇一三〜現在）である。韓国では、政権の交代時に官僚機構も大幅に変更されるが、とくに盧武鉉政権から李明博政権にかわるさいの変化は激しかった。前者の政権では福祉政策が強力におしすすめられたが、後者の政権ではその勢いは静まった。もとより医療政策のなかでも周辺の課題であるホスピスの診療報酬設定が、当初の事業計画どおりに成立しなかった要因のひとつは、政権交代と官僚機構の変更、それらによる官僚のとりくみの一貫性の欠如であると推測される。
ホスピスの歴史的展開を考察した前章ですでに指摘したが、死にゆくことをめぐる社会状況も、診療報酬設定の時期にかかわる要因のひとつである。日本では、一九七七年に病院死が自宅死を上回り、それ以降、病院死がしだいに増加していった。そして、それをひとつの背景にして、一九八〇年代に、末期医療や生命倫理にたいする社会的な関心が高まっていった。さきにみたように、緩和ケア病棟入院料設定の実務を担当した官僚である松谷は、死の臨床への行政のかかわりについて、「個人、集団の価値観に関すること」には立ち入らないとしていたが、社会的関心の高い課題に、社会制度をとおして行政が対応した結果が、ホスピスの診療報酬化であったといえよう。

韓国では、二〇〇三年に病院死の割合が自宅死の割合を超えた。それ以降、病院死はひきつづき増加傾向にある。二〇〇〇年代にはいり、延命治療や自殺が、社会問題として大きくとりあげられるようにもなった。このような社会的状況があらわれる時期が、ホスピスの診療報酬設定の時期とかさなる。

また、国際的な評価もホスピスの診療報酬化への影響要因としてあげられる。二〇一〇年にエコノミスト・インテリジェンス・ユニットが報告した『死の質――エンド・オブ・ライフケア世界ランキング』のレポートでは、ＱＯＤ（Quality of Death）の世界ランキングが示されているが、韓国は、対象四〇カ国（ＯＥＣＤ三〇カ国をふくむ）のうち、第三二位と評価された（一位はイギリス、日本は二三位）（Economist Intelligence Unit 2010 : 11）。韓国では、この低い評価が、ホスピスが政策課題にとりあげられるのに影響したと考えられる。さらに、韓国社会でよりよく死ぬことを、権利として、文化として、確立していこうというウェル・ダイング運動も、ホスピスの診療報酬化になんらかの影響をあたえているとおもわれる。

診療報酬制度の設計でも日韓で異なる点がある。日本では、まだ実施機関が少ない段階で、施設と人員の基準のみを規定する診療報酬制度がつくられた。質の評価は、翌年に設立された、全国ホスピス・緩和ケア病棟連絡協議会

（現・日本ホスピス緩和ケア協会）がひきうけている。しかし、質の評価は法制化された事業ではない。韓国では、非医療機関のホスピスが多数存在することもあり、モデル事業実施時から質の評価がおこなわれ、がん管理法のなかにも評価についての規定がある。評価は、ケアの標準化や質の担保を目的におこなわれるが、ホスピスの「医療化」あるいはその否定的帰結を予防するためにも活用しうる。このように、韓国では診療報酬化の初期段階から、質の問題に重点をおいているのである。

日韓を比較すると、ホスピスの実務や推進をになう主体、ホスピス活動のはじまりから診療報酬化までにかかる時間の面では、日本のほうが韓国よりも制度化によるホスピスの「医療化」が生じやすい要因をもっているといえる。ホスピスの評価の面では、日韓で評価へのとりくみがおこなわれているが、韓国では法制化による実施が試みられているため、ホスピスの「医療化」やその否定的帰結を予防するのに、それが実質的な機能を発揮できる可能性がある。

本章では、日韓でのホスピスの制度化の経緯を整理したのち、両社会でホスピスの「医療化」が生じているかを検討し、その帰結の状況と可能性を分析した。では、制度化によるホスピスの「医療化」が感得されている、あるいは将来起こるかもしれないと推測される現実のなかで、ホスピスを推進する医療者は、それをどのように認識しているのであろうか。また、個別の現状認識をもとに、望ましいホスピスをどのように創出しようとしているのであろうか。これらについて、次章以降で考察する。

注

（1）一九九〇年に、厚生省保険局医療課長通知で示された緩和ケア病棟入院料の施設基準は、「①緩和ケアを行うにつき適切な施設であること。②緩和ケアを行うにつき必要な医師および看護婦等が配置されていること」であった。この基準の詳細を定めた内規が存在したが、それは一九九二年の診療報酬改定時に通知で広く示された。その内容は、「①緩和ケアを行うにつき適切な施設であること、なお適切な施設とは、次の条件を満たすものであること。a．患者一人当り病室面積が八平方メートル以上、患者一人当り病棟面積が三〇平方メートル以上、b．個室割合五〇％以上、c．差額徴収は適切な割合（現行「五〇％以下」）、d．家族控え室、患者専用台所、面談室、談話室を有していること、e．入退棟判定委員会の設置。②緩和ケアを行うにつき必要な医師および看護婦等が配置されていること、なお必要な人員とは、次の条件を満たすものであること。a．医師数が医療法標準を満たし、かつ、常勤の専任の医師が、当該病棟内に勤務していること。b．基準看護の承認（現行は、「新看護または基準看護の届出」）。c．当該病棟勤務の看護婦（准看護婦は含まない）は患者一・五人に一人」である（福島 1995a：312-313）。

なお、二〇一六年時点の施設基準は以下のとおりである。「①主として悪性腫瘍の患者又は後天性免疫不全症候群に罹患している患者を入院させ、緩和ケアを一般病棟の病棟単位で行うものであること。②当該病棟において、一日に看護を行う看護師の数は、常時、当該病棟の入院患者の数が七又はその端数を増すごとに一以上であること。ただし、当該病棟において、一日に看護を行う看護師が本文に規定する数に相当する数以上である場合には、当該病棟における夜勤を行う看護師の数は、本文の規定に関わらず、二以上であることとする。③当該療養を行うにつき十分な体制が整備されていること。④当該体制において、緩和ケアに関する研修を受けた医師が配置されていること。⑤当該療養を行うにつき十分な構造設備を有していること。⑥当該病棟における患者の入退棟を判定する体制がとられていること。⑦健康保険法第六三条第二項第五号及び高齢者医療確保法第六四条第二項第五号に規定する選定療養としての特別の療養環境の提供に係る病室が適切な割合であること。⑧がん診療の拠点となる病院若しくは公益財団法人日本医療機能評価機構等が行う医療機能評価を受けている病院又はこれらに準ずる病院であること。⑨連携する保険医療機関の医師・看護師等に対して研修を実施していること」（医学通信社 2016：1016）。

（2）二〇一三年一〇月一日現在の日本の医療施設数は、一七万七七六九施設である。開設者別では、「個人」一〇万一四九六施設（五七・一％）がもっとも多い。ついで、「医療法人」五万六一八〇施設（三一・六％）、「公的医療機関」五一一六施設（二・九％）、「国」八四九施設（〇・五％）、「社会保険関係団体」六七〇施設（〇・四％）、「その他」一万三四五八施設（七・六％）となっている（厚生労働省 2014b：7）。

（3）家庭専門看護師は、家庭を訪問し専門的な看護サービスを提供する専門看護師である。

（4）一般的な診療費の自己負担率は三〇％以上であるが、がん患者の自己負担率は二〇〇五年に一〇％、二〇〇九年に五％にひきさげられている（株本 2012b：17-18）。

（5）二〇一四年の韓国の医療施設数は、六万五五七一施設である。開設者別では、「個人」五万九三六六施設（九〇・五％）がもっとも多い。ついで、「国公立（国立、公立、学校法人）」三七七一施設（五・八%）、「医療法人」一二八七施設（二・〇%）、「その他」一一四七施設（一・七%）となっている（健康保険審査評価院・国民健康保険公団 2015：42-43）。

（6）末期がん患者専門医療機関指定基準では、緩和医療機関の施設・設備として、病室、臨終室、浴室、家族室、相談室、処置室、看護師室、診療室、その他、患者・家族の生活に不便がないように食堂、休憩の空間、トイレなどの便宜施設を設けることとされている。人員基準は、医師は年平均の一日あたりの入院患者数を二〇人（外来患者三人は入院患者一人に換算）で割った数、看護師は年平均の一日あたりの入院患者数を二人（外来患者一二人は入院患者一人に換算）で割った数、社会福祉士は常勤一人以上、とされた（保健福祉家族部がん政策課 2010：4-5）。

（7）がん管理法における緩和医療専門機関の施設・設備基準では、緩和医療の病棟は他の病棟と区別して設置・運営されなければならないとされ、設備として病室、臨終室、浴室、家族室、相談室、処置室、看護師室、トイレを設けることとされている。また、必須の人員は、医師あるいは韓医師は年平均の一日あたりの入院患者数を二〇人で割った数以上、専担看護師は年平均の一日あたりの入院患者数を二人で割った数以上、社会福祉士は常勤一人以上とされている（保健福祉部・健康保険審査評価院 2015：86-88）。

（8）重症疾患にたいする専門的医療を提供する総合病院。二〇一五年現在、四三病院が指定されている。

（9）緩和医療の教育を一定時間履修した療養保護士が、看護師の指導監督のもと、緩和医療病棟で入院患者に衛生、食事、移動などの基本的日常生活補助を提供すること。

（10）病院級以上の一人室の差額ベッド代は非給付対象である。

（11）「ホスピス・緩和医療及び臨終の過程にある患者の延命医療決定にかんする法律」法律第一四〇一三号、二〇一六年二月三日制定。本法の施行によって、がん管理法における末期がん患者の緩和医療にかんする部分は削除される。

第Ⅲ部

ホスピスを推進する医療者の認識

第5章　ホスピス実践と運動

本章では、調査対象者であるホスピス推進医療者に、ホスピス実践とホスピス運動について幅広くたずねながら得られた回答結果を考察する。前者にかんする質問は、さらに細かく、「ホスピスと緩和ケア（韓国では緩和医療、以下おなじ）の差異」「ホスピス実践の方針」「全人的ケアの要件」に分けられる。これらにたいする回答を、各質問をもとにしたカテゴリーごとにみていこう。

1　日本――医療環境の影響と運動の停滞

(1) ホスピスと緩和ケアの差異

ホスピスの実践の場では、ホスピスという言葉と緩和ケアという言葉が混在している。緩和ケアはホスピスを原点とするため、その内容はホスピスと相似するが、厳密には異なる。では、ホスピスを実践する医療者たちは、ホスピスと緩和ケアの差異はどのような点にあると認識しているのであろうか。ホスピスと緩和ケアは本質的に、あるいは基本的におなじであるという意見は多い（C、D、E、J、K、L、M、O）。しかし、そのように同質であると認識しながらも、差異を認める者や、それを自覚的に認識する者は、つぎのような差異点をあげている。

①思想性や宗教性

ホスピスには思想性や宗教性がある（E、G、K）。

ホスピスと緩和ケアは本質的におなじものと考えながらも、ホスピスには思想性や宗教性があると感じられるばあいがある。たとえば、E氏は、「なんとなくホスピスといったほうが、思想があるような気がする」、K氏は「ホスピスというと、やはり宗教的なイメージ……／ただ、（緩和ケアと）本質的な違いはない」と述べている。

②前提としての死

ホスピスは死を前提としたケアである（G、H、I）。

一般の医療の場では、生を前提とした治療がおこなわれるが、ホスピスでは、死を前提とした医療やケアが提供される。ホスピスは看取りを提供するところとみなすH氏も、死を前提にしたケアの提供が、ホスピスの独自性であると認識している。

H：（ホスピスは）病院のなかなので、そもそも医療を提供する場所ですよね。（ホスピスは）そこのなかで、看取りの空間や時間、そういうものを提供する場所[1]……。

③患者の拒否感

ホスピスは患者の拒否感、否定的イメージをともなっている（E、F、I、J、M、O）。

患者は、①や②であげられたような思想性や宗教性、前提としての死、あるいは看取りといったホスピスのイメージをもっているばあいがある。しかし、それらは、かならずしも肯定的なイメージではなく、拒否感がともなったり否定的にとらえられることがある。そのようなばあい、I氏は、患者の拒否感に配慮して、緩和ケアという言葉をもちいている。また、M氏は、患者の拒否感に配慮しながらも、死にゆくということについてイメージをもってもらいたいばあいに、死とむきあう場としては、緩和ケア病棟はホスピスとおなじであると患者に説明しているという。

I：ホスピスケアという言葉は、私のなかではとても大事にしているんですが、いうとどうしてもぎょっとされたりだとか、宗教的なバックグラウンドを期待されたりする方もいるので、中立的な緩和ケアという言葉をつかってはいるんですけど。

M：あそこに行ったら死んでしまう……（そういう）イメージを強くもっている人がいるので、そういう人たちと緩和ケア病棟の説明の面談をするときは、あえて、ホスピスと緩和ケア病棟は、基本的にはおなじ意味で考えてもらっていいですと説明していますね。……（緩和ケアを利用する）目的は、人によって違うけれども、あなたのばあいは、退院することを前提としないかたちでの療養の方向になりますよね、という確認はします。僕のなかでは（ホスピスと緩和ケアの）違いはないけど、むこう（患者やその家族：筆者注）は違いがあることがよくあるので、そこは、その違いはあえてないということを伝える。

④医療の視点

ホスピスは終末期の患者個人に焦点をあてた全人的ケアの視点を、緩和ケアは患者の身体に焦点をあてた医療の視点を重視する（C、D、F、G、J、L、N、O）。

緩和ケアが治療の早期から導入されるケアであることは、その定義からも明確であるが、がん対策基本法の施策によって、それがより浸透し、治療期からはじまる対応とうけとめられるようになってきている。しかし、ホスピスは、F氏やN氏が考えるように、人生の最期を目前にした患者自身を迎えいれ、人間としての対応が展開される場所である。

F：がん対策基本法がはじまってからよくいわれるけれども、がんとわかったときから緩和しなければいけない症状に対応するのが緩和ケアなので、そのスパンは広いじゃないですか。だから……医療行為もふくめて、緩和的な放射線療法があったり、緩和的な外科療法があったり、そういうこともふくめての緩和ケアなんだけど、私自身がめざしているのは、ほんとうに心身のやすらぎをもとめてくる患者さんたちの最期までをおつきあいする部分だったので、自分ではホスピス医だなって（おもう）。

N：緩和ケアというのは……治療期からはいる……治療期の人の苦痛の緩和というところがメイン……ホスピスというのは、それをすべてひっくるめて、ほんとうにおもてなしの心で、あなたのその生きぬく力を支えますというところなんですよね。

緩和ケアが医療の視点の強いものと意識されるばあい、O氏のように、ケアの理念を強調するために、意図的にホスピスという言葉がもちいられることもある。

> O：（全人的ケアの考えかたはわかっているとおもうが）ホスピスというふうにいっているところはトータルをみるほうに力をいれ、緩和ケアといっているところは身体症状の緩和に力をいれているというのは、ざっくりした感覚……／（ケアの理念を）意識したいなとか、意識してほしいなというときには、あえてホスピスという言葉をつかって、緩和ケアという言葉は中黒（をいれたかたち）でもつかっていませんね（「ホスピス・緩和ケア」という言葉を使用しないということ：筆者注）。

(2) ホスピス実践の方針

ホスピスを推進する医療者たちは、実践で何を重視しているのであろうか。それは、ホスピス実践についての回答内容からうかがい知ることができる。大多数の回答者たちは、「患者のニーズへの対応」をホスピス実践の方針としている。つぎに多いのが、「患者の自己決定、患者・家族の意思決定[2]」であった。ほかには、「患者の住み慣れた環境」「施設でのケア提供」「患者との関係構築」「医学専門性と人間性のバランス」「前提としての死」「自己の生き方の表明」があげられた。

①患者のニーズへの対応

患者の個別ニーズに対応する（A、B、C、D、E、F、I、K、L、M、N、O、P）。

患者の個別ニーズへの対応は、ホスピスの理念の核となる方針である。入院などの利用希望患者はかならずひきうける（E、P）という姿勢は、患者のニーズを最優先するという方針にもとづく。また、「ケアの場面では、患者が大事にしているものに気づき逃げない」（N）、「患者の意見を聞く」（P）など、患者の個別のニーズに敏感に気づき、積極的にかかわる態度の必要性が認識されている。たとえば、I氏は、ホスピスで働く医師はさまざまな立場の利用者の声を聞く必要があるという。

I：ホスピスに追いやられてくる人たちもいるんですよね。認知症がひどいから、あなたは手術できないよとか、家族がいないからあなたはホスピスね、みたいな人たちのなかにいて……緩和ケアとかホスピスケアの立場の人間として……自分の仕事の役割として……本当は選んでいないのにホスピスケアに追いやられた人たちの声を踏みとどまって聞かないといけない／ほんとうはその人たちがもっていた……適切な医療をうける権利だとかというものを……守るというのは仕事なんだろう。

患者のニーズへの対応には、患者の特徴が直接的に関与してくる。近年の患者の特徴として指摘が多かったのは、緩和ケア病棟へ入院する直前まで、あるいは治療の限界まで、積極的治療がおこなわれることで生じている、患者の重症化、入院期間の短期化、病棟の急性期化の傾向である（A、C、F、G、J、N）。重症化は、入院の選択肢しか残されない状態の患者が多数存在することを意味する。入院の短期化には、二〇一二年度の診療報酬改定で、緩和ケア病棟入院料が三一日目以降に減額される設定になったことが影響しているという（A、N）。一方で、社会的入院を主とした長期入院（H）や、居場所がない患者の入院（P）も存在する。このようなホスピスを利用する患者の特徴の変化によって、本来ホスピスが対象とすべき患者が減少しているという認識とともに、ホスピスの機能が十分にはたされているのかという疑問が生じている（H、P）。

②患者の自己決定、患者・家族の意思決定

患者の自己決定、患者・家族の意思決定が必要である（C、E、H、N、O、P）。

ホスピス実践において、なぜ患者の自己決定や患者・家族の意思決定が必要とされるのか。それは、おなじ事実にたいしても、患者や家族によって認識が異なるからである。たとえば、H氏は、自然な死にたいする認識の違いについて、つぎのように語っている。

H：（ホスピスは）そこ（＝病院）のなかで、看取りの空間や時間、そういうものを提供する場所なので、当然、僕は医療の提供をしてもいいんだろうなと。ただ、それは提供者が決めることではなく……あくまでも、そこにいる本人や家族が選ぶということが、第一前提ですよね／自然な死といったときに、点滴も何もせずに自然な死という人もいれば、点滴をしているのはあたりまえでしょうという人も結構いるんです……だから、点滴するかしないかというのは、僕は、緩和ケア病棟であろうが、一般病棟であろうが、こちらが決めることではない……本人や家族が考えることと（おもう）。

自宅は、病院よりも、患者の自己決定や患者・家族の意思決定を生かせる場である。在宅ホスピスを実践するC氏は、その利点のひとつとして、患者や家族が医療を自己管理できることをあげている。

C：（在宅は）医療化しにくいところなんですね。そこにいつも医者や看護師がいるわけではないしね。ときおり訪れていって、必要な診察をして、基本的な疼痛緩和をしていくと、離れるわけでしょう。そうするとそこは、その人たち（患者や家族：筆者注）が自己管理する世界というか、空間ですね。

③患者の住み慣れた環境
患者は住み慣れた環境でケアをうけるのがよい（C）。

住み慣れた環境や地域が患者にとってよいとの方針にもとづいて、在宅ホスピスがおこなわれているばあいがある。C氏は、在宅ホスピスをはじめた動機をつぎのように語る。

C：よりよい場所、よりおちついて過ごせる場所があれば、そこにホスピスケアを提供できれば、一番いいのかなとおもって……可能であれば在宅とか、その人にとってすごく住み慣れた環境とか、住み慣れた地域がいいんじゃないかとおもって（在宅ホスピスをすることに）決めたんですけれどもね。

④施設でのケア提供
患者は緩和ケア病棟でホスピスケアをうけるのがよい（B、F）。

C氏のような在宅志向の方針がある一方で、在宅ケアの限界と緩和ケア病棟の長所が強く認識されることもある。

たとえば、Ｆ氏は、病棟でのケアをつぎのように評価する。

Ｆ：緩和ケアチームにしても、在宅（ケア）にしても、二四時間トータルで患者さんをみられない……在宅は在宅なりのよさがあるのでいいなとおもいますけど、病棟もいいよといいたい感じ／（在宅のばあい）家族構成の問題もあって、独居だったり、大家族であっても昼間は働いている方たちは皆いない……いろいろなサービスをつかえればいい（が）……ずっと連続してみてくれるわけではなくて、一時間とか一時間半とか来てくれるだけ……経済的な問題もある……たくさん医療用の麻薬が要るような方は、入院していらしたほうが経済的に負担が軽かったりする……ある地域では、サービスを利用するにも、他人を家に入れたくないという人たちもいて、そんなに世の中で在宅在宅といっているほどできるのかという問題もあるんですね。

⑤患者との関係構築

患者との人間同士の関係を築くことが大切である（Ｇ、Ｊ）。

患者との関係とは、人間同士としてつきあうことであり、その関係構築がホスピス実践の方針と認識されている。Ｊ氏は、その関係が一般の「医師―患者」関係と異なることも自覚している。

Ｊ：最後は人と人のつきあいですから、患者と医者ではなく、人間対人間の……／一般臨床医とかは病気を診ていることが多いですけど、うちらは人をみていることが多いですかね。

⑥医学専門性と人間性のバランス
医学専門性と患者にたいする人間としての配慮の両方が必要である（F、L、O、P）。
患者との人間同士の関係構築が必要という方針に類似するが、医療者の役割を自覚している実践者は、医学の専門性と人間性ある対応のバランスが必要であると認識している。ホスピスを実践する医療者が、医療としての緩和ケアを体得することは必須である（F）。しかし、ホスピスでは、医療の知識や技術と、おもいやりや心のもちようとのバランスが必要とされる（P）。

⑦前提としての死
ホスピスは死を自然の出来事としてとらえるケアである（B、I）。
患者の死が前提とされない一般の医療との違いを意識することの重要性が、実践の方針として認識されている。ホスピス実践では、死は絶対に忘れてはならない前提条件であると、I氏は強調する。

I：人は亡くなるという前提のもとでやっている医療って、その亡くなるという部分というのを絶対に忘れてはならない、というのはすごくあります。忘れやすいんですが……その前提で、患者さんが何をもとめているのか（を考える）、ということなのかな。

精神医学分野のひとつであるコンサルテーションリエゾン精神医学を専門とするK氏は、総合病院で身体疾患のある患者に精神医学的にアプローチすることを仕事としている。したがって、緩和ケアチームや緩和ケア病棟などを担当してはいるが、患者の主治医とは仕事内容が異なる。おなじ緩和ケアの仕事に携わりながらも、患者の死には直接関与することが少ないK氏の認識は、つぎのとおりである。

K：（緩和ケア病棟のなかで）だんだん僕の関与は減ってきますよね……死に近づいていく人にかんしては、わりとさようならっていうような、がっちりかかわるというよりは、だんだんフェードアウトしていくような、そんなイメージ……／（患者への関与が）いちばん濃いときは、たとえば診断の初期だとか、精神的に混乱しているときにかかわって……支持的な精神療法をして（いるとき）……いわゆる精神疾患、うつ病だとか統合失調症の症状が出たり（する人に対応するとき）……／亡くなる人というよりも、その家族……遺族のケアだとか、残された家族の心理サポートだとかというところは、患者さん（とのかかわり）が無理だったら、そっちのほう（をやってみる）かなとおもってみたり……。

死を前提としたホスピスで働く医療者のなかでも、職種によって終末期へのかかわりの度合いが異なることがわかる。そのような状況でK氏は、ホスピスで自己の専門性を生かせる部分を探りだそうとしているが、そのひとつが遺族ケアである。また、「主治医や患者、病棟という構造を支えるような仕事になればいい」とも語られた。K氏は、精神医学という専門性によって介入できる範囲内で、死を前提とするホスピスの側面支援の役割をになっているのである。

⑧自己の生きかたの表明

ホスピス実践は実践者である自己の生きかたを表明することである（L）。

ホスピスが、職業や医学分野のひとつとしてではなく、自己の生きかたとうけとめられているばあいがある。L氏は、ホスピスの思想や理念は、職場だけでなく、日々の生活のなかで、あるいは人生のなかで実践されてこそ、達成されるものととらえている。

L：自分はホスピス医であると、患者さんやほかの人たちにいうときというのは……自分の人生とか、自分の家族にたいする行動とか、患者さんと患者さんの家族にたいするものだけでないものもふくめて、僕は、自分がホスピス医ですというところにたたなければいけない気がして……／人生だとおもうんですよね、自分がホスピス医を選ぶことが……／（職業や医学のひとつの分野というのと）違いますよね……生きかたとか、ものの考えかたとかがはいってくる……だからホスピスは……清く正しい場所でなければいけない、みたいなものがあるとおもうんですよね。

（3）全人的ケアの要件

ホスピスの理念の重要な要素である、全人的ケアを実現させるために必要なことは何かという質問については、回答として「患者にむきあうこと」「人間として患者とつきあうこと」「多職種専門職の配置」「ニーズの存在」が確認された。また、全人的ケアの重要な要件である多職種チームと、全人的ケアや多職種チームでの医師・看護師の役割についてもたずねたところ、前者については、スタッフ間の「平等」と「情報共有」が必要であるとの回答があった。後者にかんしては、医師の役割では「リーダー」「マネジメント」「医療行為」、看護師の役割では「医師の指示による医療行為」「問い直し」という回答が得られた。

①患者にむきあうこと

患者に真摯にむきあうことが大切である（A、D、E、G、J、L、N）。

全人的ケアの実施には、患者にむきあい、患者を知ることが重要だと考えられている。その認識は、「そのままを聞く、そのままをうけとめていく」（D）、「真摯に正面からつきあっていく」（J）、「患者のフィジカル（＝身体的側面）を見据えながら、患者がいまかかえているものとその背景にある人生を見据える」（L）、「患者に誠実である」（N）、と表現される。

患者にむきあい、患者を理解したさきでは、さらに患者のかかえる問題に対処しなければならない。E氏は、全人的ケアとは、それをひきうけることであると言明している。

E：全人的ケアって何なんだろうということをわかっていて、そのうえでつきあっていって、一緒にいられる時間のなかで何が実現できたか、いわゆる四つの側面の全部は難しいんだろうけれども、人間と人間がむきあっているときというのは、だいたい一瞬のうちにそれができてしまうこともあるんだろうな、とはおもうんですね。私たちはそういうものを常にやれるような人間でいたいなとおもうけれど、常にできるとはかぎらないですね／解決できない問題に、私たちがどうむきあうかということですよね。そこから逃げない人間にならなければいけないよね。

②人間として患者とつきあうこと

人間として患者とつきあうことが大切である（G）。

医師としてではなく、人間として患者とつきあうことが全人的ケアの要件と考えられるばあいがある。「ただ普通につきあうというのが、たぶん、ほんとうは全人的なケアになるんだろう」というのがG氏である。G氏は、以前に勤務していた一般病棟の緩和ケアチームでは、意図的に望ましい最期をめざしていたという。反対に、現在勤務するホスピスでは、患者の生活に人間として自然なかたちで接近するようにしている。両者の経験の差異が、G氏の認識に影響をあたえている。

G：【現在の勤務病院名】に来て、○○先生と仕事を一緒にさせてもらったら……その人がどういう最期を迎えられるかとか、その過程とか、こうしなければいけないとか、そういうのにはこだわらないという姿勢でいて……（私が）大学（病院）のなかにいるときは、おだやかになるように苦痛をとろうとか……（その人が）安心して、家族も問題なく、ああよかったと最後にいえるところを、一生懸命つくろう、つくろうとしていたのかなと……おもいます。

③多職種専門職の配置

多職種の専門職を配置することが大切である（D）。

全人的ケアの要件には、多職種のスタッフの必要性もあげられた。D氏は、とくに日本で配置の難しいスピリチュアルケアの専門職について指摘している。

D：（全人的ケアとは）専門職がはいれるかどうかですよね……精神だと、精神科医……心理療法士……、ソーシャルワーカーがはいれるかどうか……スピリチュアルケア・ワーカー（は）、ちょっと難しいですけれどもね……。／患者さんは、スピリチュアルケア・ワーカーにだけ話すわけではなかったり（する）……みんながそこに対応できるスキルというか、態度というか、それが必要かなとおもいますね。

④ニーズの存在

ホスピスケアにたいする患者のニーズの存在が必要である（H）。

全人的ケアを実現させるためには、ホスピスケアにたいする患者のニーズが存在しなければならない。全人的ケアを提供する準備が整っているホスピススタッフの意欲も、現実にニーズが存在しなければ生かされないからである。このような状況について、H氏はつぎのように語っている。

H：（ホスピスを）本人がほんとうに積極的に選んでいるのかといったら、たぶん……（そういう人は）二割、三割かなという感じ……／ほかに場所がないから……一般病棟とべつにかわりないけれど、ハードがよいから、そっちに移る……そういう人が増えてきてしまった……／ホスピス自体、すごくスタッフの認識とか意識は高い……たとえばスピリチュアルのこともやりたいとか、全人的ケアをしなければとか……ただ、そこで自分がおもうようなサービスが提供できない……というのは結局、その対象者ですよね。対象となる人が入院してきていないので。

ホスピスケアにたいする患者のニーズの不在は、同時に、ホスピス実践の方針としてあげられていた、患者の自己決定や前提としての死が不在であることを意味している。そして、その不在によって、全人的ケアが実現できない状況が問題とされているといえる。

⑤多職種チーム：平等

多職種チームのスタッフは平等であるべきである（I、P）。

ホスピスの理念にあるように、全人的ケアをになう多職種チームのスタッフは平等であるべきであるが、病院という場所では、医師を頂点としたヒエラルキーが成立しやすい。この点について、I氏はつぎのように提案する。

I：全人的ケアということをもしやるのであれば、完全にフラットな関係をつくらないと、少なくとも医療者のなかでは、あるいはボランティアのなかでは……医師がリーダーになりやすいんですが、可能であれば医師がリーダーにならないほうがいいだろうな、というのはおもいました。

⑥多職種チーム：情報共有

多職種チームではスタッフがもちよる情報を共有すべきである（A、N）。

全人的ケアの実施には、多職種チームによるさまざまな視点からの情報の収集と共有が必要である。そうすることで、個別のニーズに対応することができるからである。

しかし、チームには問題点もある。そのひとつは、各自が違う考えをもつことで多様なアプローチを見出すことができるにもかかわらず、日本のチーム医療では、皆がおなじ考えになることが大事だとおもわれているということである（O）。もうひとつは、患者や家族がチームの一員としてカンファレンスに参加できないことである（P）。後者の点を指摘したP氏は、患者や家族の代弁者になることを心がけることで改善を図ろうとしている。

⑦医師の役割：リーダー

医師はリーダーの役割をになう（A、D、E、F、G）。

ホスピスでの全人的ケアや多職種チームの実践で、医師はリーダーの役割を担当することが多い。リーダーの役割は、A氏のいうように、多職種のスタッフのまとめ役である。

A：（緩和ケアの）核になるのは、チーム医療ですね。医者というのは、それのまとめ役……情報をみんなからいただいて、それをドクター中心にして、みんなでディスカッションをして方策を決めていくと。それがホスピスのやりかたではないかとおもっている……。

ただし、看護師など、ほかのスタッフがリーダーの役割をになうことが望ましいとする認識もある（D、E、I、M）。あるいは、医師がリーダーになりやすい状況を避けるために、「順繰りにリーダーになってもいい」とする考えもある（I）。

⑧医師の役割：マネジメント

医師はマネジメントの役割をになう（E、M）。

医師の役割のひとつとしてマネジメントの役割が認識されている。M氏によれば、その役割は、多職種のどのスタッフが患者にとっていま必要なのかを判断し、マネジメントすることである。

⑨医師の役割：医療行為

医師は医療行為を実施する役割をになう（D、M）。

全人的ケアの実施において、医療行為は、医師が役割をになうもっとも基本的な行為である。これについて、以下のようなD氏やM氏の言及がある。

D：医師は身体的な部分について……（日進月歩で開発される薬を）適切に選択したり、副作用を早めに予測したり、（患者や家族の準備が違ってくるので）身体的に（予後を）予測（する）……。そのあたりの身体的なものをしっかりやったうえで、スピリチュアルなことをふくめて、ちゃんと（患者と）むきあえるという（ことになる）。

M：（医者の役割は）根幹は医療だとおもうんですよね。医療的背景がなければ、死の経験が多いなんてことは、逆に意味がなくなってしまう……侵襲的な検査はもちろん少なく、ちゃんと診察ができて、医療としての評価ができて、改善の可能性がある部分は、ちゃんとみつけてあげられるというのが、医者としての役割のいちばん根幹……。

⑩看護師の役割：医師の指示による医療行為

看護師は医師の指示によって症状緩和の医療行為をおこなう（N、O）。

看護師は医療者として患者の身体的ケアや症状緩和を担当するが、医療行為は医師の指示に従っておこなわなければならない。しかしN氏は、この原則を看護師のジレンマと認識している。患者の症状に即時に対処できないばあいがあるからである。

N：ナースの判断では、病院って、できないんですよ……薬剤でも、この人は増やしたほうがいいよねとおもっても……先生に聞かないと……それ（指示）以上にいってしまうと、それは事故になってしまうので……ケアだけでは身体症状というのはとりきれない、やはり限界もあるので……そこのジレンマはすごくありますね。

⑪看護師の役割：問い直し

ケアを批判的に問い直すことが看護師の役割である（O）。

自己の役割の限界が感じられながらも、看護師としての役割が積極的に創出されているばあいがある。O氏が創出した役割は、ホスピスケアの質を保つために、実践内容を批判的に問い直すというものである。

O：問い直すという役割を、私は自分のなかでは自分に課していましたし、それがきっとホスピスのケアの質をある意味担保していくというのかな、そういう役割ではないかなというふうにおもっていました／チームのなかにそういう役割をになう人が、数名はいたらいいのではないかな、というふうにおもっています。

ホスピス実践にかんする回答を、①ホスピスと緩和ケアの差異、②ホスピス実践の方針、③全人的ケアの要件の順にみてきた。ホスピスを推進する医療者の多くは、患者のニーズや自己決定、患者・家族の意思決定、患者との人間同士の関係構築を重視しているが、これらはホスピスの理念につうじる認識である。しかし、死にゆくことの医療化という現象が、ホスピスの理念の実践を困難にしている現状がうかがえる回答もある。それは、ホスピスにたいする患者の拒否感やニーズの不在として表明されている。また、医師がチームのリーダーの役割をになうことが多いことも、医療化の一側面のあらわれといえるであろう。このように医療化の傾向をおびる病院で、ホスピスを推進する医療者の認識は、ホスピスの理念の志向性と医療化の志向性とのあいだで形成されているのである。

（4）ホスピス運動

日本のホスピス運動の特徴については、市民や学会など、さまざまな主体の運動の状況と、今後にとりくむべき活動内容が語られた。前者にかんしては「運動の弱化」「主体としての医療者」、後者については「質の担保の必要性」「将来的な運動への準備」が言及されている。

①運動の弱化
運動がはじまった当初にくらべて弱化してきている（A、E）。

市民によるホスピス運動の弱化が認識されているが、その原因のひとつは、緩和ケア病棟入院料が設けられたことされている。市民的な活動がなくても、ホスピスは「十分経営ができてしまうから」である（A）。また、もうひとつ考えられている原因は、緩和ケアという言葉の使用が増えたことである。これにたいしてE氏は、ホスピスという言葉の使用を重視している。

E：ホスピス運動がちょっといま、下火になりつつあるかな、というのはおもっている。だからホスピスという言葉を消してはいけないのだと、僕はおもっているんですけどね。緩和ケアという言葉が中心になってしまって、ホスピスという言葉が消えていくと、どうしてもなんか、市民運動の力が弱まっているような気がしてしょうがないんだけどね。

②主体としての医療者
医療者が主体であることが運動に影響をあたえている（I）。

市民が主体のホスピス運動が弱化したとの認識がある一方で、医師や看護師が運動を主導してきたことが、のちのホスピスの発展に関係しているとの見方がある（I）。

もちろん、市民を主体とするホスピス運動がないわけではない。運動が結実して、実際にホスピスが建設された例もある（川原編 1998）。しかし、より大きな組織的活動は、日本死の臨床研究会や日本緩和医療学会のような、医療者の会員が多い組織によるものと考えることもでき、そのような主体の性質が、日本のホスピス運動やホスピス実践に影響をあたえていると認識されている。

③質の担保の必要性

組織的な活動で質の担保を図る必要がある（B、C）。

日本ホスピス緩和ケア協会は、緩和ケア病棟をもつ大部分の病院が加入する組織であるが、日本のホスピスの発展のために活動する運動体でもある。しかし、協会の運動体としての力の弱化による、ホスピスの質の低下が懸念されており、あらためて質を保つための対策をたてることが必要とされている（B、C）。

B：ここ数年のあいだに、（日本）ホスピス緩和ケア協会の加入率が八七％[3]になっているんですね。もうずっと一〇〇％だったんです。みんなでとにかく協会にはいって、みんなで勉強をして、みんなでいいケアをしていこうという、そういう人たちばかりが集まってできてきた……ここ数年でできてきた緩和ケア病棟の質ということが、ひじょうに問題になる。どんな分野でも必然的にでてくる玉石混交的なことが、あるていどはしかたがないんですが、それをどうくい止めていくかということが、今後、協会自体のひじょうに大きな課題になるとおもうんですよね。

④将来的な運動への準備

ホスピス運動が再燃するときのために備えるべきである（L）。

ホスピスや死にゆくことのありかたを批判的に訴える運動が、将来、再度起こるとの認識もあった。L氏は、このような運動の再燃を想定しているが、そのような想定が生まれるのは、L氏自身がこれまでのホスピス運動やホスピスの現状を批判的にとらえているからである。

L：ホスピス運動がもう一回出てくるとき……ホスピス運動が、今度こそ正しい方向ですすむように、知識や技術をストックすべき……ストックするだけではなくて、それを洗練させること（がだいじ）でしょう。

ホスピス運動については、市民運動も学会運動も弱まる傾向にあると認識されていた。市民運動の弱化の原因には、緩和ケア病棟入院料の設定や緩和ケアという言葉の普及が考えられている。学会運動にかんしては、一部のホスピスにおける、質の向上を目的とした組織的活動への意欲の低下が、運動弱化の背景にあるとされ、このような状況にたいして、質の担保を図る事業の必要性が認識されている。緩和ケア病棟入院料が診療報酬のひとつとして定着し、緩和ケアが医療の一部として普及することで、市民運動が本来のホスピスの理念を志向する力を弱め、一部の緩和ケア病棟では組織的活動を活発におこなう意欲が失われていると認識されているのである。

2　韓国──聖職者をふくむチームと活発な運動

（1）ホスピスと緩和医療の差異

韓国でホスピスを推進する医療者たちは、ホスピスと緩和医療の差異として、つぎのような点をあげている。

①思想性や宗教性

ホスピスには思想性や宗教性がある（a、f、i）。

ホスピスには、思想性や宗教性がふくまれているとの認識がもたれている。a氏は、医師にホスピスの教育を実施するばあい、宗教について深く黙想すべきことを教授していることから、ホスピスの宗教性を認識していると考えられる。また、ホスピスは哲学的背景をもつというf氏や、宗教的意味に近いとするi氏も、思想性や宗教性を感受しているといえる。

②前提としての死

ホスピスは死を前提としたケアである（j、k）。

死を前提としたケアとしてホスピスをとらえる認識もある。キリスト教系の医療機関でホスピスを実践するj氏は、死を前提としたホスピスのありかたを、つぎのように語っている。

j：私自身クリスチャンですので、ホスピスの哲学は、死は終わりではないということだとおもいます……永遠の世界に旅立つひとつの過程（である）……死を直視し、うけいれ、それについて十分な回答を準備できるようにするのがホスピスだといえます。死をオープンにすることです……（患者もスタッフも自分の余生がどれだけ残されているかにかかわらず）一日一日を意味あるように生きること。死は人生のひとつの関門です。長い旅路にたつ人が最後のあいさつをして旅立つように、私たちはお見送りして、その人はべつの世界で永遠に生きる、そういう希望をあたえる、そういうものだと考えます。

③患者の拒否感

ホスピスは患者の拒否感や否定的イメージをともなっている（d、e、h、i、k）。

韓国社会では、ホスピスは否定的なイメージをともなっているとの認識が強い。そこで、ホスピスという言葉に緩和医療という言葉をつけくわえた、「ホスピス・緩和医療」がもちいられるようになったという。その目的は、i氏が述べるように、ホスピスという言葉がもつ否定的イメージをやわらげるためである。

i：ホスピスという単語が、韓国ではよくないイメージでうけとられました。そこに行くと死ぬという、たいへんよくないイメージなので、緩和医療という単語をつけくわえて、「ホスピス・緩和医療」と一緒にまとめて（つかうようになった）。

「ホスピス・緩和医療」という言葉がつかわれてはいるが、ホスピスと緩和医療という二つの概念のつかわれかたや理解のされかたは、一様ではない。理解のされかたに影響しているのは、専門的知識というよりも、一般の医療者やホスピスを推進する医療者の経験的な認識であるようにおもわれる。k氏はこの点について、つぎにように言及している。

k：私たちはホスピスとはいわないで、緩和医療といっています。医師以外の人たちもそう主張しています。ホスピスについての認識がよくありません……ホスピスというと死を連想されますので……／医師のなかにも違いがあって、アメリカから来た方は、ホスピスという範囲のなかで緩和医療をしていると考えていますが、一般の医師は、緩和医療というのは（末期の）前の部分でおこなうもの、ホスピスは終わりの（臨終に近い）部分で短くおこなうものだと考えています。だからホスピスをうけいれないのでしょう……私たちがホスピスをはじめたとき、臨終が近い患者を対象にしていたので、そういうふうに考えるのだとおもいます。

④医療の視点

緩和医療は患者の身体に焦点をあてた医療の視点を重視する（f、i、h）。

緩和医療は医学上の概念であるため、その実践では、医師という主体の役割が大きいとの認識がある。たとえば、f氏はつぎのように説明している。

f：ホスピスが哲学的な背景をもっているとすれば、緩和医療というのは、医学的な、医師たちの役割がより大きいもの……。

(2) ホスピス実践の方針

ホスピスを推進する医療者たちの実践における方針は何であろうか。この質問にたいする回答には、「患者のニーズへの対応」「患者の自己決定、患者・家族の意思決定」「多職種チームによる全人的ケア」「前提としての死」「医師としての生きかたの確立」があげられた。

①患者のニーズへの対応

患者の個別ニーズに対応する（j、l）。

患者と家族にたいして全人的ケアを実践するために、患者の個別ニーズに対応することが、ホスピス実践の方針として認識されている。j氏はこの方針にもとづき、遺族のニーズへの対応も徹底しておこなっている。

j：死別した家族の管理はすべて一年間おこなっている……対象者の状態にあわせて実施しなければならない、そう考えたんです。ですから、子どもがいるばあいなどは、子どもが成長するまで。また、一年以内に喪失からたちなおれなかったら、二年まで延長することができる……自分の（新しい）生活にちゃんと適応できるようにしてあげられるところまで……。

②患者の自己決定、患者・家族の意思決定

患者の自己決定、患者・家族の意思決定を尊重する（g、l）。

患者・家族のニーズや意思決定をもっと尊重すべきであるという認識の背景には、それが不十分にしか実施されていない状況がある。とくに、患者本人の自己決定が生かされない状況を改善すべきという認識は、他の回答者の語りのなかにも認められる（b、k）。なぜなら、ホスピスの実践と深くかかわる告知や延命治療の問題が、患者の自己決定ではなく、家族によって判断されることが一般化しているからである。g氏は、家族による決定のメリットを認めながらも、患者本人の意思の表明を難しくする家族を「鉄の障壁」と表現している。

g：自分自身についてふりかえったり、死について考える余裕がある社会ではない……保護者はかわいそうにおもって……（患者に真実を伝えず）だますことになる……だから、ホスピスに行くのが遅くなり、サービスが遅くなるんです／社会的に、死をみつめることや、自分の人生をみつめること、そのようなことが成熟してこそ（ホスピスは）うけいれられるものです／家族単位でうごき、家族単位で意思決定する……相談はすべて保護者（である子どもを相手におこなわれる）……リスク共有という長所もあるが、個人の意見が尊重されるのが難しい社会だとおもいます。しかし、それが尊重されないで、延命治療を自分が決定できない状況では、ホスピスが活性化するのは難しいということです。本人の意思でおこなえば楽ですが、家族が鉄の障壁になっている……。

患者の自己決定や患者・家族の意思決定を促進させる方法のひとつが、在宅ホスピスである。l氏は、在宅ホスピスの利点をつぎのように説明する。

ｌ：家庭ホスピスが発達すれば、家という空間では、患者家族が主人です（から）、医療者はサポートだけする……（そうすると）ホリスティック（＝全人的）アプローチ（によるケア）がやりやすくなる……。

③多職種チームによる全人的ケア
ホスピスは多職種チームによる全人的ケアのアプローチを実施する（a、ｌ）。

全人的ケアを実行するには、多様なケアを担当するスタッフが必要であるとの考えかたから、チームの必要性があげられた。a氏は、自己の所属する病院でのホスピス活動は、宗教的背景をもつ人びとによってはじめられていたため、医師は領域の異なる専門家としてチームにくわわることになったという。

a：最初の主導権は宗教にありました……医師が力を行使すると、医師主導に（なる）……お互いにぶつかりあいながらチームになるんですね。だから、宗教的な色あいも強くて……（しかし、そうすることで）正しいかたちのチームが成立するんです。

④前提としての死
ホスピスは死を自然の出来事としてとらえるケアである（a、ｊ、ｋ）。

ホスピスとは、死を理解し受容することを前提としたケアであるとする意見がみられた。このような意見は、キリスト教の信仰をもつ実践者たちの認識である。たとえば、a氏やk氏は、この認識についてつぎのように語る。

ａ：ホスピスの核心は何か。死であると理解しなければならない……自分が（それを）どのように考え、受容するか。そして、死を前にした患者にどのように接するかによって、ホスピスの深みがかわってくる。

ｋ：臨終をよりよく迎えられるように、人生をふりかえり、懐古し、和解し、そういうことができるようにするのがホスピスですね。それがたいへん大切なことです。生とおなじくらいよい死を迎えられるように手助けするのが、私たちの役割です。だから、宗教界ではそういうことを計算なしにはじめたんです。

⑤医師としての生きかたの確立

ホスピスを実践する医師としての生きかたを問い、確立することが重要である（ａ、ｃ）。

ホスピスを実践する医師は、一般の医師が持ちえない価値観を理解し、体得しなければならない。すなわち、それは、治療だけでなく、死にゆく人の最期までをケアすることを、医師の仕事ととらえることである。ｃ氏は、このような価値観をうけいれることが、ホスピスを実践するさいに重要であるという認識を強くもつ医師である。

ｃ：（ホスピスは）医師としての哲学の概念である。私は医師としてどのような医師になろうとしているのか？……（ホスピスは）制度でもあり、場所でもあり、職種でもある。ムーブメントでもある。私にとっては、自分がどのような医師として道を歩むのかという問題である……医師は（患者が）回復する可能性のある時点までだけに介入するのか？……完治できない患者の症状コントロールも、医師がおこなうべき役割だと考えます。そうすれば、患者が臨終を迎えるときまで介入できる、私はそういう哲学の問題だと考えます。

(3) 全人的ケアの要件

全人的ケアを実現させるために必要なことは何かという質問への回答としては、「患者にむきあうこと」と「価値観の転換」が確認された。また、この質問にたいして、社会の医療化拡大傾向にかんする批判的言及があったことから、全人的ケア実現のためには、その改善が必要であるとの認識が有されているものと考えられた。したがって、「社会の医療化拡大傾向の改善」も全人的ケアの要件のひとつとして整理した。

さらに、全人的ケアの重要な要件である多職種チームと、全人的ケアや多職種チームでの医師・看護師の役割についてもたずねたところ、前者については、スタッフ間の「平等」「総合的な能力」「財源・空間」が必要であるとの回答が得られた。後者にかんしては、医師の役割についてのみ意見を聴取できたが、その内容は「コーディネーション」「医療行為」「患者への情報提供」である。

①患者にむきあうこと

患者に真摯にむきあうことが大切である(j、i)。

全人的ケアの要件として、患者に真摯にむきあうことが強く認識されるばあいがある。たとえば、j氏は、ケア対象となった患者と家族のすべてを管理する、徹底した全人的ケアを実施している。

j:全人的な観点から、私たちの病院は、これまでひとりひとりの(患者の)ケースの管理をすべてやってきた……ひとりひとりにボランティアを付けていました。

患者に真摯にむきあうことを条件とした全人的ケアという考えかたは、ホスピス固有のものではないという見方も見出された。ｉ氏によれば、全人的ケアとは、それぞれの社会でもともとおこなわれていた人間らしい医療である。公的医療保険制度がなかった頃、医師は患者も家族も全人的に世話をしていた。また、家族も知人も患者を全人的に世話していた。ｉ氏にとって全人的という概念は、さいきんになって新たにつくられたものではなく、患者にむきあう医師のアイデンティティとして、過去にあったものである。したがって、医師に必要なのは、全人的ケアを特別な要件として外部からとりいれることよりも、いまは失われた、本来あるべき医療のありかたに忠実に、患者に働きかけることであると認識されている。

ｉ：以前は、病気の患者がいたら、医師はすぐにかけつけて診療していた……必要ならば家族に会って話をし、家族の世話をしていた。そういうやりかたで医師のアイデンティティがつくられていたが……健康保険ができてから……ひとつひとつがお金になるので、だんだん副作用（制度による負の効果：筆者注）が出てくるようになって……／（全人的ケアの）条件はないとおもいます……どちらかというと、いまの制度を全部なくしてしまわないといけない……私が考える全人的医療というのは、私たちが失った医療だとおもいます……イギリスでホスピスがはじまって、台湾も日本も実施しているので、先進国の医療として、韓国がおなじようにしなければという観点からアプローチする必要はないとおもう……日本もほかの先進国もおなじ……もともとあった……もう少し人間らしい医療をつくることができる環境にもどそうという概念があるとすれば、それが全人的概念にすすんでいくことではないかとおもいます。

②価値観の転換

医療行為以外のケアについての価値観を肯定的なものに転換すべきである（g、h）。

全人的ケアのうち、公的医療保険制度の対象になる行為の価値は認められやすい。したがって、全人的ケアを実現させるためには、価値が認められにくい医療行為以外のケアにたいする価値観を、肯定的なものに転換する必要がある。この点についてg氏は、既存の医療の枠組みのなかで理解しようとする患者の医療観をかえるべきだという。またh氏は、医療行為以外のケア行為が保険適用対象にならないことを、つぎのように指摘している。

h：全人的ケアがうまくいかないおもな要因は、保険の給付対象になってないから……患者に一〇時間、一二時間、どんなに時間をかけて全人的ケアをしても、給付をうけられないんです……無料のボランティアですね……全人的ケアを実現させる、みえないサービスを実現させる、（しかし）その価値は認められない……／（全人的）サービスをうける患者や家族も、それを何か大切（なもの）だとする認識が低いようにおもいます。

③社会の医療化拡大傾向の改善

社会の過剰な医療化拡大傾向を改善する必要がある（d、e、f、g、h、l）。

全人的ケアについては、過剰な医療供給を問題として批判する回答者が多かった。医療の過剰供給（f、l）と、それを後押しする医療の商業化（d）によって、がん患者が医療を過剰に利用するだけでなく、全人的ケアを主とするホスピスにたいする理解や、実践の発展が妨げられるという見解である。また、医療の過剰利用には、韓国社会にいまでも残る孝道の意識や、おもいどおりの医療をうけられなかった高齢世代の要望の強さが、要因として関係している。e氏とg氏がこの点に触れている。

e：子どもが両親を最後まで世話するのが孝道……臨終前に患者が苦しんでも、お金をかけて最大限の医療サービスをすることが孝道と考えてきた……そうすれば、（患者が）亡くなったあとに、家族や周囲の人からあまり非難されず……罪責感も減る……さいきん、患者のなかでも高齢の方など、そういうことを望まない方も増えています……。

g：いま、亡くなっていくがん患者の世代が六〇～七〇代ですが、この方たちは（以前に医療を十分うけられなかった）医療を惜しむ人たちです……この人たちに、もうこれ（＝治療）は必要ないという方が難しいです。

④多職種チーム：平等

多職種チームのスタッフは平等であるべきである（a）。

多種多様なスタッフは平等であるべきで、とくに医師はそのことを意識して全人的ケアにあたるべきと考えられている。これについては、a氏がつぎのように述べている。

a：（医師の）力が強いチームはよくないですね……医師中心の医療化が生じてしまうでしょう……（医師とと

もにおこなう身体的ケアにおいて）看護師が少なくとも半分以上を担当できるように……看護師が中心にならなければならないということです……それから、聖職者の役割も大きい……社会福祉士もみずから声をあげることができるようにしないといけない／医師は医師同士で行動する。専門医のプライドが強いんです。しかし、それはなくさなければならない、ホスピスを実践しようとするのなら……ホスピスチームとは何か、平等ですよ。

⑤多職種チーム：総合的な能力

全人的ケアについての総合的な視点とスタッフとの協働における調整能力が必要である（g）。

多職種チームでは、多様なスタッフと協働できる能力や、多職種の人びととコミュニケーションがとれる能力が必要であり、そのような人材を意図的に育てる必要がある。g氏はこれらの能力について、つぎのように指摘する。

g：ホスピスには別途のトレーニングが必要です……社会福祉士とコミュニケーションをとらないといけないし、聖職者やボランティアともつきあわないといけないので、総合的な視点をもっていて、コーポレーションやコーディネーションの能力がある人が、ホスピスのチームにいなければならないですね。そういう能力を育てる教育がないといけないです。

⑥多職種チーム：財源・空間

多職種チームが活動するにはそのための財源や空間が必要である（k、l）。

多職種チームの活動では、医療以外のケア部分にかんする費用や、医療者以外のスタッフを雇用する財源が必要である。また、医療以外のケアを実施するための空間も必要になる。これらについて、資源の追加的な確保が必要でありながら、最期まで生命を尊重する観点を重視する宗教界では、早くからホスピス活動をおこなってきたとk氏は述べていた。さらにl氏は、解決策として診療報酬の適用に言及している。

k：ホスピスはチームアプローチをとりますが……お金がかかりますね……家族のために祈禱する、祈禱の空間も必要です……一般の医療では収益がないので、（ホスピスケアを）あまりやりません。宗教界ではこれが重要だということをわかっています。

l：病院内（のホスピス）では、最大限、多職種チームの役割を、ホリスティックアプローチを、高めなければならないということ、（また、）患者・家族のニーズや患者・家族の意思決定権をもっと尊重しなければならないということ。これらのことが中心にならなければならないですし、そうするためには、多職種チームのスタッフにたいして報酬を分配するべきですね。

とくに大型総合病院では、経済的利益を生まないホスピスへの理解度が低い。そのため、そのような病院では、ボランティア活動やチームによる相談といった、可能な形態でのホスピス活動がおこなわれている（b、e、l）。

⑦医師の役割：コーディネーション

医師はコーディネーションの役割をになう（b、e）。

医師の役割のひとつとして、コーディネーションがあげられた。b氏は、チーム方式のコンサルテーション活動でのコーディネーションの役割を、つぎのように語っている。

b：チームミーティングをして、コーディネーションをして、おもにそのような役割をしますね。しかしまだ、日本のように政府が認める制度ではないので……看護師二名……ソーシャルワーカーが一名、三名がフルタイムで働いていることになるんですが、医師は臨床腫瘍医がパートタイムで来て手伝ってくれているので、限界があります。

⑧医師の役割：医療行為
医師は医療行為を実施する役割をになう（a、h）。

全人的ケアのうち、医療行為を担当するのが医師の役割と認識されている。もちろん、医師がそれ以外のケアにまったくかかわらないということではない。多職種チームの一員であることを自覚して、自己の主たる役割を把握することが重視されているのである。a氏はとくに、身体的ケア以外のケアを尊重するため、医師の役割の位置づけを明確にしている。

a：ホスピス（ケアに）は身体的、精神的、社会的、霊的（ケア）、このように（身体以外のケアが）三つあります。医師はこれをよく理解しなければなりません……医師の役割は四分の一だけです／医師はチームが何であるかを正確に理解しなければなりません……また、医師は教育をうけて、疼痛コントロールの専門家にならなければなりません。

⑨医師の役割：患者への情報提供

医師は患者に有用な情報を提供する（h）。

全人的ケアの必要性や活用できる資源について、患者に情報提供するのが、医師の役割のひとつである。h氏はこの点について、つぎのように認識している。

h：全人的ケアが大切だということを患者や家族にガイドする役割（も医師の役割）……。韓国の医師たちの問題は、ホスピスを実践する人以外は、全人的ケアのサービスをうけてみたらどうかとか、こういうサービスをうけてみたら役に立つとか、そういう認識自体がないんです。ただ、身体的な治療だけをおこなっているんです／それから、必要な資源とつながるように、そういう資源があることを教えること。患者は医師の言葉を全面的に信頼するので、そういうことについて情報をあたえることが大切ですね。

このほか、患者や家族に、ホスピスや緩和医療の概念や内容について、説明・教育することが必要であるとの意見も聞かれたが（d、e）、それらも情報提供が医師の役割と認識されている例と考えられる。

ホスピス実践の内容を、①ホスピスと緩和医療の差異、②ホスピス実践の方針、③全人的ケアの要件の順に確認した。ホスピスを推進する医療者は、患者のニーズや患者の自己決定、患者・家族の意思決定、患者に真摯にむきあうことを重視している。また、聖職者やボランティアをふくむ多職種チームの役割も尊重している。これらは、ホスピスの理念につうじる認識である。一方で、死にゆくことの医療化が影響していると考えられる認識もあった。それは、ホスピスにたいする患者の拒否感や、社会の医療化拡大傾向の改善必要性の表明にみられる。韓国でホスピスを推進する医療者の認識は、日本と同様に、死にゆくことの医療化が展開される病院という空間で、ホスピスの理念の志向性と医療化の志向性とのあいだで形成されているといえるであろう。

（4）ホスピス運動

韓国のホスピス運動の特徴については、市民や学会によって現在とりくまれている活動内容や目的、今後の方向性などが述べられた。それらを「広報活動」「学会活動」「文化の育成」「人権としての認定」「連帯の育成」「基金の育成」という内容ごとにみてゆく。

①広報活動

広報活動をつうじて市民や医療者のホスピスにたいする認識度を高める（e、h、j、l）。

市民や医療者のホスピスにたいする認識度がいまだ低いため、広報や教育という方法によって、それを高める運動が必要とされている。h氏によれば、その具体的な目的は、ホスピスにたいする患者の拒否感をなくし、社会の医療化拡大傾向を改善することである。

h：（ホスピスは）誰でも必要になるサービスであるということを……誰もが、全国民が認識する日がきてはじめて、うまくいくような気がします。しかし、国民は望んでいません……生命を延長できる治療にお金をつかうので……／いまは（人びとの認識は）あまりにも否定的です。ホスピスすなわち死、こう考えているんです。ほとんど九九％はそう考えているとおもいます。でなければ、まったく知らないか……広報をつづけてこそ、うまくいくとおもいます。

②学会活動

学会活動によって医療者への啓発・普及を実施する（b、c）。

がん関連の治療を専門とする医療者の学会や、ホスピス・緩和医療学会の活動をつうじて、ホスピスにたいする医療者の関心を高めたり、ホスピスの発展に貢献することが可能である。医療者へのホスピス教育に熱心なc氏は、医療界での変化をつぎのように認識している。

c：肯定的な面では、医療界でホスピスにたいする認識が広がっていますが、それは世界的な趨勢です……しだいに、がんを治療する医師たちが、緩和医療に関心をもっていなければ遅れているような（様子になっている）……研究も活発になり、医療界での底辺が拡大していますね……以前は化学療法にだけ関心がもたれていたのですが、いまはＱＯＬに関心がもたれるようになりました……政府がいちばん（反応が）遅いですね。

③文化の育成

死について考える文化をつくることが必要である（f、l）。

ホスピスにたいする理解度を高めるために、ホスピスが前提とする、死について考える文化を育成する運動が必要との認識があり、これに言及しているのがf氏とl氏である。かれらは、そのような運動の目的は、人びとが死や人生、生命について考えるようになることとしている。方法のひとつとしては、たとえば、f氏が、病院付設の営利目的の葬礼式場を廃止するかわりに、緩和医療や死の教育活動などをおこなう緩和医療センターを開設し、人びとの価値観の転換に活用することを提案している。

f：死について対話する場や、葬礼式場のかわりに緩和医療センターをつくることからはじめて……（そうすると）文化がかわるとおもいます。

④人権としての認定

ホスピスケアの利用が人権として認められるべきである（g）。

運動の内容というよりも、運動の究極的目的は、ホスピスケアの利用が基本的な権利として認められることであるとの認識がある。g氏は、その権利の成立がホスピス進展の条件と考えている。

g：政府の租税政策に、生をうけた人は誰でも、差別なく、「人間らしい死」を迎えられることについての保障がふくまれれば……それ（＝税）は自分たちが払うので……（そうすると）当然、死ぬときに利用できる機関が存在しなければならない（ということになる）／ホスピスは、外国でもそうだが、マイノリティとみてよくて……安らかに死ぬことが人権の基本権にならないかぎり、資本主義社会では（ホスピスケアの実践を広げることは）とても難しいですね。

⑤連帯の育成
連帯の精神を育てることが必要である（g）。

ホスピス実践では、多様なスタッフが協力してケアにあたることが必要である。しかし、現代社会は個人主義化しているため、それを変容させることの必要性が認識されている。g氏はこの点を、つぎのように指摘する。

g：社会はだんだん、若者であればあるほど個人化して、楽に生きようとする時代になっているが、ホスピスをきちんとやろうとすると、それとは逆行するんです。協同の精神が必要で、譲歩も必要で、仕事する者同士でも……（しかし、）社会や同業者は反対方向にむかっているので、そういう人たちをここ（＝ホスピス）にひきこもうとするのは、とてもたいへんなんです。

⑥基金の育成
ホスピスの実践を支援する基金の育成が必要である（e、l）。

ホスピスケアに診療報酬が適用されるか否かにかかわらず、医療行為でないケアの部分を重要なものとして、自発的に育てていくための基金育成が必要とされている。l氏が希望するのも、ホスピスの理念の維持を目的とした基金づくりである。

l：よい死についての認識……死をつうじて学べること、そのようなことが広く知られるようにしていくこと、そうして、生命を高貴な尊厳あるものと考える（ようになること）、そういうことがなければ、（ホスピスは）医療の一部分に転落するでしょう。ホスピス固有の精神を目標に、相当の努力をつづけなければならないとおもいます……自発的な運動、それをつうじた基金づくり（が必要）……制度や診療報酬、そのような法的なものだけでは不十分ですね。

ホスピス運動にかんする認識からは、多彩な活動によってホスピスの発展が試みられていることがわかった。たとえば、「広報活動」「文化の育成」「基金の育成」の目的は、ホスピスにたいする市民や医療者の認識度を高め、社会の医療化拡大傾向を改善し、ホスピスの理念を普及することにある。学会においても、緩和医療やＱＯＬへの関心が高まっていると認識されている。ホスピスの理念の志向性に相反する、死にゆくことの医療化の志向性を変革する必要性が、強く意識されているといえる。そして、後者の志向性を後押しする商業主義への批判的な精神が、ホスピス運動を支えているものと考えられる。

3　小括

ホスピスを推進する医療者にたいするインタビュー調査の結果をとおして、ホスピス実践とホスピス運動にかんするかれらの認識を確認した。ここでは、日本と韓国での認識を比較し、共通点と差異点を考察したい。

ホスピス実践にかんしては、おおかたの部分で日韓の認識に共通性がみられる。「ホスピスと緩和ケア（緩和医療）の差異」「ホスピス実践の方針」「全人的ケアの要件」の内容は、ホスピスの理念や原則にかんするものであるため、それらについての認識に相違が少ないものとおもわれる。

共通の認識は共通の問題点を推測させる。ホスピスにたいする「患者の拒否感」や、「患者の自己決定、患者・家族の意思決定」への言及は、それらが日韓で問題になっているということである。いいかえれば、「患者の拒否感」を軽減すること、「患者の自己決定、患者・家族の意思決定」をひきだし、尊重することが課題とされているのである。

また、全人的ケアの要件として、韓国でとりあげられている「価値観の転換」「社会の医療化拡大傾向の改善」と、日本でとりあげられている、ホスピスにたいする患者の「ニーズの存在」は、類似する意味内容をもっている。なぜなら、「価値観の転換」と「社会の医療化拡大傾向の改善」の目的は、それらの変化の結果、全人的ケアやホスピスケアへのニーズをひきだすことにあると考えられるからである。

日本では、ホスピス実践の方針として、「患者の住み慣れた環境」「施設でのケア提供」「医学専門性と人間性のバランス」があげられたが、これらは、緩和ケア病棟入院料の設定によって、医療環境のなかでのホスピスの展開が一般化している、日本に特徴的な認識である。さらにいえば、日本のホスピスを推進する医療者は、在宅ケアと医療機関でのケア、医学専門性と人間性、これらにおける二つの要素のいずれを重視するか、どのようにそれらのバランスをとるかについて、判断する必要性を認識しているといえるであろう。

多職種チームについても日韓で事情が異なることがわかる。日本では、全人的ケアの要件として「多職種専門職の配置」があげられたが、そこではスピリチュアルワーカーの配置は難しいとの認識があった。韓国では、聖職者は多職種チームの一員と認識されている。したがって、多職種チームで必要とされる「平等」や「総合的な能力」とは、聖職者を専門職にふくむチームでの平等性や調整能力とみなされている。

ホスピス運動については、日本ではその停滞性が、韓国では活動的な発展性が、ホスピスを推進する医療者の認識からうかがわれた。この違いの要因は、運動の目的にあると考えられる。韓国では、ホスピスの制度化や診療報酬化、ホスピスの理念の普及・維持、診療報酬に包括されないケアに補てんする基金の育成、といった運動の目的がある。しかし日本では、そのような確固とした目的が、ホスピスが診療報酬に適用されたのちに徐々に失われていった。このような目的の設定や、それをもとにした実際の運動の状況が、日韓のホスピス運動の特徴を分かつのに作用しているとおもわれる。

注

（1）発言中の（　）内は筆者の補足による言葉や文章、「／」は一連の発言の区切り、「……」は発言の省略部分を示す。

（2）本書では「患者の自己決定」を、どのような医療やケアをうけるかについて、患者が自分の考えにしたがって自分で決定することとする。また、「患者・家族の意思決定」は、患者の意思を尊重しながら、患者と家族が共同で意思決定することを指すものとする。

（3）B氏のインタビュー後の二〇一五年六月一日現在では、緩和ケア病棟入院料届出受理施設数は三三九カ所であり、このうち日本ホスピス緩和ケア協会正会員である施設数は二九三カ所であるため、この時点での加入率は約八六％である（日本ホスピス緩和ケア協会 2015)。

第6章　専門化と制度化

ホスピスの変容をうながす専門化と制度化について、日本と韓国のホスピスを推進する医療者は、どのような認識をもっているのであろうか。専門化については、「専門化が必要な理由」「必要な専門化の内容」「専門化の長所・短所」など、学問的な専門性や資格制度について幅広くたずねた。制度化にかんしては、制度や政策などによる制度化全般と、そのひとつである診療報酬化について、「制度化・診療報酬化が必要な理由」「必要な制度化・診療報酬化の内容」「制度化・診療報酬化の長所・短所」などを質問した。これら質問にたいする回答結果を、各過程のメリットとデメリットの観点から二つに大別し、それぞれの内容を考察したい。

1　日本——成果の評価と理念制約への批判

(1) ホスピスの専門化

知識と技術の両面から、ホスピスの専門化の必要性を認識している者は多い（B、D、E、H、M、P)。専門化についての回答内容では、メリットとして「技術向上」「知識の啓発・普及」「医師のアイデンティティ確立」が、デメリットとして「研修内容の不足」「医療への傾倒」「現場対応の不足」があげられている。

専門化のメリット

①技術向上

症状コントロールの技術が向上した（H、J、M、N）。

医療用麻薬を使用した症状コントロール技術の向上や、専門家の増加がメリットと認識されている。それは、J氏の表現によれば「進歩」である。

J：（この一五〜一六年ぐらいで）すごく進歩しましたね、痛みのコントロール自体は。専門家も増えたし、一般臨床医も麻薬を上手につかえるようになったし。すごい進歩ですよ。

②知識の啓発・普及

専門的な知識の啓発と普及がすすんだ（B、M、P）。

技術と関連するが、全国的な緩和ケア普及活動によって、一般の医師のなかに緩和ケアの知識が広まったことは、専門化のメリットと認識されている。その一翼をになったPEACE（Palliative care Emphasis program on symptom management and Assessment for Continuous medical Education）は、医師を対象に日本緩和医療学会と協力団体が開発した、症状の評価とマネジメントにかんする緩和ケア継続教育プログラムである。このプログラムをもとにしたＰＥＡＣＥプロジェクトは、全国の緩和ケア研修会の支援事業を実施している（日本緩和医療学会 2012：3）。Ｂ氏は、それが一定の成果をあげていると評価している。

Ｂ：ピース（プロジェクト）というのは、底上げをしたという点では、ひじょうに大きな役割をはたした……／緩和ケア病棟をもっていなくても、外科や内科の医師で、痛みのコントロールの基礎的な知識を習得した人が、全体的に日本で増えた。それは患者さんのためになるという意味では、すごくよかったとおもうんですね。

③医師のアイデンティティ確立
研究や学問の発展によって医師のアイデンティティが確立する（Ｍ）。

ホスピスを実践する医師として、他の専門性をもつ医師と対等な関係を築くためには、緩和医療の専門化によるアイデンティティの確立が重要であるとの認識が存在する。実際の仕事のなかで、医師対医師の良好な関係を築くためには、それぞれの専門性を前提としての、おなじ立ち位置での対等な関係性（Ｍ）が必要だからである。

専門化のデメリット

①研修内容の不足
緩和ケア研修会の内容が不足している（Ａ、Ｂ、Ｆ、Ｍ）。

専門化を後押ししてきた緩和ケア研修会の内容の不足については、研修期間が短い（Ａ）、身体的ケアが優位である（B）、ホスピスマインドを伝えきれているのか疑問である（F）、患者の生活を想像してマネジメントするところが足りない（M）、という指摘がある。がん対策推進基本計画のもとでの指針では、「原則として、緩和ケア研修会の開催期間は、二日以上で開催し、実質的な研修時間の合計は一二時間以上であること」とされている（厚生労働省 2015c）。しかし、現実的に全人的ケアのすべてを、二、三日の研修で習得することは困難である。そのような事実が、研修内容の不足の指摘の背景にあるが、B氏は、その改善の必要性に触れている。

B：全人的アプローチということが、ひじょうに、基本中の基本なので、身体のことが突出してしまうと、その根本概念が薄れてしまうという恐れがあって……ピースプロジェクトのつぎの段階で、全人的なアプローチの重要性をきちっと研修のなかにいれていく、そういう算段。

②医療への傾倒

専門化によって医療への傾倒がすすむ（C、I）。

緩和ケアや緩和医療が、医学の専門分野のひとつとなることによって、他の医学の専門分野とおなじく、治療志向の性質を帯びるものになることが懸念されている。それを避けるため、緩和医療は緩和ケアの一部であるとする明確な概念整理の必要性を説くのがC氏、緩和医療は治療の効果をもとめる医療とは差別化すべきというのがI氏である。

C：緩和医療は、緩和ケアの大きな枠のなかのひとつでしかない……緩和医療だけしていれば、緩和ケアの一部はしているのだけれども、全体はしていない……緩和ケアと緩和医療はおなじ大きさではかさならないという位置づけをしていかないと誤解される。

I：（極論かもしれないが）緩和医療という部分において、（特定の治療にかんする）専門性がないということを、きちんと専門化する（緩和医療の専門知識として定着させる：筆者注）ということは、大事なんだとおもうんですよね。何々手術ができるから何々外科専門医、あの（専門医）制度ですすめていくと、痛みがとれたら緩和医療専門医とか、抑うつが治ったから緩和医療専門医になりかねない。

③現場対応の不足

現場で専門性を生かす対応ができていない（N、O、P）。

看護の分野でも専門看護師や認定看護師の資格がある。しかし、専門性の必要は認められながらも、それを生かす場が診療報酬で点数化される場所に限定されたり、現場では一職員のままであつかわれたりする。したがって、専門性を実際のケアの質的向上に生かせる土台づくりが必要とされている（N、O、P）。P氏はこの点を、つぎのように述べている。

P：緩和ケアの認定さんっていう資格をとったとしても、現場の人たちが、（認定看護師が）どういう人たちかというのがあまりわかっていないと、なんでも屋になってしまうんですよね。これってほんとうに私たちの仕事なのかなとおもっても、認定さんに任しておけばいいや、となってしまったりしているところもあるので、専門性は必要だなとおもうんですけど、その専門性をどう上手に生かしていくのかというところは、現場が考えていかなければいけない部分なんだろうなとはおもいますね。

専門化のメリットと認識されている、緩和ケアの基本的な「技術向上」や「知識の啓発・普及」と「医師のアイデンティティ確立」は、いずれもホスピスケアの医学専門性の部分の充実を意味している。つまり、これらメリットの指摘は、医学専門性を肯定的に評価するものである。反対に、デメリットにあげられた「研修内容の不足」や「医療への傾倒」は、ホスピスケアの非医学専門的な部分の不足をあらわすものであり、これらにたいする指摘は、医学専門性を否定的に評価するものである。このように、医学専門性は肯定的にも否定的にもとらえられているが、医学専門性のみを志向する専門化に抗して、ホスピスの理念を志向する専門化をどう成立させていくかが課題とされているといえよう。

（2）ホスピスの制度化

制度化についての回答結果では、メリットには「人材輩出」「質の保証」が、デメリットには「規定の優先」「在宅ケア推進政策の困難」があげられた。

制度化のメリット

①人材輩出

制度化によって緩和ケアの人材が輩出される（C）。

制度や政策がつくられることによって、その計画に沿った実践が生まれ、それを担当する人材が輩出されることは、制度化のメリットである。この点について、C氏はつぎのように認識している。

C：がん対策基本法ができて、計画ができたときのなかに、がん診療拠点病院に緩和ケアチーム（を設置する）といったときに、チームを構成する、人集めをする……緩和ケアの経験のない人たちが……模索しながらやる……勉強しながらやるから、成長もしていくでしょうし、やがてほんとうに緩和ケアの人材が生まれてくることも当然あるとおもうから、それを否定はできない……。

②質の保証

制度化によって緩和ケアの質が保証される（I）。

緩和ケアにかんする制度はケアの内容を規定するため、その質が保証される。I氏はこのメリットについて、つぎのような期待をかけている。

I：制度のいいところというのは、少なくともおおまかではあるんですが、質の保証の元にはなるんですよね。……ある意味、均一化してしまうので、怖いといったら怖いんですが、……大枠は決めなければだめ、と（おもう）。その大枠というのは……（医師のばあい）全人的なケアができる、少なくともやろうと志す人でなければだめだし……最低限の薬学的な知識であったりだとか、協調性がとれるという人格であったりだとか、そういったものがないと厳しいのだろうなというのは感じました。

制度化のデメリット

①規定の優先

制度化によって、ホスピスの理念よりも規定が優先される状況が生じる（A、B、E、J、M、O、P）。

ホスピスの理念にもとづくケアを提供することよりも、制度や政策の規定をつくる主体の意図が優先されることを危惧する認識が示された。A氏は、医療費抑制という意図を気に留めている。また、B氏とJ氏は、規定によってホスピスの初期の運動志向性や、ケアの柔軟性が失われることを憂慮している。

B：制度にのると、もともとのふつふつとした、原始的な息吹きみたいなものが、どうしても取れる……ホスピスというのは、ものすごくシステムに乗りにくい、ひとつのムーブメントみたいなところがありますからね。

J：ガイドラインとかも全部そう……この症状が出たらこれ、これはこれ……そんな簡単なものではないよね。だから、人と人とのつきあいが大事だし、人間対人間でね、臨機応変に対応できるようなシステムをつくっていけば（いい）。

現状を十分に考慮しない規定にたいする批判もある。M氏は、患者のニーズに応えようとする制度や政策が重要であることを認識しながらも、それをひきうける提供者側の事情にたいする配慮がないことを、危機的状況であると指摘している。

M：がん対策基本法もそうですけど、どんどん締め付けが、いま、すごくて、ほんとうに作業量がすごく多くなっていて、自分のやりたい方向性も犠牲にしないと、拠点病院の更新が得られないような（状況）……首をしめられている感じですね。ほんとうに最近はつらい／（がん対策基本法の計画は）患者さん目線というのを、すごくとりいれようとしているのは、よくわかる……それはそれで大事……（しかし、）緩和ケアをやっている人たちがつぶれたら、その普及は止まってしまうということが、あまり考えられていないのかなというのを、すごく感じる……誰でもいつでも相談できるような体制をつくれって、じゃあ、相談をうけたさきのことをどう想像しているのかなと／大事なのは病院のなかだけではなくて、地域として……仕組みをちゃんとつくっていって、文化づくりだとおもう……そこをしていかないといけないのに、それのビジョンがないのかなという感じがしていて……。

M氏が触れているような地域のなかの仕組みをつくるには、地域医療機関の連携が必要である。そのため、がん診療連携拠点病院の緩和ケアセンターが、「地域のがん診療の連携協力体制の構築」を業務のひとつとし、地域の医療機関間の連携づくりと、患者を適切な医療機関に結びつける役割をになうとされている。しかしO氏は、このような方法は実現困難な、規定優先の制度であると批判する。日本の医療機関の多くは民間機関であるため、非営利でありながらも営利的な運営をおこなっているからである。また、患者が、医療機関の選択について、規定が設けられることを好まないからでもある。

O：（緩和ケアセンターが）つくられた病院は、周囲の病院に何か営利を生みだそうとおもっているわけではないので、どういうふうに（それらを）コントロールするのかなと。情報を集約化しないとコントロールはできないんですね。でも、情報集約するには、それぞれの病院が自分のところの利害を捨てないとできない……／（うけ手側の人たちも）あそこの病院は評判が悪いから嫌とか、そういうのをはっきりいわれる……コントロールするというのは、その選択肢を全部あずけるということ……（しかし、）そう簡単にはいかないのではないですかね／国がその制度を……実際にうごくようなしかけ（病院の経営トップのメリットになる方法：筆者注）にしていくというのが、ひとつでしょうね……（もう一方では）うけ手の人たちが、いかに正しく自分の生きかたを考えられるかということが……大事なのではないですかね。

②在宅ケア推進政策の困難

制度化によって推進される在宅ケア政策は実際には困難である（Ⅰ）。

ホスピスにかぎらず、医療政策全般で在宅での医療やケアが推進されているが、地域の事情を反映した患者のニーズを満たすには、病院でのケアが望ましいとの認識がある。Ⅰ氏によれば、地域の事情とは、サービス供給量の不足である。

Ⅰ：地域住民は病院がいちばん安心だから（患者を）あずけている……何があっても看護師さんがいてくれる、医者がいてくれる……（在宅は）とても無理というのが、ここの地域の現状なので。医者もいませんし、看護師さんもいませんし……。

制度化については、制度や政策によって、ホスピスの理念を実践できる「人材輩出」や、ホスピスの理念にもとづくケアの「質の保証」が可能になることが、メリットと認識されている。このばあい、制度規定が肯定的に評価されているといえる。一方、制度化のデメリットには「規定の優先」と「在宅ケア推進政策の困難」があげられた。医療制度や政策によって、ホスピスの理念にもとづく実践に制約が生じることが、デメリットと認識されているのである。つまり、制度規定はデメリットを理由として否定的に評価されている。ホスピス推進医療者は、ホスピスの理念にもとづく実践を制約する制度化に批判的見解をもちながら、ホスピスの理念の実現を志向する制度化をもとめているといえるであろう。

(3) ホスピスの診療報酬化

制度のなかでも早くから成立している、緩和ケア病棟入院料などの診療報酬について質問した結果、メリットについては「ホスピスの普及拡大」が言及され、デメリットとしては「利益の優先」「医療の優先」「質の低下」「ホスピス運動の弱化」「在宅ケアの困難」が指摘された。

診療報酬化のメリット

①ホスピスの普及拡大

診療報酬制度への適用はホスピスの普及や拡大に貢献した（C、I）。

診療報酬としての緩和ケア病棟入院料が、ホスピスの経済的基盤となったことで、ホスピスは全国に普及拡大した。このような診療報酬の効果がホスピス発展への貢献とみなされ、診療報酬化のメリットと考えられている。量的な広がり（C）とともに、設備も「必要にして十分以上のもの」（I）になったという認識である。

診療報酬化のデメリット

①利益の優先

診療報酬化によって、ホスピスの理念よりも経済的利益が優先される状況が生じる（B、C、D、I、J、L）。

診療報酬はホスピスの経済的基盤になっているが、それによって、ホスピスの理念よりも経済的利益が優先される状況が生じることを、デメリットととらえる認識がある。経済的保障だけを目的としたものが出てくる（B）、ホスピスの理念よりも診療報酬に惹かれてとりくんでゆく施設もある（C）、ピュアなおもいをもちつづける人とお金を優先する人とに分かれる（D）、という認識である。

②医療の優先

診療報酬化によって、ホスピスの理念よりも医療が優先される状況が生じる（C、D、H）。

診療報酬は公的医療保険制度の要素であり、医療システムの一部として機能する。すなわち、緩和ケア病棟入院料は医療システムのなかで機能するものであり、医療システムの規制をうける。規制では医療的観点による規定が設けられているため、その規定にしたがって実務をおこなうホスピス実践者は、ホスピスの理念よりも医療的観点を優先させる可能性がある。この点について批判的認識を示しているのが、C氏とD氏である。

C：箱はつくったし、人も集めたけど、では、集められた人材がホスピス運動をきちんと理解しているかどうか、経験があるかというと、そうではなかったので、そうすると、従来の医療の視点のうえで医療やケアが展開されていく。環境は、一般の病棟よりは、はるかにアットホームであったりとか、快適であったとしても、そこで展開される医師―患者関係とか、医師―看護師関係とか、医療者と家族の関係とかというものは、そんなに大きく変化しないままにきてしまっている部分もあるのかなと。

D：問題なのは議論していない（こと）……質の評価をしないと危ないよとか、誰もおもわないまま、さきに（診療報酬の）点数がついたから、みんな慌ててつぎの年に集まったんですよ、緩和ケア病棟のときはね……いまの感覚として、唐突についたから、あとから議論になっていって、ついていったことによる医療化だったり、病院がそこ（＝医療）に重きをおくと（いうことになった）、もともとの価値観で。

診療報酬化によって、患者も緩和ケア病棟を利用しやすくなった。ただし利用者は、ホスピスの理念に徹底したケアの利用を希望する患者だけではなくなってきている。そのことが、ホスピスでの医療行為の利用の変化に関係しているとの認識が、H氏の発言からわかる。

H：（点数化されていなかったときは）点滴はしないとか、そういう希望者がきっと多かったとおもう……信念で……わしはもう自然なかたちで亡くなりたいからと……いまは、そういうわけではない……ただ、望むのだったら、（患者は）はいってきていいんではないか……そのかわり、最低限の医療はちゃんとやってあげましょうよということで、医療化がどんどんと……。

③質の低下
診療報酬化によって緩和ケアの質が低下した（J、L）。

診療報酬化によって緩和ケア病棟の数は増えたが、症状コントロールの力量不足のホスピスや、全人的ケアを実行しないホスピスが増えたことがデメリットとみなされている。このような状況についてL氏は、現状批判的な認識をもっている。

L：緩和ケア病棟が、病床稼働率がいいということと、あるていどの医療点数がつくということで、全国に広まった……緩和ケアはいま、痛みも苦しみも、全人的ケアもできない医療に（なっている）……／数が足りなかったのは、ゆき届かせる必要はあったけれども、クオリティが下がって数が増えた（そういう）ホスピスケアに、緩和ケアに、ほんとうに意味があるのかなとおもっています。

④ホスピス運動の弱化
診療報酬化によってホスピス運動が弱化した（A、C）。

緩和ケア病棟に診療報酬が適用されるようになり、ホスピスは市民運動の力を必要としなくなったと考えられている。A氏は、ホスピスを推進するのは市民の力ではなく、診療報酬の力になったと認識している。また、C氏は、診療報酬化によって、ホスピスは、市民の要望ではなく、医療を基盤とするものになったと、つぎのように語っている。

C：医療は必要なんだけど、医療の枠組みのなかだけでその人生を終えなくてもいいのではないかな、というようなところからはじまった初期の運動が、十分に広がらないままに、医療をベースにした緩和ケア病棟がすごく広がってしまって……。

⑤在宅ケアの困難

現行の診療報酬制度では、在宅ケアは困難である（N）。

緩和ケア病棟入院料の金額にたいする不満の声は聞かれなかったが、在宅ケアを対象とした診療報酬の金額が低いとの指摘があった。在宅ケアの推進を望ましいとするN氏は、現実の報酬金額は、運営が成り立たないていどのものであると感じている。これまでのホスピス実践で、病棟を中心とした制度と運営が優先されてきたことが影響しているとおもわれる。

N：（患者を）在宅に帰そうとおもうと、いまのままでは不十分……もう少し在宅に手厚い診療報酬を出さないと……いまの診療報酬体制をみていると……低いんですよね……そうなるとスタッフも疲弊してくる……。

診療報酬化のメリットについては、「ホスピスの普及拡大」のみが認識されていた。ホスピスの理念にもとづくケアの量的および質的拡充が評価されているといえる。他方、デメリットと認識されているもののうち、「利益の優先」「医療の優先」「質の低下」「在宅ケアの困難」をあげる回答者は、ホスピスの理念にもとづく実践への制約や、医療的観点が優先される状況を憂慮している。また、「ホスピス運動の弱化」の指摘は、ホスピスが、市民の力ではなく、診療報酬によって推進される現実を否定的にとらえてのものであろう。診療報酬化の実現から約二五年たつ日本では、ホスピスの理念を志向する診療報酬化への期待は薄く、ホスピスの理念を制約してきた診療報酬化への批判が強まっているとみられる。

2　韓国――進歩への期待と実践内容の限界

(1)　ホスピスの専門化

韓国の回答者のなかでも、ホスピスの専門化の必要性を認識している者は多い（a、d、e、f、g、h）。これらの回答内容を、専門化のメリットとデメリットに二分すると、メリットは「医学的基盤の確立」「質の担保」「医師のアイデンティティ確立」であり、デメリットは「研修内容の不足」「医療への傾倒」である。韓国では、調査時の段階では、一般の医師までを対象とした専門性強化の政策は実行されておらず、専門医制度も成立していないため、デメリットへの回答が少なかったと考えられる。

専門化のメリット

①医学的基盤の確立

知識と技術による医学的基盤を確立できる（a、e、g）。

医学知識と技術による医学的基盤の確立は、ホスピスの専門化のメリットである。たとえばe氏は、専門医の成立という専門化は、患者の疼痛コントロールを技術的に可能にするのと同時に、患者のホスピスケアにたいする拒否感の軽減にも効果があると考えている。

ｅ：がんの治療過程で……（緩和医療専門の医師がいれば）麻酔担当医師と共同で対処し、のちに末期になったとき、麻酔担当医師の役割を減らして、緩和医療の医師の役割がより多くなるようにし、患者が拒否感なくうけいれられるようにする、という考えをもっていますが、実際はそうなっていません／緩和医療を専門とする医師も、専門医制度もなく、正式に教育をうけて活動する医師の数もそれほど多くありません……。

また、ｇ氏は、医師が、宗教領域の専門家と異なる専門性を発揮するために、医学専門性が必要であるとの意見をもっている。

ｇ：宗教団体でもできるが、医療よりは非医療的な側面から接近するので、発展の限界がある。……基本的に身体的症状のコントロールができなければならない。／専門家が出てくることが制度化でしょう。それを一生の職業とする……エキスパートが必要なんです。

②質の担保

ホスピスケアの質が担保できる（ｈ）。

専門化はホスピスケアの質の担保というメリットを生む。これにかんして、ｈ氏は、経験と教育によって資格を得た人材の輩出が、それを可能にすると認識している。

h：専門的教育をうけた人が（ホスピスケアを）おこなえば、質の低いサービスの乱発を防ぐことができます……ホスピスで適切に患者を楽にしてあげるには、資格で制限して、専門家が実施することが必要だとおもいます／がんの治療経験があるか、一定時間以上、教育を履修した人たちがおこなう、そういう、能力をもった人たちが（実施）する方向にいけばいいでしょう。

③医師のアイデンティティ確立

医学的基盤が成立することで医師のアイデンティティが確立する（f、g）。

専門化には、ホスピスの医師が、他の専門の医師と良好な関係を築くために、自己のアイデンティティの確立を図るという目的がある。そして、この目的の背景には、ホスピスケアの実践においては、治療を主とする医師との連携が必要であるにもかかわらず、それが容易ではないという事情がある。g氏は、この状況を改善するためには、ホスピス医が、一般の医師から認められるだけの専門性を身につけなければならないという。

g：（主治医は患者を）コンサルタントに渡さないんです……理由のひとつは……患者が自分を頼っているので、自分が診なければならないという責任感……もうひとつの理由は、緩和医療障を信じられないからです……だから、ホスピスの医師は、もっと実力ある人が訓練されなければならない、それがひとつの条件ですね。

専門化のデメリット

①研修内容の不足

保健福祉部が事業としておこなう研修内容だけでは不足である（k）。

　保健福祉部の事業として現在実施されている研修は、地域のがんセンターや緩和医療専門機関などで開催され、国立がんセンター開発の「専門人材標準教育」プログラムをもちいている。プログラム内容は、講義と実習をあわせて六〇時間以上とされている[1]。しかし、それだけでは、ホスピス実践のすべてを会得することは難しいという認識がある。k氏は、この点についてつぎのように述べている。

　k：一般医療界でも……トレーニングをうけた人が多くありません……六〇時間という、国立がんセンターがすすめている教育をうければ（ホスピスが）できますが、実際のところ、それだけでは（末期患者を専門的にケアするのに十分な）教育（は）できないでしょう。

②医療への傾倒

専門化によって医療への傾倒がすすむ（j）。

　緩和医療が医学専門性を重視する傾向を強めるのではないかという危惧がある。看護師であるj氏は、そのような危惧をいだく一方で、ホスピスの理念を前提とした専門性を希望している。

　j：ホスピスの教育をきちんとうけて、その哲学を十分に知って、そのつぎに緩和医療（にとりくむ）、そういうんですが……緩和看護というわけにもいかないですからね。そうすると医師が「看護することだけなのか？」という可能性がありますから。だから、ホスピス・緩和医療といっても、重要なのは、明らかに、palliative medicine ではなく care であるということ……社会経済的な援助という観点から、明確な教育や……概念整理があるべきと考えます。

専門化のメリットとされる「医学的基盤の確立」「質の担保」「医師のアイデンティティ確立」は、いずれもホスピスケアの医学専門性の充実を意味しており、これらは、医学専門性の肯定的な評価をあらわしているといえる。一方、デメリットへの意見は少なかったが、「研修内容の不足」と「医療への傾倒」がデメリットと考えられていた。これらをデメリットとする発想は、ホスピスケアの医学専門性以外の部分の充実が必要であるとの認識にもとづいている。専門化が十分に達成されていない韓国では、医学専門性を志向する専門化の効用が認識されるとともに、ホスピスの理念を志向する専門化が模索される段階にあるのである。

(2) ホスピスの制度化

制度化に反対の意見はなく、メリットを根拠とする賛成意見とデメリットを認識しながらの賛成意見が示された。調査時は、がん管理法下で限定された緩和医療専門機関への支援のみが実施されており、診療報酬化も実現されていない段階であったため、ホスピス単独法制定や、ホスピスの診療報酬への適用を想定しての認識が語られたとおもわれる。

制度化のメリットには「活動の促進」「標準化」「患者のニーズへの対応」「患者の尊厳のある死」「医療費節減」が、デメリットには「規定の優先」「悪用の懸念」「在宅ホスピスの限界」「対象の限定」があげられた。

制度化のメリット

①活動の促進

制度化はホスピスを推進する医療者の活動を促進する（g）。

医師は制度的な根拠や報酬の保証なしに、意志だけを支えに仕事ができるものではないため、ホスピスを推進したいと考える人たちの活動を実現させるのが制度化であるとの認識がある。g氏は、この点について、つぎのように述べる。

g：意志ある人たちが活動できるようにするのが制度化です。（いまは）意志があっても活動できないんです……自分は（ホスピスを）専門にするというのは簡単ではないんですよ。

②標準化

制度化によってホスピスの標準化が実現できる（j）。

韓国のホスピスの歴史は長く、多数のホスピスが運営されているが、ホスピスを対象とした制度による規定がないため、多様な形態のホスピスが存在している。したがって、そのような状況で生じているケアの質の格差を改善するために、制度化が必要であると考えられており、j氏は、その結果として、ケアの標準モデルが形成されることに期待をかけている。

ｊ：制度化はしなければならないとおもいます。標準がなければならないので……もっとも重要なのが標準、その標準を根拠にして、より発展できるので……（私たちは）そういう部分での期待がありました。

③患者のニーズへの対応

制度化によって患者のニーズに対応できるようになる（a、e、k、l）。

患者のニーズに応えるためには、実際に患者が存在する病院という場所で、ケアを提供できる制度が必要である。k氏は、そのような制度がつくられることで、患者のニーズに対応できるようになることを、制度化のメリットと認識している。

ｋ：政府では……三次（＝上級総合）病院にまでホスピスをつくることは考えていませんが、個人的な考えでは、そういう（ホスピス）病棟はつくらなければならないとおもいます。自分たちが治療した患者にたいしては、自分たちが責任をとるべきですから……／大病院で病棟がつくれないのであれば、緩和ケアチームくらいはつくって、責任をとるべきだとおもいます。

④患者の尊厳のある死

制度化によって患者は尊厳のある死を迎えることができる（e）。

ホスピスが制度として実施されることで、その理念にもとづくケアが提供され、患者が尊厳のある死を迎えることができるようになることは、制度化のメリットである。これについてe氏は、がん管理法のなかでホスピスが制度化された背景には、末期がん患者が、人間として尊厳のある死を迎えられるようにするという目的があったと述べている。

e：末期がん患者を対象にすることからまずはじめて、ホスピス・緩和医療を確立させてから、慢性疾患に拡大する方向にもっていくのはどうか……ホスピス（単独）法はあとでつくることにして（ということになった）……（がん管理法では）政府は、がん患者管理について、予防や早期診断等を、予算をつかっておこなう義務がある、こうなっているが、それにくわえて、末期がん患者についても、十分に人間の尊厳性をもって亡くなることができるように、財政的に支援し、（それに適切な）施設も拡充しなければならないということ、そのような機関にたいして支援をし、質の管理もすることが法制化されました。

⑤医療費節減

制度化によって医療費を節減できる（b、e）。

制度化によって、医療費節減という医療経済的なメリットも得られるとの認識がある。この点をe氏は、つぎのように指摘している。

e：患者が不必要にＩＣＵで亡くなるのを防ぐことができる。最期までお金を使わなければならないような現状だが、まえもってホスピス・緩和医療を適用することで、不必要な医療を減らし、政府も医療費を節減できる。

ホスピスの制度化に反対する回答者はいない。むしろ、制度化への働きかけが長年つづけられているにもかかわらず、それが実現しないことにたいする不満が多い。その不満は、制度化を管轄する政治や行政、主体としては政治家や官僚にむけられている。いいかえれば、これらの主体が制度化の阻害要因になっていると認識されているのである。この点に言及しているb氏の発言は、つぎのとおりである。

b：ホスピスや延命医療の決定について制度化すれば、国家的にかなりの費用節減になります。しかし、なぜ制度化が遅々としてすすめられないのか?……国会議員や政府の官僚が責任もって行動しなければならないのに、これらには価値の問題が介入するので、(これらについての) 考えを一貫したものにできない (多様な価値観をもつ主体の考えを一本化できない：筆者注) からです……(そのため、) 官僚や議員にとって、この問題は、本人が望む政治的目的、(すなわち、) 票を得るということには、ふさわしくないんですよ……決して経済的な問題ではない……誰も先頭にたって、責任をもって問題を解決しようとしない (からな) のだとおもいます。

ホスピスや延命治療のありかたについては、医療者や聖職者などのあいだに、多様な立場の価値観を反映した意見が混在する。そのためこの問題は、経済や社会保障などのような政治的論点になりにくく、国民の関心をひきよせる力も弱い。ホスピス推進医療者は、このような行政や政治の性質や対応のなかで、制度化にむけた運動をつづけてきているのである。

制度化のデメリット

①規定の優先

制度化によって、ホスピスの理念よりも規定が優先される状況が生じる（c、i）。

ホスピスが制度化されると、現在規定がない状況で運営しているホスピスが規制に縛られ、自由度がせばめられるというデメリットが生じる可能性がある。c氏とi氏は、このようなデメリットを懸念している。

c：自前の機関でそれ（＝ホスピス）を運営していたり……寄付で運営している人たちは、わざわざ（制度に）依存する理由はありませんね。そんなに状況は大きくかわるようにはおもえませんから、かえって、制度化されると規制だけさらに増えるんではないですか。

i：規制が増えると……善意で運営している人たちが被害をうけます……だから、適当な線で質的な規制をするのが大切だとおもいます。

②悪用の懸念

制度化されると制度を悪用する人があらわれる可能性がある（h）。

ホスピスケアのニーズがない患者にたいして、制度が悪用される可能性がデメリットとして考えられる。ここでの制度は、具体的には診療報酬を指している。h氏はこの点を心配しているが、悪用の可能性はどの制度にもあるので、予防策で対処すべきであるとしている。

h：回復の可能性のある患者に悪用される可能性が、残ってはいますね。それ（にたいして）は……医師が二名で判断するとか、そういう補完（的対策）は可能だとおもいます……世話をするのが嫌で、これ以上お金をつかうのが嫌で……至急に治療をうけなければならない状況なのに、回復の可能性のある患者を（ホスピスに）行かせてしまうということが、起きないとはかぎらないですね……すべての制度で、悪用する人はいるものですよね。そういうことを憂慮して、過度にちゅうちょする必要はないとおもいます。

③在宅ホスピスの限界

在宅ホスピスの制度化には限界がある（i）。

ホスピスの病棟にたいする制度化が先行している一方で、在宅ホスピスの制度化への要望も強い（d、h、j、l）。しかし、二四時間体制の全人的ケアを提供できない在宅ホスピスには限界があるという認識もある。i氏はその限界について、つぎのように説明している。

i：（在宅ホスピスは）全人的に完全に患者を世話するのではないですから。（患者の自宅で）何時間かケアをして、その時間にたいする報酬をうけて、ケアができるかどうかということですが……十分ではないですよ。（ケアがない）残りの時間は、自分で何とかしなければならないですよね。自分でできなくなれば、入院しますね。家庭看護が適切な人もいますが、不適切な人がかならず出てくるものですよ。だから、そういう面で家庭看護には限界がある。それから、人件費がいちばん高い……規模の経済を実現できないものは、結局、国家でも選択しない可能性が高いのではないかとおもいますね。

④対象の限定

制度化の対象とする疾患が限定的である（e、h、l）。

がん管理法で緩和医療の対象ががん患者に限定されている点が、デメリットと認識されている。たとえば、l氏は、このデメリットに現行制度の限界を感じている。

l：政策的に、がん管理法で緩和医療事業を指定する法がつくられました。そのため、がん患者中心のホスピスが制度化されたことが、大きな限界をつくりあげています。がん以外の慢性疾患者、老人性疾患者の方にたいする緩和医療が、まったくできていないんです。

制度化のメリットとされるもののうち、「活動の促進」「標準化」「患者のニーズへの対応」「患者の尊厳のある死」は、ホスピスの理念にもとづくケアの実践を可能にするメリットである。「医療費節減」というメリットを指摘する回答者も、不必要な医療の節減とともに、ホスピスという場の活用を想定していることから、「医療費節減」もホスピス実践の拡充につながるメリットとみなすことができる。これらメリットの認識には、制度規定にたいする回答者の肯定的な評価が反映している。反対にデメリットと認識されるのは、「規定の優先」「悪用の懸念」「在宅ホスピスの限界」「対象の限定」である。デメリットを認識する回答者は、これらデメリットによって、ホスピスの理念にもとづく実践に制約が生じる可能性と、ホスピスの理念にもとづかない実践が生まれる可能性を考えており、制度規定を否定的に評価している。韓国のばあい、ホスピスの理念を制約、あるいは不可能にする制度化が想定されながらも、ホスピス推進医療者は、ホスピスの理念を志向する制度化を期待しているといえよう。

（3）ホスピスの診療報酬化

調査を実施した時点では、ホスピスの診療報酬化は実現されていなかったが、診療報酬化について反対意見はなく、賛成意見においてメリットとデメリットを前提とした意見が出された。メリットについては言及が少なく、「過剰医療の防止」について触れられたのみである。デメリットとしては、「利益の優先」「身体的ケア以外のケアの報酬化の困難」「算定金額の低さ」「医療費節減効果の低さ」「患者の選択の制約」があげられた。ホスピスの診療報酬設定を目前にして、その案が提示されていた時期であったため、具体的内容について批判的な指摘が多かったものと考えられる。

診療報酬化のメリット

①過剰医療の防止

診療報酬を定額制にすることで過剰医療が防止できる（k）。

ホスピスの診療報酬は日当定額払い制とすることが決定されているが、その方法によるメリットが、過剰医療の防止とされている。k氏は、このメリットをもつ定額払い制に賛同している。

ｋ：（定額制は）末期の過剰な治療を防ぐ方法になりますね……私たちはいちおう賛成していますが……。

診療報酬化への反対意見はなかったが、制度化のばあいとおなじく、診療報酬化についても、阻害要因である行政にたいする言及があった。たとえばｃ氏によれば、官僚はホスピスの内容よりも医療費への影響に関心が強い。

ｃ：もっとも大きな障害は（保健）福祉部官僚たちのアイディアです……私たちは何度も（診療報酬関連の）データをもっていき、説得しました……（しかし官僚は）どうしてそこにだけ特別な報酬を要求するのか？　またば、ホスピスを制度化すると診療報酬が増えるので、財政状況をどうするのか？　そういって避けようとする……私がおもうには、主導的な福祉部官僚の思考においては、こういうことに意志がないんです。

診療報酬化のデメリット

①利益の優先

診療報酬化によって、ホスピスの理念よりも経済的利益が優先される状況が生じる（ｆ、ｉ、ｌ）。ホスピスが診療報酬の対象となり、そこに資本の論理が導入されることで、ホスピスの理念よりも経済的利益のほうが優先される状況が生まれることが、デメリットとされている。このデメリットについて、ｆ氏とｉ氏、ｌ氏が批判的に言及している。

ｆ：（診療報酬化の短所は、ホスピスケアが）形式化される（こと）でしょう。形式化されて、収益を維持しながらおこなわれるので、哲学が分離された形式的なサービスになる可能性があります。そのようなことは望ましくないので……。

i：ひとりの死がいくらになるか、この方が亡くなるまでいると利潤がいくらになる、そのように展開するようになるので……それは、専門化、制度化の最大の短所ではないか……。

l：国の定めた診療報酬だけを根拠に（ホスピスケアが）実施されるようになると、機関が経済的な論理を偏重する運営をするようになると、精神が荒廃しますよね。ある意味、本来の趣旨、目的を失ってしまい、理想を実現する目的もなくなり、お金がもらえるほうにだけ、どうにかしてむかおうとする傾向が生じるのではないかという気がします。

②身体的ケア以外のケアの報酬化の困難

身体的ケア以外のケアが診療報酬の対象になるのは困難である（b、c、e、h、i、k）。

診療報酬は、おもに医療行為にたいして給付されるものである。したがって、ホスピスで提供される身体的ケア以外のケアが診療報酬の対象になりにくいことは、デメリットとみなされる。しかし、全人的ケアを実施するには、社会的ケア、心理的ケア、スピリチュアルケアが欠かせない。これらの部分にかかる費用も対象として考えるべきであるとの認識が、b氏の発言からわかる。

b：スピリチュアルケア、霊的なものとか、社会福祉士とか、こういう部分を反映させなければいけないのに……こういう部分はのぞいて、技術的な医療行為にかんするものだけを（診療報酬は）対象にするので……これが現在の韓国のジレンマです。

また、ホスピスの実践には、多くの聖職者が携っているが、聖職者のケアの報酬化については、それを金銭に換算することはできないという、原理的な問題が存在する。c氏がこの点を指摘している。

c：聖職者の行為を診療報酬化するべきか……聖職者はどこでもボランティアの形式です……（聖職者が患者をケアするのは）結局はサービスなので、それも報酬化すべきではある。そうしようとすると、その報酬は機関がうけとるべきか、聖職者にわたすべきか、という問題が起こる。そうすると、結局は、聖職者が、基本的に概念からかわることになるでしょう。それは、商業化にむかうことなので……そういう問題が（あるので）……（聖職者によるケアを）報酬化するのは難しい。

③算定金額の低さ

診療報酬案で算定される診療報酬の額が低い（c、e、h、j、k）。

診療報酬は全人的ケアのすべてを包括していない。また、ホスピスでも必要に応じて抗生剤の使用や鎮痛剤の大量投与などをおこなうばあいがあるが、ホスピスの診療報酬案がつくられた段階では、そのようなばあいが考慮されていなかった。これらのことから、診察報酬の算定額は、実際の経費よりも低く見積もられているとの認識が生まれている。低い算定額が設定されれば、必要とされる治療行為とホスピスケアを同時におこなっているような総合病院のホスピスでは、赤字や治療行為の制約というデメリットが起こるため、ホスピス対象の診療報酬を採用しない可能性がある。そこで考案されたのが、一日当たり定額の金額を超えるような医療行為が生じるばあいは、例外として、それについて報酬を追加請求できる制度である。e氏の述べるこの方法は、新設の診療報酬制度で実現することになった。

e：現在算定されている診療報酬額がとても低いので、例外条項を設けて……（鎮痛剤を大量に使用するようなばあい）例外的に追加で診療報酬を認めることができるようにすれば、政府も面目がたつのではないか、という建議をしてみようと考えているところなんです。

④医療費節減効果の低さ
診療報酬化による医療費の節減効果は低い（e）。

診療報酬案では、日当定額払い制の導入による効果のひとつとして、医療費節減がみこまれている。しかし、実際にはその効果は低いとの認識がある。e氏は、これには、元来からの全般的な診療報酬金額の低さが関係しているという。

e：韓国の医療保険のシステムは、大部分が政府主導でおこなわれているので、医師や病院が利益をあげられる構造になっていません……アメリカのばあいは、医師や病院が（それぞれ）利益を出せる構造になっているので、ホスピス・緩和医療をおこなえば、医療保険で節減できる幅がとても大きいが、韓国では……ホスピス・緩和医療を実行しても得られる利益の幅はそれほど大きくない……実際に研究してみたところ、あまり削減されません。もともと（診療報酬が）安く（設定）されてきたので……。

診療報酬の低さは、韓国の公的医療保険制度の特徴のひとつとされており、その背景には、医療保険制度の「低負担―低給付」の構造がある。この構造が、診療報酬額の低さのみならず、自己負担率の高さや保険外診療の多さなどの状況を生みだしてきた（李 2009；株本 2012b；鄭 2014）。したがって、もともと診療報酬が低いなかで、日当定額制という方法がとられたとしても、それは、医療費節減にはあまり効果を発揮しないと考えられているのである。

⑤患者の選択の制約

定額払い制によって患者の選択が制約をうける（b、g）。

医療費の面では、患者にとってもメリットはあまりないという意見があった。定額払い制度では、患者は治療の選択に制約をうけるからである。反対に、がん治療にかかる医療費の自己負担率は五％と低いため、自己負担率に違いがないのならば、患者は自由に診療を選択できる出来高払い制を好むのではないかと推測されている。b氏は、この点についてつぎのように説明する。

b：（がん治療にかかる医療費の）自己負担（率）が五％なんですよ。出来高払い制度では、五％（の負担）で……すべてをうけられます。臨終直前に高価な薬もつかえるし、検査もうけられますが、包括払いのホスピス診療報酬になると、定額報酬なので制限がかかることになりますね。（かといって）政府としては、これ（＝出来高払い制度の対象）に、全般的に、高額な報酬をつけることもできないんです。

診療報酬化のメリットには、「過剰医療の防止」があげられていた。このメリットによって患者が過剰医療から解放されるとすれば、ホスピスの理念にもとづく実践にとっては、肯定的な結果が導かれるであろう。一方、デメリットのうち「利益の優先」「身体的ケア以外のケアの報酬化の困難」「算定金額の低さ」「患者の選択の制約」については、それらによって、ホスピスの理念にもとづく実践への制約や、医療的観点が優先される状況が起きることが憂慮されている。ほかに「医療費節減効果の低さ」もあげられていたが、これは行政にとってデメリットであり、このデメリットが原因で診療報酬化が遅れたとすれば、ホスピス推進医療者にとってのデメリットでもある。ホスピスの診療報酬適用を目前にした韓国では、ホスピスの理念にもとづく実践の制約や、医療的観点が優先されることが予測されながらも、ホスピスの実践の経済的基盤となり、過剰医療の防止も期待できる、診療報酬化の実現が切望される状況にあるといえる。

3　小括

ホスピスの専門化

ホスピスの専門化については、日本は進展の段階にあるが、韓国ではまだ進展初期の段階にしかいたっていない。そのため、日本では事実としてのメリットとデメリットの認識が語られ、韓国では期待を込めたメリットへの意見が多く、デメリットへの言及は少なかった。また、医学専門化のメリットとデメリットとされる事項については、日韓で大きな相違はない。

ただし、医学的基盤の確立をメリットとする韓国では、独特な目的も示された。それは、ホスピスにたいする拒否感の軽減と、宗教領域の専門家とは異なる専門性の発揮、すなわち、医学専門性の適切な活用というものである。前者は日本でも存在する可能性があるが、後者は、ホスピス推進主体として聖職者の影響力が日本よりも強い、韓国に特徴的な目的といえる。

また日本では、専門資格を現場で十分に生かせないとする看護師の意見が確認されたことから、資格取得者の増加という専門化の実績と、現場実務における実質的効果は、区別して考えるべきことが示唆される。

これらメリットやデメリットを、第2章で確認した先行研究と比較してみるとどうであろうか。日本で認識されていたメリットは「技術向上」「知識の啓発・普及」「医師のアイデンティティ確立」であり、韓国では「医学的基盤の確立」「質の担保」「医師のアイデンティティ確立」であった。

これらは、先行研究で確認されている専門化のメリット、すなわち、「医学的基盤や基準の確立」「症状や苦痛のコントロールの充実」「医療環境や医療者の対応の充実」とほぼ同様の内容である。「医師のアイデンティティ確立」は先行研究のなかでは確認されていないが、緩和医療専門医の成立が医師のアイデンティティ確立に寄与していることが、事実としてある。

先行研究ではみられるが、日韓では言及がなかったメリットは、「医療専門職と患者間のコミュニケーションの充実」と「患者の自律と選択の促進」である。これらが日韓で言及されなかったのは、専門化は、患者が医療専門職と対等に、もしくは、医療専門職よりも優位にあつかわれる状況を、かならずしも生みだすものではないと、感じられているからではないか。そのため、患者とのコミュニケーションの充実や、患者の自律と選択の促進ということが、専門化のメリットと関連づけて認識されない傾向があるのではないかと考えられる。

つぎに、専門化のデメリットとして認識されているのは、日本では「研修内容の不足」「医療への傾倒」「現場対応の不足」であり、韓国では「研修内容の不足」「医療への傾倒」である。

先行研究でみられたデメリットのうち、「医療技術の過度な使用による全人的ケア喪失の危険性」「医師以外の医療従事者の自律性制約」「医師中心の効率的思考の進展」「遺族ケアの軽視」「身体的ケアの優位」は、日韓であげられた「医療への傾倒」の内容と類似する。また、そのほかに先行研究で指摘されていた、「運動初期のビジョンの喪失」「死を自然の過程とする視点の欠如」「臨死期ケアの不足」も、医学専門性への志向が要因で起こったものとすれば、それらを、日韓での「医療への傾倒」というデメリットのカテゴリーにふくめることは可能であろう。これらのことから、専門化のデメリットは日韓と先行研究とで類似性が強いといえる。

ホスピスの制度化

ホスピスの制度化については、日本では制度や政策のメリットよりもデメリットにたいする言及が多く、韓国ではデメリットにかんする発言はあったが、制度化への期待をふくむメリットが多くあげられた。

日韓で共通して、人材とケアの質にかんするメリットが指摘されていた。より具体的には、日本では「人材輩出」と「質の保証」、韓国では「活動の促進」や「標準化」と表現されている。

日本での「人材輩出」は、制度の遂行のなかで人材が育つ可能性があることを意味し、韓国での「活動の促進」は、ホスピス活動推進の意志をもった人材の輩出に制度化が役立つとの考えから生まれている。韓国でメリットとされる「標準化」は、日本での「質の保証」とほぼ同義である。しかし、韓国では、制度化以前の段階で、非医療機関をふくむ多様な形態のホスピスが存在するため、それらの質の格差を埋め、平均化するために標準とすべきモデルが必要とされている。このようなことは、日本にはない事情である。

また、韓国では、その他のメリットとして「患者のニーズへの対応」「患者の尊厳のある死」「医療費節減」があげられていることから、制度化によるこのような実質的効果に期待がかけられていることがわかる。

日韓で共通するデメリットには、「規定の優先」と「在宅ケアの困難」がとりあげられている。「規定の優先」というデメリットは、制度化の途上にある韓国では、すでに活動しているホスピスが自由度を狭められることのみに認められているが、日本ではさまざまなデメリットの内容が、強い批判とともに表出された。医療費抑制という意図の優先、ホスピスの運動志向性の弱化、ケアの柔軟性の喪失、そして深刻なデメリットとしては、規定への対応を要因とする業務過多と、実現困難な規定の無理な遂行が指摘されている。前者の業務過多を経験するホスピス推進医療者は、本来のケアの仕事に悪影響をおよぼす規定は、ホスピスで働く者への配慮が不足しているとの認識も有していた。

在宅ケアについては、日韓両社会で、推進する立場と限界があるとする立場が併存する。後者の立場の回答者は、日韓双方で、在宅ケアの制度化がすすめられているかたわらで存在する、ケアの限界を根拠に、デメリットを認識しているばあいがある。その限界の実状は、日韓でほぼ同様で、二四時間の完全在宅ケアは実現困難というものである。

韓国のみで示されたデメリットには、「悪用の懸念」「対象の限定」があるが、これらは実務上での危惧や現行制度の限界をあらわしている。

ホスピスの診療報酬化

診療報酬に緩和ケア病棟入院料が設けられてから二五年がたつ日本では、メリットよりもデメリットにかんする発言がめだった。韓国では、診療報酬設定を目前にしていたため、もちろんその必要性は強く認識されていたが、期待の大きさゆえに、実務に関連するデメリットへの敏感な反応がみられた。メリットにあげられたのは、日本では「ホスピスの普及拡大」、韓国では「過剰医療の防止」である。韓国で診療報酬化の必要性を認識している者は、公言のいかんにかかわらず、当然その普及拡大をメリットと考えているはずである。また、終末期での過剰医療が問題とされていることから、定額制の診療報酬がその改善に役立つことがメリットとされている。

日韓で共通して認識されるデメリットは、「利益の優先」である。すでに診療報酬化を経験している日本では、診療報酬がホスピスにおよぼす影響にたいする発言は、現実を反映した辛らつなものである。韓国でも診療報酬化が達成されたあとに起こりうる、利益の優先がデメリットとみなされていた。利益優先の結果、ホスピスの理念が軽視される状況が生まれる可能性があるからである。

日本で認識されているその他のデメリットは、「医療の優先」「質の低下」「ホスピス運動の弱化」「在宅ケアの困難」である。ホスピスの診療報酬化によって、緩和ケア病棟は量的に拡大したが、病院での実践を要因とする医療優先の傾向が生まれ、ケアの質が低下し、ホスピスは市民運動の力を以前よりも必要としなくなった。このような現状認識が、デメリットの認識に関連しているとおもわれる。また、病棟を中心としたホスピスの拡大の一方、在宅ケアへの報酬は不十分であるとの認識もあった。

韓国では、診療報酬の具体的な案が提示されていたことから、その内容のデメリットが注目されていた。それらは、「身体的ケア以外のケアの報酬化の困難」「算定金額の低さ」「医療費節減効果の低さ」「患者の選択の制約」である。診療報酬は全人的ケアのすべてを包括しないため、そのことにたいする不満はもちろん、ホスピスを実践する聖職者の報酬問題ももちあがっている。「算定金額の低さ」と「医療費節減効果の低さ」には、全般的な診療報酬の低さの問題がかかわっている。患者の選択の制約にも、自己負担率の低さが関連している。がん治療の自己負担率は出来高払い制度で五%とされているため、出来高払い制度で自由に診療をうけるのを好む患者には、ホスピスの定額払い制のメリットが感じられない可能性があるからである。

先行研究でみられた制度化でのメリットは、「財源の安定」「ホスピスの普及拡大」「標準モデルの提供」であった。

制度化と診療報酬化をあわせて認められる日本でのメリット、すなわち、「人材輩出」「質の保証」「ホスピスの普及拡大」は、先行研究でみられるメリットと類似する。韓国でのメリットである「活動の促進」「患者のニーズへの対応」「患者の尊厳のある死」は、ホスピスの普及拡大と、その延長線上での患者の末期ケア提供の実現を意味しているため、先行研究の「ホスピスの普及拡大」というメリットの内容にふくめることができるであろう。韓国の「標準化」というメリットは、先行研究の「標準モデルの提供」に該当する。また、韓国のみで認められる「医療費節減」と「過剰医療の防止」というメリットは、アメリカのメディケアが、ホスピスケアを給付対象としたさいに意図していたメリットに共通する。以上のように、制度化のメリットは、先行研究と日韓とで類似性が強い。

制度化のデメリットにかんしては、先行研究で指摘される「財政的インセンティブの優先」と「効率性や費用対効果の重視」が、日韓で共通するデメリットである「利益の優先」と「規定の優先」に類似する。先行研究でデメリットとされる「心理的・社会的ケアや遺族ケアの軽視」「医学的基準の採用」「身体症状コントロールの優先」「医療専門職の主導」「宗教性やスピリチュアルな精神の喪失」は、日本で認識されている「医療の優先」というデメリットに相当するであろう。またほかに、先行研究で確認できるデメリットは、「患者のＱＯＬの低下」と「患者・家族の自律性低下」であるが、前者は日本で「質の低下」として、後者は韓国で「患者の選択の制約」として認識されている。

その他、先行研究には見出せない、日韓のみにみられるデメリットには、日韓で共通するものでは「在宅ケアの困難」がある。これは日韓に特有の認識と考えられるが、欧米では在宅ホスピスが盛んにおこなわれているのにたいして、日韓では、それを推進しようとする動きとその限界の自覚の、両方が存在することを示している。

また、日本では、ホスピスにたいする診療報酬ができたことで、ホスピス運動が弱化したこともデメリットととらえられている。これも、制度が存在しながらもチャリティなどを重要な資源とする、欧米のホスピスとの違いをあらわす認識であろう。韓国では、「悪用の懸念」「対象の限定」「身体的ケア以外のケアの報酬化の困難」「算定金額の低さ」「医療費節減効果の低さ」といった、制度や診療報酬の実質的なデメリットが指摘されていた。このようなデメリットが回答されたのは、調査時が診療報酬化を目前にした時期であり、その具体的な内容が注目されていたことが関連していると考えられる。

診療報酬化をふくむ制度化のメリットの内容は、先行研究と日韓とでほぼ共通する。しかし、デメリットでは、先行研究と日韓とで共通するものがある反面、日韓では、先行研究とは相違する多様なデメリットが認識されていることが明らかになった。

診療報酬化にかんして、聖職者によるケアの報酬化の困難が問題とされていたことは、韓国に特徴的なデメリットの指摘である。スピリチュアルケアは全人的ケアのひとつであるが、聖職者によるケア行為は診療報酬の対象としてあつかわれない。宗教性と医学専門性のバランスは、C・ソンダースが新たなホスピスを構想していた頃にも悩ましい問題であったが（Du Boulay 1984=1989：203-299）、韓国でもそれが懸案事項となっているといえる。

ソンダースのばあいは、結果として、宗教的基盤と医学的基盤の両方を兼ね備えたホスピスを創設したが、このようにバランスがうまくとれるホスピスが実現すれば、その後にホスピスの「医療化」は生じないかもしれない。また、たとえ生じたとしても、その帰結は肯定的なものになる可能性があり、A・ブラッドショーが指摘するような、宗教性やスピリチュアルな精神が失われる「危機」は防ぐことができるかもしれない（Bradshaw 1996：418）。

韓国で、聖職者によるケアの報酬化が議論されているということは、ホスピスで聖職者が重要な役割をになっており、宗教性と医学専門性のバランスが、実質的な行為主体の問題として検討されていることを意味している。バランスのとれたホスピスケアが、診療報酬という制度によって実現されるかどうかについては、今後の動向を見守るしかないが、これにかんする議論が、現実のホスピスケアにどのような作用をおよぼすかということは、注目に値する問題であろう。

注

（１）たとえば、二〇一五年三月開催の高麗大学付属九老病院での研修時間は、実習一六時間（二回）と講義四四時間、合計六〇時間。対象者は、医師、看護師、社会福祉士、聖職者などである（高麗大学九老病院緩和医療センター 2015）。

第7章 ホスピスの「医療化」と望ましいホスピス

前章では、日韓のホスピス推進医療者が、専門性の強化や制度・政策の施行という過程をどのように評価しているかをみた。では、ホスピス推進医療者は、それらの過程をへてホスピスの「医療化」現象が生じていると認識しているのであろうか。そして、そうだとすれば、それをどのように評価しているのであろうか。また、ホスピスの「医療化」についての現状認識や評価をもとに、日韓それぞれの社会でどのようなホスピスを創り出してゆこうとしているのであろうか。本章では、これらにかんするホスピス推進医療者の認識を分析する。

1 日本——理念と現実のあいだの葛藤

(1) ホスピスの「医療化」

ホスピスの専門化や制度化について対象者にたずねるなかで、それらをつうじてホスピスの「医療化」が生じているとの認識が語られることがあった。さらにふみ込んで、調査者である筆者が、日本でホスピスの「医療化」という状況が起きているかという率直な質問を投げかけたところ、それにたいする回答が返ってきたばあいもある。このようにして得られた、ホスピスを推進する医療者によるホスピスの「医療化」にたいする認識は、それが肯定的帰結を導くという見方と、否定的帰結をもたらすという見方に分けられる。そして、前者の見方をとる回答者は、ホスピスの「医療化」は、ホスピスの理念と医学専門性の両立を可能にすると考えている。一方、後者の見方をとる回答者は、ホスピスの「医療化」によって、ホスピスの理念よりも医学専門性や制度規定が重視される傾向があらわれるとみなしている。

肯定的帰結

①ホスピスの理念と医学専門性の両立

ホスピスの「医療化」において、ホスピスの理念と医学専門性の両立は可能である（K、M）。

ホスピスの理念の一部である、患者の自己決定が尊重されるのであれば、ホスピスの「医療化」は肯定的な結果を導くとする認識が示された。たとえば、K氏は、「その人がその人らしく自分の人生をまっとうするのに、どう医療がかかわるかという問題だけ」と述べていることから、ホスピスの理念と医学専門性の両立を認めているものと考えられる。

しかし、患者の自己決定が尊重されることで、かえって医療行為が増加し、ホスピスが、全人的ケアが実現されないもの、あるいは、死を前提としないものになってしまう危険性はないであろうか。この点にかんして、ホスピスの「医療化」を肯定的に解釈するM氏は、閉鎖された空間でおこなわれる身体的ケアが優位なケア、というホスピスのイメージを払しょくしようと試みている。

M：医療化されてある程度オープンになってきて、ここでもいま、とりくみとして……見学会をしたりとか、啓発事業をいろいろしています……／亡くなっていく過程を共有するというかたちが、医療化なのかなと。そのなかで僕は医師として、医療行為として本人の症状をマネジメント、管理をできるものがあるので、そこは大事にしつつ、そうやって、この緩和ケア病棟というのは、亡くなっていく人を看ていく経験がたくさんあるところだから……文化としての看取りの経験が……あまりないという人たちが、その経験を共有できるというところがいちばんのメリット……僕のなかのホスピスのイメージは、そこの場所のなかで成立する空間……緩和ケア病棟とか、がん拠点病院とか、そういう基幹病院で、緩和ケア病棟という部門として存在意義があるというのは……ロールモデルとして、閉鎖的ではなくてオープンで（あるということ）……。

M氏はまた、ホスピスの「医療化」にたいする否定的な評価があることも意識しているが、ホスピスが今後発展するためには、他の問題への対処のほうが重要であるという。それは、医療者が患者の価値観を正確に把握し、それにもとづく医療やケアの選択肢を提示することである。

死を前提とし、また、患者の自己決定を尊重するホスピスケアの提供は、ホスピスの理念にかなう方法である。そしてその方法が成立するのであれば、治療志向の医療行為を主とする病院のなかにあっても、ホスピスの理念と医学専門性の両立は可能であるといえる。

否定的帰結

①ホスピスの理念の軽視・医学専門性の重視

ホスピスの「医療化」は、ホスピスの理念よりも医学専門性が重視される傾向を生む（B、C、D、E、I、L、

N、O)。

緩和ケアや緩和医療の登場によって、ホスピスの理念よりも医学専門的な内容が重視される傾向が強くなってきたと認識する者は多い。かれらはその傾向を否定的にとらえ、ホスピスの「医療化」の原因である、医学専門志向や治療志向の医療を批判的に認識している。これら医療の志向にくわえて、E氏は、それに加担する資本主義の論理を批判する。

E：抗がん剤治療だとか、いまの治療をいかにつづけさせるかのために、緩和ケアが援助できるか、というところが裏にあるような気がしてしまう……／緩和ケアをやっている人たちが、化学療法をやっている人たちの下請けにまわっているような気がしてしょうがない……／確実にいえるのは、患者の幸せとはべつ（のことで）、製薬会社だけが儲けている……／医療の大半は資本主義の論理のなかに飲み込まれてしまっているのではないか……お金を儲けるための基準でまわっている……／ホスピスというのは、そういう点では……利益につながらないので、ほとんど人件費だけでやっていくところ……大企業にとってはありがたい存在ではない。

ホスピスの「医療化」によって、家庭的な環境での生活というホスピスの理念がはたせないという認識もある。たとえばN氏によれば、患者はホスピスに来る直前「ギリギリまで」治療をするため、苦痛が大きい重症な状態にある。そのような患者に対応するためには、必然的に身体的ケアが優位にならざるをえない。N氏は、このようなケアのありかたにおいては、ホスピスの理念を十分に生かしたケアが実践できないのではないかと感じている。N氏が感じているような状況は、ホスピスの「医療化」の状況といえるが、その過程は、専門化、制度化、商業化という過程をへてはいない。死にゆくことの医療化の拡大によって、終末期での患者の治療ニーズが増加し、その結果、ホスピスの「医療化」が起きていると考えられるであろう。

N：むかしは患者さんが……動ける人も多かった……患者さん同士の交流って、大事なんですよね……本当の意味で話しあえる仲間とかがいたら……治る希望とかではなく、生きる希望というところで、がんばれるという部分もあるとおもうんだけど……まして個室なので、交流をする場所もないんです。重症化もしているから、出てこられないし……／（以前は）生活感があったんですよ……／日常生活援助というか、それが大事なんですけれど、もう少し奥深いところでのかかわりが必要なばあいも、ちょっとそこが手薄になっていたりとか、そういうところはすごく、日々感じるところがある……。

H氏は、日本のホスピスは病院のなかではじまったため、ホスピスでも医療は当然提供されるものと考えている。そして、このような考えかたから、ホスピスの「医療化」という過程が現象として起きているとは断言できないという立場をとっている。一方、医療の傍らでの看取りの場であったホスピスで、看取りがおこなわれなくなったことについては、ホスピスの機能喪失とみなしている。ホスピスの「医療化」にたいする認識は筆者と多少異なるが、ホスピスの理念が希薄化している点は意識されている。

H：（日本のホスピスは）病院のなかに存在して……それがあとで法制度化したというかたちだとおもう……／ホスピスの医療化というより、ホスピス自体がいま、もう、なくなってきている……看取りという意味でのということよりも、症状コントロールをちゃんとしてと（いう）、緩和ケアという意味で流れていってる……。

②ホスピスの理念の軽視・制度規定の重視

ホスピスの「医療化」は、ホスピスの理念よりも制度規定が重視される傾向を生む（C、J、O）。治療志向を水路づける制度は実践に規制を課すが、そのことが、患者の自己決定への柔軟な対応に制約をもたらす可能性がある。この点を指摘しているのが、J氏である。

　J：医療化ってけっこう、枠組みをつくりたがる……人間はいろいろ考えがかわっていい……どんどんおもったことをいってもらって、それにたいして臨機応変に対応してあげるような環境を、つくっておいてあげればいいとおもうんです。

ホスピスの理念が軽視される状況を生む制度規定の例としては、緩和ケアの普及をすすめるがん対策がとりあげられた。がん対策は、終末期ケアを前面に押し出すことはしない。C氏は、このような、ホスピスで必然のケアである終末期ケアを重視しない政策を批判的に認識している。またO氏は、政策の影響に触れながら、医療における死の意識の不在を問題視している。

　C：（がん対策のなかで）緩和ケアを広めようとしているけれども……（そこでの）緩和ケアは終末期を入れない……だからたとえば、緩和ケアとホスピスが並ぶことを嫌がるとか。なんとか、国民のみなさんには、緩和ケアは終末期ではないよ、というふうにもっていきたいんですよ。でも、現場にいるかぎりは終末期（をあつかうもの）なんですよ。

O：医療化はどんどんすすんでいる……（がん）対策基本法ができてから、もう如実ですよね……／人びとの意識のなかに、医療者もしかりかもしれませんが、死ということがなくなってしまっているんですね。それが医療化していくなかの、私はいちばん大きな問題点かなとおもっていて。死ということもちゃんとあるよと教えながら、必要な治療をうけるというのだったら、全然いいんですけれども、それはちょっと人間の成り立ちを考えると難しいですよね……。

このような批判的見解にくわえて、ホスピスの「医療化」の帰結を否定的なものにさせないための対策案も語られた。そのひとつは、ホスピスの理念の維持であり、もうひとつは市民や運動の力を活用することである。

理念の維持を対策案とする回答者は、ホスピスを実践する医療者が本来の理念を再認識し、それを維持することをもとめている（B、C、D、I、L、O）。

B：死ということがメディカル・イシューではなくて、ヒューマン・イシューだと、人間的な出来事であるということの再認識みたいなのが、必要なのではないかなとおもうんですがね。

C：（ホスピスは）病院の枠組みのなかにはいり込んでしまっているから、そこを逸脱しようとすると、よほどホスピスとか緩和ケアということの、本質的な理解をしていかないとね。

L：僕たちはやはり、がん治療とともに歩む（が）……がん治療のメインではない……がん治療がかわっていくのにしたがって、僕らもかたちはかえる。でもここはかえないぞと、心はかえないぞというところが、ホスピス医の矜持だとおもうんですよね。

もうひとつの対策案である、市民や運動の力を活用する方法は、ホスピスを利用する人びとの認識やニーズをとりいれたホスピスをつくっていくというものである。そして、そのような方法によって、否定的な帰結の招来を予防することが期待されている（A、D）。この方法についてD氏は、ホスピスの理念の維持とともに、年齢にかかわらず市民が生死について考える必要性に触れている。

D：医療者（側の質をきびしく問う）だけでなく、市民レベルで、みんなに死が（来るということ）……、どう生きるかということを……考えなければいけない。それは大人もそうだし、子どもたちも……。

さいごに、ホスピスの「医療化」の帰結にかんする評価が明言されなかった例について、言及しておきたい。たとえばF氏は、医療にくみこまれているホスピスで理念がまっとうできるか疑問におもいながらも、それは実践者の認識しだいではないかと考えている。F氏が肯定的な帰結を選択しないのは、実践者がホスピスの理念を維持することの困難を自覚しているからであり、かといって否定的な評価を下すのでもないのは、ホスピスの理念を認識する実践者にかける期待があるからではないか。

また、ホスピスの理念の維持の困難を自覚しているG氏は、患者が医療をもとめる傾向を肯定的に認めながらも、積極的には医療をおこなわないホスピスの方針との齟齬を感じている。患者の自己決定を尊重することも、積極的な治療をおこなわないことも、ホスピスの理念に沿った行為である。両方の行為が同時に実施されることが望ましいが、それが困難な現実にG氏は悩んでいるといえる。

F氏やG氏の例からわかるのは、ホスピスを推進する医療者が、医療機関や医療制度のなかでホスピスの理念を維持することはひじょうに困難であって、そのことによって、理念が希薄化するという否定的な状況が導かれやすいということである。この点に注目しているのが、ホスピスの「医療化」を否定的に評価するホスピス推進医療者たちである。しかし、困難であっても患者と医療者の認識が一致すれば、理念を生かしたケアは実現できる。それが可能であると理解し、実践しているのが、ホスピスの「医療化」の肯定的側面を主張するホスピス推進医療者といえるであろう。

ホスピスの「医療化」の帰結を肯定的に評価する回答者は、ホスピスの理念と医学専門性の両立は可能であると考えている。しかし、両者の両立をどう成立させていくかは課題とされており、そのひとつの解決方法に、病院での、死にゆくことの医療化の状況を生かした、ホスピスや看取りについての啓発活動の実施が示された。

他方、ホスピスの「医療化」の帰結を否定的にとらえる回答者は、それによってホスピスの理念よりも医学専門性と制度規定が重視される傾向があらわれるとみなしている。かれらの批判の的のひとつは、医学専門性を志向する専門化とその背後にある死にゆくことの医療化の拡大である。すなわち、ホスピス自体の医学専門性の志向だけでなく、死にゆく過程での医療行為の増加がホスピスでの身体的ケア優位の状況を生むという、構造的な要因にたいして批判的な認識をもっている。また、制度化も、患者の自己決定や死にゆく過程に焦点をあてるケアに制約を課すものとして、もうひとつの批判の対象になっている。これらの結果から、日本のばあい、専門化と制度化のメリットは認めながらも、ホスピスの「医療化」にたいしては、その否定的帰結を批判的にとらえる見解が多いといえるであろう。

(2) 望ましいホスピス

ホスピスの量的拡大と質的向上に必要なことについて質問しながら、日本社会で望ましいホスピスとはどのようなものかたずねた。これにたいする回答を、「理念の実行」「普遍化」に分類して整理する。

①理念の実行

ホスピスの理念を実行するホスピスが望ましい(A、C、D、E、F、I、J、M、O、P)。

患者、家族、医療者の各主体がホスピスの理念を理解するなかで、ケアが実行されることが望ましいとされている(P)。ホスピスの理念のなかでも、個別の構成要素の実行が、望ましいホスピスの要件としてあげられたばあいもある。その要素とは、「患者・家族のQOLの向上」(E、J)、「患者の自己決定、患者・家族の意思決定」(C、M、O)、「全人的ケア」(D、O、P)、「自由な環境・家庭でのホスピス」(A、C、D、E、F、I)、である。

一つ目の要素である「患者・家族のQOLの向上」にかんするものには、化学療法などができなくなってからの患者がどう生きていくかを支える(E)、患者・家族がハッピーで過ごせる(J)、があげられた。

二つ目の要素である「患者の自己決定、患者・家族の意思決定」を重視するC氏は、医療から距離をおくことを志向するが、M氏は医療のなかでの展開を前提としている。前項で確認されたように、ホスピスの「医療化」を否定的に評価するC氏と、肯定的に理解するM氏の視点の違いが、望ましいホスピスの認識にもあらわれているとおもわれる。

C：少なくとも半数以上の人は家（で亡くなること）を望んでいますよね。そう（だと）すれば、日本の現状としては実現できていないということだから、まずそこのニーズに応えるための努力をしていって……（在宅ホスピスの）具体的な実習をできるような場面展開があれば、本人や家族が望むようなかたちでの人生の閉じかたができていくことになるのではないかなと。それは医療に支配されない、医療環境にほん弄されないありかた。

M：緩和ケア病棟とかホスピスはどういうところだよということが（理解され）……もし看取りのためだったら、それをちゃんと明確にしたうえではいってこられるような……それは、（その人の）治療の方向性が定まっているということだとおもうんですけど。自分がどうなっていくかということが、ちゃんと想像できているというなかで（ケア）しないと、緩和ケア病棟の質が上がってこないというか、みんな潰れていっちゃうとおもいますけどね／無理矢理に余命告知とかではなくて、ちゃんとやりとりをしてという作業が、いちばん大事だということを、ちゃんと啓発していかないと……。

O氏は、患者の自己決定や患者・家族の意思決定のみならず、それを可能にするために働く実践者の労働への配慮、その実現のための制度整備や価値観の転換が必要であると指摘する。

O：患者さんたちの意向が、フリーアクセスということなんですね……一方、医療を提供する側から考えると、（それは）ひじょうにハードルが高い／ホスピスケアの質をキープしたいと、働いている人たちはおもうじゃないですか。そのためにすごい努力をする。でも実際に、患者さんはステイしている時間は短い、重症度は高い、家族のニードも高いとなると……集中的にケア、インテンシブケアするしかないですよね。でも、インテンシブケアできるような枠組みはそこにはないので。もしほんとうにその方向が……患者さんもふくめて、医療者もそれがいいねということになるのであれば、そういうことが実現できるような国のありさまというのをぜひもとめたい／マンパワーが圧倒的に足りない……ほんとうに大事なのはアメニティでもなんでもないんです。ケアするソフトの面ですね。そこにもっと価値を見出せるようなありさまにかわっていかないと、ホスピスケアとか……医療の枠組みを超えたところにあるようなものじゃないですか……医療経済的に無理だとするならば、もっと根本的に考えるべきではないかなという気がします。

ホスピスの理念の三つ目の要素にあげられた「全人的ケア」の実行を必要とする考えは、医療的なケアを適切におこなったうえで、心理的、社会的、スピリチュアルな側面とのバランスをとること（D）と表現される。四つ目の要素で、回答としてもっとも多かった、「自由な環境・家庭でのホスピス」の具体的なありかたとしては、まず、地域や自宅で展開されるホスピスがあげられた。たとえばそれは、地域コミュニティのなかでの生活でケアがうけられ死んでゆける町（A）、日本人のニーズである自宅での死の実現（C）、である。

地域のなかでホスピスを展開するには、地域の人たちの理解が必要になるが、E氏とF氏はそれを育てることの必要性に言及している。

E：ホスピスってやはり、家庭とか、そういうような、ホームのイメージで、その地域の人たちを支える、死にゆく人たちを町ぐるみで支えるような、そういうようなところまで発展していくと、すごいとおもうんですよね／ホスピスは、子どもたちでも大人たちでもそうなんだけど、いのちを教育してくれる場である……そして、みんながそこの患者さんの死を支えていけるというようなところで、積極的にボランティアに参加してもらう……

病院は……中心となってマネジメントしていくようなかたちのホスピスになればいいんだろうなと、おもうんですけどね。

Ｆ：地域の人たちとのコミュニケーションをいちばん大事にしたいし、がんサロンとかがんカフェ[1]とか、いろいろなものを（やってみたい）……人がどうやって衰えたり病んだりして、亡くなっていくかという過程を知らないから、よけいに怖いんですよね、みんなね。死が怖い。だから、そういうこともふくめて、地域の人たちの勉強にもなるような、そういうことも子どものうちから、デスエデュケーションもふくめて考えて、やっていけたらいいなとおもう。

望ましいホスピスの要素として、医療機関と差別化される環境を強調する意見もあった。それらは、いやしやゆったりした時間の流れや、明るさや笑いなどがあるホスピス（D）、圧迫感や抵抗感がなく、ホスピスということを意識させないホスピス（I）、である。

②普遍化

ホスピスが普遍的なものになることが望ましい（F、G、I、N）。

ホスピスの普遍化が望ましいとする意見には、ホスピスケアが、現状の枠を超えて、広くゆきわたることへの希望が込められている。これに該当する意見は、非がん患者も対象とする（F、N）、一般診療もうけられる療養病棟のような病棟が必要である（G）、というものである。より究極的に、ホスピスケアが特別のものでなくなり、常識化・常態化すればいいという要望もある。F氏やI氏はそれを、「なくなればいい」という表現をつかって語っている。

F：ホスピスがどうなっていけばいいんだろうというのは、私もわからないんですけど。なくなればいいなというのが、いちばんですけどね。

I：日本で望ましいホスピスという質問に答えるとしたら、ホスピスなんかなくなればいい……特別なことであってはいけないとおもっています。日本で根づかせるためにはね。外国はどんなのかよくわからないですけどね。

日本のホスピス推進医療者は、ホスピスの「理念の実行」と「普遍化」が望ましいホスピスのありかたと考えている。前者の理念の要素にあげられたのは、「患者・家族のQOLの向上」「患者の自己決定、患者・家族の意思決定」「全人的ケア」「自由な環境・家庭でのホスピス」である。このうち、「自由な環境・家庭でのホスピス」への要望が顕著に多いが、そこには、病院でのホスピスから、地域コミュニティのなかで展開されるホスピスへの、転換をもとめる志向が反映していると考えられる。また、「普遍化」の内容は、非がん患者に対象を拡大すること、ホスピスが特別なものでなくなることとされている。望ましいホスピスについての回答の全体をとおしてわかるのは、医学専門性を志向する専門化と、その背後にある死にゆくことの医療化は批判的にとらえられ、ホスピスの理念やケア行為が、普遍的な価値観や行為として広がることが望まれているということである。

2　韓国——医療化がまねく変容の憂慮

(1)ホスピスの「医療化」

いまだ専門化や制度化が成熟していない韓国で、ホスピスの「医療化」は起きていないため、それについて現実的に論じるのは難しいとの意見はあった。しかし、病院内でのホスピスで「医療化」が起きていると語ってくれた回答者や、将来的にホスピスの「医療化」が起きることを推測して、その帰結について述べてくれた回答者がいる。

それらの回答によれば、ホスピスの「医療化」は肯定的帰結を導くと認識する回答者は、ホスピスの理念と医学専門性の両立は可能であると理解している。また、否定的帰結をもたらすと認識する回答者は、ホスピスの理念よりも医学専門性や経済的利益が重視される傾向があらわれると考えている。

肯定的帰結

①ホスピスの理念と医学専門性の両立

ホスピスの「医療化」において、ホスピスの理念と医学専門性の両立は可能である(k)。

k氏は、死にゆくことの医療化の拡大によって、ホスピスケアの対象が重症患者になる過程について説明し、さきに日本のN氏の例でみられたように、そのような医療的介入を要する患者の治療ニーズという現実的なニーズが、ホスピスの「医療化」をもたらす状況を語っている。

そして、このようにして生じる医療機関でのホスピスの「医療化」を感じているk氏は、医療システム内でのホスピスの存在意義は、多様な形態の非医療機関でのホスピスとの差別化を可能にする点であると指摘している。この指摘は、医療行為の実践と非医療的なケアの提供の両立は可能であるという、ホスピスの理念と医学専門性の両立を前提とした認識とみなすことができるであろう。

k：（韓国では患者）本人に説明をしないので、（患者の）子どもは最後まで治療をしなければと考えます。（がんのステージが）三〜四期でも治療をはじめます……ホスピスにやってくるのは……治療の効果がなくなるときではなく、患者が治療をこれ以上うけられないという状態になったときです。もう残された時間は短いです。そうすると、患者は自宅や独立機関でケアをうけることはできません……症状がたいへん深刻な状態で来るので……病院の支援をうけざるをえないんです／（民間療法をもちいたホスピスなど）多様なものがある……それらを許してしまうと、そういう機関は正常なホスピスではなく、商売としてのホスピスになる……私たちは（医療の）制度圏にはいって、医療機関として（患者のケアを）おこなわねばならない。

否定的帰結

①ホスピスの理念の軽視・医学専門性の重視

ホスピスの「医療化」は、ホスピスの理念よりも医学専門性が重視される傾向を生む（h）。

ホスピスの理念よりも医学専門性が重視される傾向が生じれば、それはホスピスの「医療化」の否定的な帰結である。h氏の発言からわかるのは、死にゆくことの医療化の拡大という現象を背景要因とした、患者の治療ニーズがあるばあい、医学専門性を重視せざるをえない状況、すなわちホスピスの「医療化」の状況が生まれる可能性が高いということである。

h：問題点は、ここのホスピスがとても医療化していることです。総合病院内にあるホスピス病棟ですから……治療の延長線上で（ホスピスケアを）うけたいとされる方が来られます……（患者も家族も）何もしないで疼痛コントロールだけおこなうホスピスは嫌だ。そういう考えをもっている方が来ます。未練を捨てられないんです。

死にゆくことの医療化の拡大がホスピスの「医療化」を招来する理由を理解するには、b氏の見解が参考になる。b氏は、韓国社会の医療化拡大傾向が、その環境のなかで展開される、死にゆくことやホスピスに影響をおよぼしていると、つぎのように説明する。

b：いろいろな医療技術的な側面よりは……社会の医療化現象のなかでもっとも解決できていない部分が死の問題（社会的・文化的に死をどうういれるか：筆者注）だとおもいます／医療化の過程で、西洋医学の本質をうけいれないで、技術の部分に比重をおいてとりいれました……（もともと延命治療技術は）急性期患者を生かすために心肺蘇生術をほどこし、人工呼吸器を適用して蘇生させるためのものであって、それをすべての患者に、臨終に近い患者につかおうとするので、混乱が起きたんですよ／西洋医学の技術的な面をうけいれて、最後まで努力すれば（生命を）延長できる（と考え）……努力しないことを罪悪視する……よくある現象です／国家が意図的に診療報酬の単価を低くしているので、医療の利用頻度が顕著に多くなって……健康な人も患者にしてしまい、穏やかに静かに亡くなるべき人も……こういう問題が浮き彫りになっているんです。

韓国では宗教がホスピスの「医療化」を制御する機能をもっているとの意見もあった。a氏は、韓国では制度化が遅れたかわりに、ホスピスに宗教が定着し、チームが育つという効果があったという。また、日本と異なって宗教信仰者が多く、(2) 死を語る文化的土壌があると述べている。現実的に、宗教がどのていどまでホスピスの「医療化」を抑制する役割をはたすかは未知数であるが、ホスピスの理念の維持に機能をはたせる可能性はあると考えられる。

②ホスピスの理念の軽視・経済的利益の重視

ホスピスの「医療化」は、ホスピスの理念よりも経済的利益が重視される傾向を生む（f、i、l）。

診療報酬に適用されたあとのホスピスの変化については、経済的に価値ある部分だけが注目される、否定的な帰結にゆきつくとの推測が示された。経済的に価値ある部分に相当するのは、診療報酬の対象となる身体的ケア、おもには医療行為の部分である。このような、経済的に価値ある部分に注目する行為は、ホスピスの「医療化」現象をひき起こす可能性がある。i氏は、その過程で、ホスピスの理念が軽視されるようになるのではないかとの危惧をあらわしている。

i：診療報酬がつくられると、それは完全に変化の瞬間ですよね……制度化の陰には、マインドを忘れてしまうということがありますよね……資本主義の論理で病院がまわり……もともとあったもののなかでコストの効果を計算するようになり、費用対効果がないと判断されると、その対象はなくなる方向にゆく可能性が高くなりますよね。そういうことをたいへん心配します。

以上のような否定的帰結を避けるために、f氏とl氏は、ホスピスの理念を育成するための寄付文化を、補完的に創る必要性を主張している。

f：（哲学が）システムに反映されるには、（それが根づいた）寄付文化がともなわなければならない。そうすれば、それ（＝哲学）を実現しようと努力しますよね。そうすれば、（ホスピスは）寄付もうけられる……（そして）それを具現する患者ケアをしなければならないでしょう……診療報酬をあたえるだけでは、ビジネスしかしなくなりますすね。

l：診療報酬は基本的にある一方で、ホスピスは、常に自発的なものが土台になければ、制度化だけで運営されると、純粋性が減ってしまい、精神が弱まってしまうとおもいます。その部分（について）は、ホスピス機関で自発的な寄付文化を生かそうという努力をして……（寄付の）精神を広めようという運動を並行しておこなうべきと考えます。

ホスピスの「医療化」の帰結を肯定的に認識する回答者は、ホスピスの理念と医学専門性の両立は可能であり、それによって非医療機関との差別化を図ることもできると理解している。反対に、ホスピスの「医療化」の帰結を否定的にとらえる回答者は、それによって、ホスピスの理念よりも医学専門性や経済的利益が重視される傾向があらわれると考えている。また、その傾向を助長する、医学専門性志向の専門化、死にゆくことの医療化と社会の医療化拡大傾向、経済的価値志向の診療報酬化を批判的に認識している。韓国のばあい、専門化、制度化、診療報酬化が十分に達成されていないため、ホスピスの「医療化」への言及は少ないが、それが起こる可能性とその帰結のありかたについての、将来的な展望は確認することができた。

(2) 望ましいホスピス

韓国社会で望ましいホスピスについてたずねた結果は、「専門化・制度化」「ケア提供体制の確立」「理念の実行」「普遍化」「社会変革」に分類できる。これらの内容を順にみていこう。

①専門化・制度化

ホスピスが専門化・制度化されることが望ましい（a、c、e、j、k、l）。

望ましいホスピスの要件として、実現の途上にある専門化（e）、制度化（a、c、e、j、k、l）が基本的条件と考えられている。たとえばc氏は、制度化や診療報酬化にたいして、つぎのように期待している。

> c：韓国で望ましいホスピスの発展方向は……まず、法がつくられねばならないですし、つぎに、システムとして、入院ホスピスよりも家庭（＝在宅）ホスピスが発展するのが、かなり経済的で、いろいろなほかの面でも役に立つ……ホスピスチーム（＝緩和ケアチーム）にたいする報酬があれば、底辺拡大に役立つだろう。実際には、患者は皆、病院に来られるので、（そこでの）実質的なニーズがある人たちにたいして役に立つのはホスピスチームです。

②ケア提供体制の確立

ホスピスケアの提供体制が確立することが望ましい（k）。

ホスピスケアを公平にかつ効率的に提供するには、ケア提供体制の確立が必要である。患者ニーズを優先するk氏は、がん患者の存在する病院を中心に、患者が、病院での治療と、必要に応じて連携機関のホスピスでのケアをうけられる体制を望んでいる。また、ホスピスの質の平均化も必要であると指摘する。

k：希望は、がん病院があるところでホスピスを実施すればいいとおもう。三次（＝上級総合）病院にあるホスピスと独立病院と家庭（ホスピス）がバランスよくあって……（患者に）地域に戻ってもらうときも、縁故のあるところと連携をとって、選択できるところがたくさんあればいい／質的に同質でなければならないとおもう。いまは格差が大きいので。新しいモデルは、バランスのあるものをつくって、連携がきちんととれるようになればいい。

③理念の実行

ホスピスの理念を実行するホスピスが望ましい（e、f、i、j）。

ホスピスの理念の実行を望ましいと認識する回答者は、理念の構成要素のなかでも、「全人的ケア」と「患者・家族のQOLの向上」を必要としていた。e氏とf氏、j氏がこれらについて述べている。

e：基本的に医療的なこと、行政的なこと、すべてを解決し、死についての本質的なことをうけいれ、自分の人生を完成させ、死んでゆく、そのような場所、そのような場所にふさわしい専門家がいるところ、それがもっとも理想的なホスピス・緩和医療の場所ではないかとおもいます。

f：ホスピス・緩和医療の機関を、死ぬために行くところではなく、人生を完成させるところとイメージをかえなければならない。これまで生きてきた人生を整理しながら、意味づけをして人生を完成させるところに、イメージ変化が必要ということ。

j：患者のQOLの向上、この部分が十分によく検討されて、ホスピスプログラムのなかで実現される……そういうホスピスになればいいとおもいます……ホスピスは死についての話ではなく、生についての話であるので、患者とその家族がどのようによい生を営むことができるか。よく生きられるように支援するプログラムが、もう少しきちんと実現できればいいのではないか……そのために努力しているので、そのように今後ならないかと考えています。

「患者・家族のQOLの向上」に該当する状況があることが望ましいとするi氏は、具体的な場面について、つぎのように語っているが、そこでは、ホスピスに携わる実践者の役割が、重要でありながらも困難なものであることが示されている。

i：最善のホスピス緩和医療を考えるとすると、葛藤がないのがもっとも重要だと考えます……家族は……臨終を前にした患者がいるところで争うんです。患者と子どもが争い、子ども同士が争い、利害関係がからんだ人同士が争い、患者や保護者が医療陣とぶつかり……最大限、葛藤がない状況で……苦痛なく穏やかな状態で臨終を迎えられるように援助するのが最善だとおもいます……そういう状況をつくることができる人、病院……そういうのがあればいいとおもいます。

④普遍化

ホスピスが普遍的なものになることが望ましい（a、f、g、l）。

「普遍化」については、非がん患者への対象拡大への希望と（a、l）、誰もが人生の最期に選択肢のひとつとして利用できるホスピスの実現（f、g）、があげられた。後者についてのf氏とg氏の発言は、つぎのとおりである。

f：誰でも行きたければ行ける……可能であれば、経済的に困窮な人が利用できるようにする……お金に余裕のある人は……多めに（利用料を）出し……生活が困難な人が利用できる機会をつくるということです。

g：すべての人が末期になったときに、または臨終が近くなったときに、……自分の自由意思によって選択できるひとつの権利として、もう少し（日常に）染みこむような、そのようなホスピスが私は望ましいと考えます。特殊な人がうけるものであるとか、特殊な価値観をもった人がうけるものではなく、人間に普遍的なものとして、（日常に）空気のように当然の部分として染みわたる……そのように、日常生活の一部分として染みわたるのがもっともよく……医療の一部分として染み込むものや、非医療的な一部分としても、死を見つめる哲学や価値観をもとにした精神が染みこんでいるようなものを、選択としてうけいれることができる（のが望ましい）。

⑤社会変革

望ましいホスピスを実現させるには社会の現状変革が必要である（a、b、l）。

ホスピスをとりまく社会や医療の変革を要望する意見もあった。a氏は、ホスピスの理念を社会全体に浸透させることを望ましいとし、b氏は、医療の過剰供給されている現状の改善が望ましいと考えている。また、l氏は、社会でホスピスの理念を発展させる方法のひとつとして、病院が全人的な志向をとる場にかわることを提案している。三者はともに、社会と医療の現状に批判的視角をもち、その変革にホスピスの理念が生かされることを望んでいます。

a：これまでずっと成長、成長、ずっと経済（成長）だけ（が追求されてきた）。それは望ましくないですね……（必要なのは）社会を変化させることです。国家を変化させることです……韓国では文化がなくなってしまいましたね。むかしは儒教でしたが……いまはクリスチャンも多く、仏教徒も多いが……真の文化は金銭になっていきます……もっとも問題なのが高齢者であり、病気で疎外された人たちの福祉です……そこにホスピスがはいらなければならないですね……最期を迎える人たちを国家的に（援助するのが）……ほんとうの福祉社会といえます。

b：韓国人は、臨終の過程で……おこなうべきことがいろいろあるんです（が）……その時間に、すべて医療に頼って、霊的に、あるいは個人として、人生をしめくくる時間をもてないでいるのは、残念なことです……医療技術が不足していた時代には、医療技術が導入されることで、その恩恵を享受できました……いまは医療があまりにも供給過剰なので、それによる副作用（的な状況）があらわれているとおもいます／いわゆる高度成長、成長志向的なもの（考えかた：筆者注）によって、医療も美徳とされ、……うしろをふりかえらず、ひたすら走ってきたんですね。そうしてきたので、もっと不幸になった、人びとは……。

1：病院が、医療の中心ではなく……人文学的な話もでき、芸術についても話ができる、そういう（場所になるような）試みを、医師が中心ではなく、多職種チームによるアプローチでやらなければならないとおもいますね。ここは人が生きていく空間なので、そういう側面を医師、看護師が学生の頃から、その純粋性を失う前に経験できるようにすると、よい教育の場になるとおもいます。

韓国のホスピス推進医療者が望ましいとするホスピスのありかたとしては、ホスピスの「専門化・制度化」「ケア提供体制の確立」「理念の実行」、ホスピスの「普遍化」「社会変革」への言及があった。「専門化・制度化」は今後のホスピス実践の基本的条件と考えられており、その条件をもとにホスピスの「ケア提供体制の確立」も想定されている。また、ホスピスの「理念の実行」が望まれるばあい、理念の要素には、「全人的ケア」と「患者・家族のＱＯＬの向上」があげられ、「普遍化」の内容は、非がん患者に対象を拡大すること、ホスピスが特別なものでなくなることと認識されている。韓国での特徴は、望ましいホスピスを実現するために「社会変革」が望まれている点である。希望される変革は、ホスピスの理念を社会全体に浸透させる変革、医療の過剰供給を改善する変革、病院を全人的な思考の場に転換する変革、である。これら変革を望む認識の根底には、ホスピスの実践や発展をはばむ商業主義や経済成長主義、社会の医療化拡大傾向にたいする批判的な価値観が共有されている。

3　小括

ホスピスの「医療化」

日本では、ほぼすべてのホスピス推進医療者が、ホスピスの「医療化」は生じていると認識しているが、韓国のホスピス推進医療者の認識は、いまだホスピスの「医療化」は生じていないとするものと、すでに生じている、将来生じるとするものに分かれる。

日韓でホスピスの「医療化」の肯定的帰結としてあげられたのは、「ホスピスの理念と医学専門性の両立」した状況である。日本では、医療行為を重視しながら、ホスピスや看取りについての啓発活動にとりくんでいる例があったが、そのような試みがホスピスの理念と医学専門性の両立を可能にしているといえる。韓国でも、必要な医療行為を実施しながら、同時に非医療的なケアを提供することを可能と認識している例があった。また、医療機関のホスピスでは、民間療法をもちいたホスピスなど、多様な形態のホスピスとは差別化されるケアを提供できる点も指摘された。このことは、ホスピスの専門化や制度化が達成されていない段階にある韓国での、医療機関のホスピスの存在意義のひとつとみなすことができる。

このように、ホスピスの「医療化」の帰結を「ホスピスの理念と医学専門性の両立」とする認識は、前章でみた専門化のメリットについての認識と、関係しているであろうか。日本のM氏の例で、この関係を確認できる。M氏は、「技術向上」「知識の啓発・普及」「医師のアイデンティティの確立」という専門化のメリットを認めており、ホスピスの「医療化」についても肯定的にとらえている。一方で、ホスピスの「医療化」の否定的な評価にも理解を示しており、それについては、患者の価値観を正確に把握し、それにもとづく医療やケアの選択肢を提示するといった、対処の実践が重要であると考えている。

つぎに、ホスピスの「医療化」の帰結にたいする否定的な認識と、専門化のデメリットとの関連はどうであろうか。日韓で共通して否定的に認識されているのは、「ホスピスの理念の軽視・医学専門性の重視」の状況である。日本では、この状況の要因は、医学専門化志向、治療志向の医療、病院でのホスピスの実践、死にゆくことの医療化の拡大によって生じている患者の治療ニーズ、とされている。韓国では、死にゆくことの医療化の拡大によって生じている患者の治療ニーズが要因にあげられた。

これらの結果から、日韓で専門化のデメリットとされていた「医療への傾倒」が、ホスピスの「医療化」の否定的な評価に影響をおよぼす一因であることが推測される。両者の関係を確認できるのは、日本のC氏とI氏の例である。かれらは、「医療への傾倒」をデメリットとし、ホスピスの「医療化」の帰結を「ホスピスの理念の軽視・医学専門性の重視」と認識している。

共通の否定的帰結の認識以外に、日本では「ホスピスの理念の軽視・制度規定の重視」、韓国では「ホスピスの理念の軽視・経済的利益の重視」も否定的な状況とみなされていた。日本での認識には、関連の制度、政策が定着していること、韓国での認識には、制度のなかでも影響力の強い診療報酬への注目が関係しているといえる。

日本での「ホスピスの理念の軽視・制度規定の重視」の認識の根拠は、柔軟な患者対応の不足、政策や医療全般における終末期ケアや死の意識の不在とされている。これらは、制度化のデメリットとされていた「規定の優先」に包含される内容とみることができる。制度化のデメリットを根拠に、ホスピスの「医療化」の帰結を「ホスピスの理念の軽視・制度規定の重視」の状況と否定的にとらえているのは、J氏とO氏である。

韓国では、ホスピスの「医療化」の帰結を、「ホスピスの理念の軽視・経済的利益の重視」と推測する認識が強かった。経済的価値の重視がホスピスの理念の希薄をもたらすという見方である。このような認識の根拠は、診療報酬化において経済的利益が優先される傾向であり、これは、診療報酬化のデメリットとされていた「利益の優先」に相当する。診療報酬化のデメリットと「ホスピスの理念の軽視・経済的利益の重視」の認識については、f氏、i氏、l氏が両者にたいして言明している。

このほか、否定的帰結を防ぐための対策案も提示された。日本では、ホスピスの理念の維持と市民や運動の力の活用が、韓国では、ホスピスの理念を維持する寄付文化の創成が考えられている。日韓いずれにおいても、医療の領域外での理念の維持と、それをもとにした活動の育成が想定され、期待されている。

また、本章の分析では、専門化、制度化、商業化という過程をへることによってではなく、終末期患者の治療ニーズによって、身体的ケアを優位とするホスピスの「医療化」の状況がもたらされる例が日韓双方で見出された。すなわち、ホスピスの専門化や制度化という過程をとおしてではなく、患者の治療ニーズと、それに深く関連する死にゆくことの医療化の拡大が、ホスピスの「医療化」をひき起こす要件として作用することが確認されたのである。

望ましいホスピス

望ましいホスピスの内容について、日韓のホスピス推進医療者が共通で示しているのは、ホスピスの「理念の実行」と「普遍化」である。

「理念の実行」にかんしては、実行が望ましい理念の具体的要素があげられたが、それらは、日本では「患者・家族のＱＯＬの向上」、「患者の自己決定、患者・家族の意思決定」、「全人的ケア」「自由な環境・家庭でのホスピス」であり、韓国では「全人的ケア」と「患者・家族のＱＯＬの向上」であった。また、これら要素のうち、日本では「自由な環境・家庭でのホスピス」への要望が顕著に多かった。この要望が多いのには、病院でのホスピスから、地域コミュニティや自宅という、一般医療機関と差別化される環境下で展開されるホスピスへの、転換をもとめる志向が強いからではないかと考えられる。もうひとつの日韓共通の内容である、ホスピスの「普遍化」の具体像は、日韓で共通しており、非がん患者に対象を拡大すること、ホスピスが特別なものでなくなることと認識されていた。

　韓国では、これら以外の望ましいホスピスのありかたとして、まず、ホスピスの「専門化・制度化」「ケア提供体制の確立」が語られた。調査時点では、ホスピスの専門知識や技術の普及、診療報酬への適用がなされていなかったため、「専門化・制度化」の実現は、今後のホスピス発展の基本的条件と考えられていた。それを条件として、ホスピスの「ケア提供体制の確立」も想定されている。専門化や制度化、とくに診療報酬への適用を実現させ、ホスピスを普及拡大することが、患者のニーズに公平に、また、効率的に応えるための基盤整備になるからである。

　また、韓国では、望ましいホスピスを実現するためには、「専門化・制度化」だけでなく、「社会変革」が必要であるとの意見も述べられた。希望される変革は、ホスピスの理念を社会全体に浸透させる変革、医療の過剰供給を改善する変革、病院を全人的な思考が反映される場にかえる変革、と多様である。しかし、これら変革を望む認識の根底には、商業主義、経済成長主義、社会の医療化拡大傾向にたいする批判的な価値観が共有されている。

　これら批判の対象となる概念は、いわばホスピスの理念とは相反する価値観を包含しており、ホスピスの専門化や制度化の阻害要因になっている。また、専門化や制度化があるていどの実現をみたとしても、ホスピスをさらに発展させるためには、ホスピス推進医療者たちが、ひきつづき、たちむかわなければならない社会的要因として残されてゆくであろう。それほど強い影響を医療者や患者の行為におよぼすものととらえられているからこそ、その変革の必要性が主張されているとおもわれるのである。

注

（1）国立がん研究センターがん対策情報センター（2014）によれば、がんサロンとは、「セルフヘルプ・グループの一つの形態としての機能を持つもの、つまり医療者による支援そのものの要素は弱い、さまざまな専門的な支援の入り口としてのがんに関することで、誰でも参加できる交流の場」と定義される（国立がん研究センターがん対策情報センター 2014：6）。がんカフェもほぼ同様の内容の交流の場、対話の場を指す。

（2）韓国統計庁の調査によれば、二〇一五年の韓国の宗教人口は四三・九％である。性別の宗教人口は、男性が三九・四％、女性が四八・四％。全人口に占める宗派ごとの信者の割合は、キリスト教（プロテスタント）一九・七％、仏教一五・五％、キリスト教（カトリック）七・九％であり、そのほかに、儒教、新興仏教の圓仏教、民族宗教の天道教などの信者がいる（統計庁 2016）。

終　章　ホスピスの構想にむけて

本章では、序章でたてた問いに答えるかたちで、日本と韓国のホスピスの背景と実態、ホスピス推進医療者の認識についての比較分析から明らかになった知見を整理し、本研究の成果と限界、残された課題について述べる。

1　ニーズの発生をさまたげる社会の医療化拡大傾向

(1) ホスピスの「医療化」の帰結とその要因

まず、本書の第一の問い「ホスピスを推進する医療者は、ホスピスの『医療化』をどのように認識しているのか」について、インタビュー調査の結果から得られた知見を整理しておこう（表終-1）。

日本では、ホスピスを推進するほぼすべての医療者が、ホスピスの「医療化」は生じていると認識していた。一方、韓国のホスピス推進医療者の認識は、いまだホスピスの「医療化」は生じていないというものと、すでに生じている、あるいは、将来生じるというものに分かれる。また、ホスピスの「医療化」は、専門化や制度化をつうじて起きていると認識されるばあいと、死にゆくことの医療化の拡大を要因とする、患者の治療ニーズによって生じていると認識

表終-1　ホスピス推進医療者のホスピスの「医療化」に対する認識

	日　　本	韓　　国
ホスピスの「医療化」	生じている	生じていない すでに生じている 将来生じる
肯定的帰結	ホスピスの理念と医学専門性の両立	ホスピスの理念と医学専門性の両立
否定的帰結	ホスピスの理念の軽視・医学専門性の重視 ホスピスの理念の軽視・制度規定の重視	ホスピスの理念の軽視・医学専門性の重視 ホスピスの理念の軽視・経済的利益の重視

出典：ホスピス推進医療者の認識調査の結果より筆者作成.

されるばあいがあることがわかった。

日韓でホスピスの「医療化」の肯定的帰結としてあげられたのは、「ホスピスの理念と医学専門性の両立」の状況である。日本では、このような状況認識とともに、医療行為を肯定的にとりいれながら、非医療的ケアを充実させることが必要であるとの認識も示されていた。また、韓国では、理念と医学専門性が両立する状況は、ホスピスの専門化や制度化が達成されていない段階での、医療機関でのホスピスの存在意義ともみなされている。

では、専門化のメリットについての認識と、ホスピスの「医療化」の帰結を「ホスピスの理念と医学専門性の両立」とする認識は関係するであろうか。この関係を確認できるのが、日本のM氏の例で、M氏は専門化のメリットを認め、ホスピスの「医療化」の帰結を「ホスピスの理念と医学専門性の両立」と認識している。

日韓で共通して否定的帰結ととらえられているのは、「ホスピスの理念の軽視・医学専門性の重視」の状況である。日本では、この状況の要因は、医学専門化志向、治療志向の医療、病院でのホスピスの実践、死にゆくことの医療化の拡大によって生じている患者の治療ニーズとされている。韓国で考えられている要因は、死にゆくことの医療化の拡大によって生じている患者の治療ニーズである。そして、ホスピスで医学専門性が重視されるのを批判する回答者は、死にゆく過程での医療行為の増加がホスピスでの身体的ケア優位の状況を生むという、構造的要因にたいしても批判的な認識をもっていた。これらの結果から、日韓で「医療への傾倒」を専門化のデメリットとする認識が、ホスピスの「医療化」の否定的な評価に影響をおよぼす一因であることが推測される。

共通の否定的帰結の状況以外に、日本では「ホスピスの理念の軽視・制度規定の重視」、韓国では「ホスピスの理念の軽視・経済的利益の重視」も否定的に認識されていた。日本で「ホスピスの理念の軽視・制度規定の重視」が否定的に認識される根拠は、柔軟な患者対応の不足、政策や医療全般における終末期ケアや死の意識の不在とされている。これらは、制度化のデメリットとされていた「規定の優先」に包含される内容とみることができる。韓国では、「ホスピスの理念の軽視・経済的利益の重視」を起こりうる状況として、否定的にみる認識が強かった。経済的価値の重視がホスピスの理念を希薄にすると評価されているのである。このような認識の根拠は、診療報酬化において経済的利益が優先される傾向であり、これは、診療報酬化のデメリットとされていた「利益の優先」に相当する。

否定的帰結を防ぐための対策案も提案された。日本では、理念の維持と市民や運動の力の活用があげられ、韓国では、ホスピスの理念を維持するための寄付文化の創成が考えられている。

維持が必要とされるホスピスの理念には、複数の要素がふくまれるが、このうち、患者の自己決定について、掘り下げて考えてみたい。

(2)　自己決定による医療とケアの選択

ホスピス実践についての調査結果からは、日韓のホスピス推進医療者は、ホスピス実践の方針として「患者のニーズへの対応」「患者の自己決定、患者・家族の意思決定」を重視していることがわかっている。ホスピスの理念を生かした全人的ケアの実践とは、個別の患者のニーズを前提とし、それにたいして適切なケアを提供することだからである。にもかかわらず、現実には、ホスピスケアにたいする患者のニーズが存在しない、あるいは確認できないため、ケアを十分に実施できない状況が問題視されている。

そのような状況における患者個人の事情としては、重篤患者の利用の増加、入院期間の短期化、社会的入院という目的、家族による患者の意向の判断などが、調査結果から考えられる。これらの状況にある患者は、全人的ケアのなかでも医療的措置をおもに必要としていたり、死を前提としたケアを要望していなかったりする可能性がある。

重篤患者の利用については、日韓両方の調査で指摘があったが、これには、近年のがん治療技術の格段の進歩が関係している。日本の調査で確認された、入院期間の短期化や社会的入院という目的は、治療技術の進歩、診療報酬制度の改定、高齢化や地域の事情などと関連した医療供給体制を反映していると考えられる。韓国のばあい、患者本人の意向を家族が判断することが問題とされていた。これには、もちろん、共同決定という長所もあるが、親の治療は子どもの責任であるとの規範意識が強く働き、患者個人の決定を二次的なものにする点は短所であろう。

いずれの事情が理由であろうとも、ホスピスの理念の要素である患者の自己決定と、それによって確認される患者の個別ニーズへの対応は、ホスピスの医療者やスタッフにとって重要な実践の要件である。しかし、それは実際には実現しにくい要件でもある。

自己決定にかんしては、第6章で、ホスピスの専門化のメリットとデメリットを考察したさいにも触れた。そこで指摘したのは、先行研究との比較考察の結果、先行研究ではメリットとされている「医療専門職と患者間のコミュニケーションの充実」と「患者の自律と選択の促進」が、日韓ではメリットとして言及されていないということである。この特徴を勘案すると、今後さらにホスピスが医学や医療の一部として普及しても、患者の自己決定や、それにもとづくニーズへの対応が困難である状況は、容易に改善されない可能性が推察される。

先行研究で描かれるホスピスでは、自己決定の原則、あるいは患者の自律性の原則が前提となっている。たとえば、B・マクナマラが、ホスピスの現場で見出した「納得のゆく死（good enough death）」は、患者自身が決定するものである。なぜなら「責任の中心は、社会の共同的な部分から死にゆく個人に移行している」からである(McNamara 2004：934)。

日本と韓国では、自己決定の原則は欧米社会ほど浸透していない。もちろん、浸透させる必要はなく、家族などとの共同決定を選好するのであれば、その方法も有効である。しかし、実際には、自己決定も家族との共同決定も十分に実行されていないため、患者や家族のホスピスケアにたいする個別ニーズの確認は困難な状況にある。

マクナマラがあつかった事例では、ホスピスの理念の構成要素のひとつである、患者の自律性を尊重する緩和ケア専門職が、身体的症状コントロールに重点をおくことで、身体的ケア以外のケアが下位におかれるという、ケアのヒエラルキーが成立していた。自己決定が原則とされるホスピスでは、このようなかたちで、身体的ケアが優位とみなされるホスピスの「医療化」が起きるが、そこで自己決定が生かされているとすれば、ホスピスの理念と医学専門性は両立しているといえる。

しかし、その原則が十分に確立していない日韓のばあい、医療者は、ホスピスの理念を十分に生かしたうえで、医療者の任務である医療行為を実施することにはならないであろう。自己決定が原則とされないホスピスでは、このような状況のなかでホスピスの「医療化」が生じるため、「ホスピスの理念の軽視・医学専門性の重視」という否定的帰結が導かれる可能性が大きいと考えられる。

(3)医療化に抗する

ホスピスケアにたいする患者のニーズが存在しない、あるいは確認できないため、ケアが十分に実施できない状況の要因には、以上のような自己決定の原則がないということ以外に、社会全体の医療化拡大の傾向も考えられる。社会全体で医療化が拡大される傾向が、死にゆくことの医療化をも拡大させると、医療機関で患者や家族のホスピスケアにたいするニーズはなかなか発生しないであろうからである。

第7章の分析において、日韓両社会で、死にゆくことの医療化の拡大によって生じている患者の治療ニーズが、ホスピスの「医療化」をひき起こしていると認識されていることがわかった。また、日韓のホスピス推進医療者が、社会の医療化拡大傾向や死にゆくことの医療化を意識していることは、調査結果の随所から読みとることができるが、近年の医療保障制度と医療技術の発展、医療産業化が目覚ましい韓国では、より強く意識されていることが明らかである。

韓国では一九八九年に皆保険が達成され、医療保障制度が成熟の段階にはいっていることや、がん治療費の自己負担率を五％に軽減している制度設計が、患者の治療にたいするニーズを高める要因になっている。また、医療機関の企業化・産業化も、患者の治療ニーズをひきだす要因である。この治療ニーズの多くを満たすのは、大型の上級総合病院であるが、このうち公的医療保険の給付費額が上位五番目までのビッグ5と呼ばれる病院（ソウル大学病院、延世大学付属セブランス病院、サムソンソウル病院、ソウル峨山病院、ソウル聖母病院）は、治療志向の病院であり、がん治療も充実している。(1) これらビッグ5の病院には全国から患者が集まる。しかし、患者のおもなニーズは治療であって、ホスピスケアではない。

医療保障の成熟や医療技術の進歩、医療の産業化があいまって、社会全体での医療化拡大の傾向がみられるなかでは、死にゆくこともホスピスも、その影響をうけざるをえない。社会の医療化拡大傾向の影響をうけ、患者は治療を優先的なニーズとする。そのため、ホスピスケアにたいするニーズの発生がさまたげられる、あるいは、ニーズが潜在しているとしても、その確認が困難になる。つまり、社会の医療化拡大傾向は、ホスピスの実践や発展の障壁であり、また、ホスピスの「医療化」を誘因する力として作用する可能性がある。韓国のホスピス推進医療者は、このような問題に対峙しながら、ホスピスの発展のために、実践と運動をとおして、ホスピスケアにたいする患者や家族のニーズを喚起しようとしているのである。

2　死にゆくことの医療化の変革

(1) 望ましいホスピスのかたち

本節では、本書の第二の問い、「ホスピスの『医療化』という現象のなかで、ホスピスを推進する医療者は望ましいホスピスをどのように創り出そうとしているのか」について、調査結果をもちいて考察する。

ホスピスを推進する医療者は、かれらが認識しているホスピスの「医療化」の否定的帰結を予防・改善し、肯定的帰結を導きだすことを目的に、望ましいホスピスの創出を試みようとしている。そしてそれは、日本では、ホスピスの「医療化」が現実に認識されるなかで、韓国では、現在の、あるいは将来のホスピスの「医療化」が予測されるなかで考えられている（表終‐2）。

望ましいホスピスの内容について、日韓のホスピス推進医療者が共通で示しているのは、ホスピスの「理念の実行」と「普遍化」である。

「理念の実行」にかんしては、望ましいホスピスの理念の具体的要素があげられた。それらは、日本では、「患者・家族のQOLの向上」「患者の自己決定、患者・家族の意思決定」「全人的ケア」「自由な環境・家庭でのホスピス」であり、韓国では、「患者・家族のQOLの向上」と「全人的ケア」の実行であった。ホスピスの「普遍化」の具体像は、日韓で共通しており、非がん患者に対象を拡大すること、ホスピスが特別なものでなくなることと認識されていた。

韓国では、これら以外の望ましいホスピスのありかたとして、ホスピスの「専門化・制度化」「ケア提供体制の確

表終-2　ホスピス推進医療者の望ましいホスピスに対する認識

	日　本	韓　国
理念の実行	患者・家族のＱＯＬの向上 患者の自己決定，患者・家族の意思決定 全人的ケア 自由な環境・家庭でのホスピス	患者・家族のＱＯＬの向上 全人的ケア
普遍化	対象拡大 常態化	対象拡大 常態化
その他	――	専門化・制度化 ケア提供体制の確立 社会変革

出典：ホスピス推進医療者の認識調査の結果より筆者作成.

立」が語られ、さらに、「社会変革」が必要であるとの意見も述べられた。希望される変革は、ホスピスの理念を社会全体に浸透させる変革、医療の過剰供給を改善する変革、病院を全人的な思考が反映される場にかえる変革、である。そして、これら変革を望む認識の根底には、商業主義、経済成長主義、社会の医療化拡大傾向にたいする批判的な価値観が共有されている。

（2）ホスピスの理念の実現

以上は、調査結果から明らかになった、日韓のホスピス推進医療者が考える望ましいホスピスのかたちであるが、なぜそのようなホスピスが構想されるのであろうか。

日本のばあい、「自由な環境・家庭でのホスピス」への要望が顕著に多い。また、このようなホスピスを要望する回答者の多くが、ホスピスの「医療化」は否定的な帰結を導くと考えている。すなわち、すでに生じているホスピスの「医療化」のなかで、その否定的帰結を予防・改善し、肯定的な帰結をうながすことを可能にするホスピスのかたちとして、「自由な環境・家庭でのホスピス」の創出が試みられようとしているといえるであろう。

歴史的に、ホスピスのはじまりからまもなく、緩和ケア病棟入院料が診療報酬として設定されたことで、日本のホスピスはおもに病院のホスピスとして、公的医療保険制度の枠内で発展してきた。そこで生じているホスピスの「医療化」の否定的帰結を予防・改善するには、制度という条件の範囲内で、これまでの実践をかえる方法が模索されなければならない。したがって、病院でのホスピスから、地域コミュニティや自宅のなかで展開されるホスピスなどへの、転換が志向されているのである。

有効な方法のひとつは、病院をかえるということである。すなわち、病院のなかに、一般の医療の場とは差別化される、ホスピスの理念を反映した環境を創り出すという方法である。ホスピスのみならず、病院を、患者のＱＯＬに対応する機関に転換させる必要性は高いとされている（猪飼 2010）。しかし、実際にはそれは困難である。あるホスピス推進医療者の表現によれば、病院内のホスピスと一般病棟のあいだにはベールがある。治療志向の病院は、患者が主体となるような自由な環境づくりを優先することはないからである。

したがって、自由な環境のなかでのケアが可能になる家庭でのホスピス、すなわち、在宅ホスピスが、もうひとつの方法として選択されうる。そこでは、患者と家族のＱＯＬが維持される。しかし、これについては問題もある。在宅では二四時間体制の全人的ケアは不可能である。また、診療報酬の対象となっている在宅医療にたずさわる医療者も多いが、在宅医療と在宅ホスピスは、厳密には異なる。ホスピスではホスピスの理念にもとづくケアが提供されるが、現状では、すべての在宅医療機関で、それを提供できるだけの知識と技術がかならずしも準備されているとはいえない。医療専門職が在宅ホスピスを実践するためには、医療行為とは異なる、ホスピスの理念にもとづいたケア行為の実践方法を、訓練をとおして習得する必要がある。

さらに、地域コミュニティでのホスピスの創出も、自由な環境あるいは家庭でのホスピスケア提供を可能にする方法のひとつである。この方法では、地域住民のホスピスへの理解が必要になる。生命や死、死にゆくことについて、そしてホスピスの理念について理解した人びとが、ホスピスを支持し、ケアを提供する一員になるからである。住民の理解を育てる場所にはさまざまな形態が考えられるが、そのひとつに、病院のホスピスを活用する方法がある。そして、その目的は、ホスピスを公開し、ホスピスにたいする住民の理解を促進することにある。この方法は、ホスピスの「医療化」の状況のなかで、その否定的な帰結を予防・改善するのに効果があるとおもわれる。ともに、死にゆくことの医療化について考える機会を住民にあたえるため、その肯定的な変容への効果も期待される、理想的かつ現実的な方法といえるであろう。

ホスピスの「医療化」がまだあまり認識されていない韓国ではどうであろうか。ホスピスケアを標準化し、市民に公平に提供するために、「専門化・制度化」とホスピスの「ケア提供体制の確立」が、望ましいホスピスの最低限の条件として必要とされている。なぜなら、多様な形態のホスピスが存在し、死にゆくことの医療化が深刻化している社会状況下で、ホスピスを推進するためには、医学専門性と制度規定を土台とした、ホスピスの基盤確立による発展が先決と考えられているからである。

くわえて、望ましいホスピスの実現のためには社会変革が必要と認識されている。変革が望まれるのは、医療化を拡大する社会の傾向が、ホスピスの専門化や制度化の阻害要因になっている、あるいは、前節で確認したように、ホスピスケアにたいするニーズの発生をさまたげている、と認識されているからと考えられる。

（3）ホスピスの「医療化」と構想

日韓のホスピス推進医療者が望むホスピスのかたちや、それを望む理由をみてきたが、それらの内容からわかるのは、かれらは、ホスピスの「医療化」について肯定的、否定的のいずれの評価を下しているかにかかわらず、現状の死にゆくことの医療化を座視している医療者ではないということである。かれらは、現状にたいして批判的視点をもちながら、もうひとつの死にゆくことのかたちとしてホスピスを実践し、推進している医療者である。もちろん、医療者であるかれらは、医学や医療を否定はしない。フーコーが認識していたのとおなじように、医学や医療の正の作用を目論みながら、負の作用を抑制すべきという現実的見地にたって、現状を判断する必要性を自覚し、具体的対応を検討しているのである。

日本社会では、すでに確立しているホスピスにかんする医学専門性や制度規定のなかで、自宅をふくめた地域社会での、ホスピスの「医療化」の否定的帰結の予防・改善や、死にゆくことの医療化の変革が志向されながら、ホスピスの理念と実践が育てられようとしている。そして、ホスピス推進医療者のホスピスの「医療化」とその帰結にたいする認識が、かれらの望むホスピスのありかたを規定する重要な要素のひとつになっている。

韓国社会では、ホスピスにかんする医学専門性や制度規定の確立を前提に、死にゆくことの医療化の変革が志向されながら、ホスピスの理念と実践が広められようとしている。韓国では、ホスピスの「医療化」が生じているという認識がまだ薄いため、それにたいするホスピス推進医療者の認識は、望ましいホスピスのありかたを規定するほどの重要性は帯びていないといえる。

今後、韓国で、日本や先行研究の例にみられるようなホスピスの「医療化」とその現実的帰結が生じ、それが、望ましいホスピスの構想に影響をあたえるようになるであろうか。この問いにここで答えることはできない。診療報酬制度の運用によってホスピスの実践や患者のニーズがどのようにかかわるか、ホスピス運動が市民の価値観にどのように作用するか、「ホスピス・延命医療法」の施行がどのような効果をおよぼすか。これらの動向が、これからのホスピスの変容や構想に関連してくるであろう。

ホスピス運動や「ホスピス・延命医療法」による施策、さらには聖職者やボランティアの活躍がホスピスの理念の維持に結実すれば、日本でのような、ホスピスの「医療化」やその否定的な帰結が起こる可能性は低いかもしれない。しかし、診療報酬制度が活用される目的によっては、否定されるべき状況が生じる可能性は高くなるであろう。診療報酬の制度化以後に新たにつくられるホスピスは、それ以前に設立されたホスピスよりも理念性が弱い可能性がある。

そのため、それらが利益のみを目的に制度を活用したばあい、ホスピスの「医療化」とその否定的な帰結が導かれる蓋然性は高いと考えられる。

3 本書の成果と残された課題

(1) 現代社会における死にゆくこと

本書の問題関心の対象は現代社会での死にゆくことであり、そのひとつのかたちである、現代ホスピスでの死にゆくことである。そして、本書はこれらについて、日本と韓国のホスピスの背景と実態、ホスピス推進医療者の認識の分析をとおして理解することを試みた。とくに注目したのは、現代ホスピスで、身体的ケアでの医療的介入という医療の範ちゅう内のケアが優位となるような現象が生じる傾向である。本書では、この現象をホスピスの「医療化」と定義し、死にゆくことの現代的特徴のひとつとしてとりあげ、考察した。

本書の成果のひとつは、ホスピスの「医療化」という現象を概念として明確に定義することで、それと死にゆくことの医療化との相互作用を明らかにすることが可能になった点である。ホスピス推進医療者によれば、治療技術の発展や治療機会の拡大によって、死にゆくことの医療化は拡大の傾向にあり、その影響をうけて、ホスピスにおいても患者は、みずから治療ニーズをもちつづける、あるいは治療ニーズが優先されざるをえないような状態で、ケアの利用を開始することがある。そして、このような患者の治療ニーズが、結果としてホスピスでのケア内容に作用し、ホスピスの「医療化」現象が起きるばあいがあることがわかった。

死にゆくことの医療化は、脱医療化の志向性をもつホスピスに強い影響をおよぼしてきた。またそれは、現在も衰えをみせることなく、今後もさらに拡大の一途をたどると推測される。これらの現実や推測が示唆するのは、死にゆくことの現代的特徴のひとつは医療化でありつづけるであろうということ、死にゆくことの現状や今後の問題を把握するには、その医療化の実態や特性、影響を考究しなければならないということである。

以上のように、本書ではホスピスの「医療化」という視点を導入し、その概念規定を明確にすることで、ホスピスにおよぼす死にゆくことの医療化の影響力の強さや、それを確認することによって得られる示唆を見出すことができた。これら本書の研究の意義が、死にゆくことの社会学、さらには死の社会学の進展に寄与することを期待したい。ただし、本書には限界がある。ホスピスの「医療化」という概念は、実際の使用例から編みだされたが、現実から概念が構築されるのだとすれば、従来の医療化研究における医療化概念の再検討が必要となるであろう。しかし、本研究はその追究にはおよばなかった。医療化概念自体の再検討は今後の課題としたい。

また本書では、ホスピスを推進する医療者のなかでも、おもに医師に焦点をあてた。それによって、医学専門性を根拠に働く医師が、死にゆく人にたいして、治療以外のケアを包含するホスピスケアを実践するさいに経験する葛藤や困難が明らかになるとともに、かれらの医療観も知ることができた。かれらの考える望ましいホスピスは、望ましい医療の姿ともいえるであろうからである。

医療専門職は、知識にもとづく身体の治療や看護のほかに、情緒的・道徳的・心情的な対応も要求されるが（フォックス 2003：156）、そのような、人間の存在や、生活や人生の質に関与する、独特な職業者の実体についての社会学的研究は、日韓にかぎらず、それほど多くはない。医療専門職の社会的特性を知るためにも（Freidson 1970=1992）、医療専門職が仕事でさらされるストレス対処メカニズムを理解するためにも（フォックス 2003：150）、現代社会での望ましい医療を考察するためにも、医療専門職を対象とした研究は重要である。そして、なかでも蓄積の少ない医師を対象とした研究の重要性は高い。

本書が研究対象とした医師は、ホスピスを推進し実践する医師に限定されているが、かれらは現実の医師のひとつの典型である。したがって、現状の医療制度や政策、医療保障制度、医療組織、患者や家族などとの関係性のなかで培われているかれらの認識を知ることは、日韓の医師を理解するのに役立つ。また、死にゆくことの医療化が拡大の傾向にある現代社会では、死にゆくことに直接関与する医師を理解することは、死と死にゆくことの社会学的研究に必然の課題であろう。

本書のホスピス推進医療者の調査をとおして確認できたのは、かれらの多くが、生を前提とした治療をおこなう一般医療と、死を前提とした医療やケアを提供するホスピスケアの、両方の志向性のあいだで葛藤を感じているということである。より正確にいえば、一般医療ではよく生きることを、ホスピスケアではよく死ぬこととよく生きることの両方を考慮する。つまり、一般医療をおこなう病院や医療専門職にとっては、死にゆくことは優先的な考慮の対象にならない。このような現状があることが、ホスピス推進医療者の認識から読みとれる。さらにいえば、だからこそ、死にゆくことに格別の配慮をおこなうホスピスに、その存在意義があることが再確認される。ただし、ホスピスの普遍化を希望するホスピス推進医療者がいるように、よく生きることとよく死ぬことの両者をめざす医療が成立すれば、かれらの葛藤も軽減されるはずである。そのような医療の成立は可能であるか、可能であるとすればどのような方法が考えられるのか。これらについての追究は、今後の課題として残される。

また、本書の研究の限界は、調査対象者数が限定されていることと、調査対象をおもに病院勤務の医師と看護師に限定したことである。在宅医療でホスピスを実践する医師や看護師は、また固有の認識をもっているであろうし、ホスピス以外の、一般の医療を専門とする医師や看護師の認識も異なったものであろうとおもわれる。調査対象者の認識の分析が、質問カテゴリーごとの横断的な分析にとどまっていることも限界である。対象となった医師や看護師の個別の経験や価値観と、ホスピスでの実践やそこでの認識との関係を分析する方法をとることで、本書では得られなかった知見や日韓の相違を発見できる可能性がある。以上のような対象の拡大や個別事例の縦断的な分析は、今後に残された課題である。

（2）日韓ホスピスの特徴

ホスピスでの死にゆくことを対象とする本書は、ホスピスの社会学的研究の進展に資するものである。そして、とくに日本と韓国という東アジア社会でのホスピスを理解することを目的とし、それぞれの特徴を明らかにすることを試みた。

日韓のホスピスの歴史と制度化によるホスピスの「医療化」の分析では、ホスピス発展の経緯と現状、関連する制度・政策の成立と、それらによって生じているホスピスの「医療化」の実態を明らかにした。日本のホスピスは、草創期からまもなく医療システムにくみこまれ、医療として発展し、がん対策とともに政策の対象とされてきた。これらはおもにホスピスの制度化の側面の特徴であるが、専門資格化や緩和ケア研修による専門化もすすんできている。このような経緯の結果、ホスピスケアを提供する従事者の多くが医療者で、医療者以外のケア従事者が不十分な状況にある点も特徴のひとつである。

これにたいして韓国では、ホスピスは宗教団体や看護専門職の活動としてはじまり、医師の参画によって緩和医療としてのホスピスが形成されるようになった。その一方で、財政的、制度的な基盤を築き、さらにホスピスを発展させることを目的とした、ホスピスの診療報酬設定や単独法制定を目的とする運動が展開された。これらの結果、二〇〇五年から、がん管理法のもとで緩和医療機関の支援事業がはじめられた。また、二〇一五年には、ホスピスのモデル事業や診療報酬にかんする研究をもとにした、ホスピスの診療報酬化が達成されている。

制度化によるホスピスの「医療化」の日韓比較分析では、ホスピスの実務や推進をになう主体や死にゆくことをめぐる社会状況などと、ホスピスを対象とした診療報酬設定との関係を論じた。日韓を比較すると、日本では医療者の主導が強く、草創期からまもない時期に診療報酬が設定されたが、韓国では聖職者など多様な主体が関与し、草創期から診療報酬設定までに長期の時間がかかった。このような実務や推進をになう主体と診療報酬化までに要した時間の面では、韓国よりも日本のほうが、制度化によるホスピスの「医療化」が生じやすい要因をもっているといえる。ホスピスの評価事業については、日韓でとりくみがおこなわれているが、韓国では法制化による実施が試みられているため、ホスピスの「医療化」やその否定的帰結を予防するのに、実質的な機能を発揮できる可能性があるであろう。

このように日韓のホスピスは異なる特徴をもっているため、現実のホスピスの構想には、それぞれの特徴が反映させられるべきであろう。どのような特徴が実際のホスピスの構想に反映されるべきかについては、日韓のホスピス推進医療者の望ましいホスピスにたいする認識を参考に考えることができる。

日本では、ホスピスはおもに病院のホスピスとして、公的医療保険制度の枠内で発展してきた。そこではホスピスの「医療化」が生じていると考えられている。したがって、それを予防・改善するために、制度という条件の範囲内で、地域コミュニティや自宅で展開されるホスピスなどへの転換が志向されている。

韓国では、ホスピスケアを標準化し市民に公平に提供するために、ホスピスの専門化や制度化、ケア提供体制の確立が、望ましいホスピスの最低限の条件として必要とされている。なぜなら、多様な形態のホスピスが存在し、死にゆくことの医療化が深刻化している社会状況下で、ホスピスを推進するためには、医学専門性と制度規定を土台としたホスピスの基盤確立が先決と考えられているからである。また、望ましいホスピスの実現には、先述したように、社会の変革も必要とされている。

これらのことからわかるのは、ホスピスの構想においては、ホスピスケアそのものの現状に不足している要素を構想にもりこむことはもちろん、その背景にある、変革が必要とされる社会的特徴の改善も考慮にいれるべきであるということである。

さらに、望ましいホスピスの構想を実現するには、各社会の現状や文化に配慮した方法が採択されなければならない。もっとも重要なのは、ホスピスの理念にたいする医療者や患者、家族、市民の理解を促進することである。これは日韓両社会に共通する課題である。実際に、医療者を対象とした研修や、患者や家族にたいする教育、市民への啓蒙活動がおこなわれているが、現段階ではかれらが十分な理解にいたっているとはいいがたい状況にある。

また、ホスピスの理念の維持には、医療者以外の主体の力をひきだし、活用することが有効であると考えられる。韓国では聖職者やボランティアがその役割をになっているが、日本ではそれら主体の力は相対的に弱い。望ましいホスピスの構想を実現するには、医療者以外の主体が活躍できる方策を、積極的につくりだしていくことも必要であろう。

ホスピスの歴史や、制度化によるホスピスの「医療化」、ホスピス推進医療者の認識の日韓比較分析は、それ自体が東アジア社会におけるホスピスの多様性の理解に貢献する点で意義があるであろう。しかし、十分に解明できなかった問題もある。日本の制度化過程の分析で明らかになった、価値観にかかわる行為への援助を行政がひきうけることとの困難と、韓国のホスピス推進医療者の認識の分析で見出された、聖職者によるケアを診療報酬の対象にすることの困難である。

死にゆくことという価値にかかわる行為への援助を制度としてどのように実施するべきか、それについて行政はどこまで責任をひきうけられるのか、その線引きが実際のケア行為にどのような影響をおよぼすのか。聖職者によるスピリチュアルケアは診療報酬の対象となりうるのか、全人的ケアのどこまでが制度によって保障されるべきなのか。これらについて十分に検討できなかったのは、本書の限界である。これらホスピスの構想にもかかわる重要な検討事項についての研究は、今後に残された課題としたい。

また、比較可能な制度化のみを分析対象にとりあげ、専門化と商業化によるホスピスの「医療化」の分析ができなかったことも限界である。韓国ではホスピスの専門医制度が成立していないため、現時点では専門化の日韓比較分析は不可能であると判断された。しかし、条件がそろえば、専門化によるホスピスの「医療化」はどのような経緯によって起こるのか、医学専門性がホスピスの「医療化」にどのように作用するのか、日本と韓国の特徴や差異は何か、あるとすればその要因は何か、これらの問いに答える研究がつぎの課題となる。

商業化によるホスピスの「医療化」も解明すべき研究対象ではあるが、アメリカのような営利ホスピスは日韓には存在しない。しかし、現実のホスピスは、利益と無関係に存在することはできないため、商業的性質の強いホスピスが存在する可能性はある。商業化によるホスピスの「医療化」の調査や分析は、現実には困難かもしれないが、とりくむべき研究課題のひとつととらえておきたい。

(3) 医療化の功罪の見極め

すでに述べたように、本書は、ホスピスの「医療化」という概念をもちいて、現代ホスピスの変容と死にゆくことの医療化との相互作用を理解しようとした。先行研究では、ホスピスの「医療化」の帰結にたいして批判的論調が強いが、現実には、その帰結は肯定的にも否定的にも評価できる。死にゆくことの医療化についてもおなじである。この点については、第7章で、日韓でホスピスの「医療化」にたいする肯定的および否定的な認識があることを確認し、その内容を分析した。また、ホスピスの専門化や制度化のメリット・デメリットについての認識が、ホスピスの「医療化」の評価に影響をあたえている例も確認された。

ホスピスの「医療化」が生じているとしても、そこでホスピスの理念が実現されていれば、その帰結は肯定的にうけとめられる。しかし、ホスピスの理念が軽視されているばあいは、その帰結は否定的に評価される。本書で明らかにされたのは、すでにホスピスの「医療化」が起きているという認識が大部分を占める日本においては、その帰結を肯定的にうけとめる認識は少なく、否定的に評価する認識が多いということである。

ホスピスで、その理念よりも医学専門性が重視されるのを批判する医療者は、死にゆく過程での医療行為の増加がホスピスでの身体的ケア優位の状況を生むという、構造的要因にたいしても批判的な認識をもっている。つまり、ホスピスの「医療化」だけでなく、それに影響をおよぼす、死にゆくことの医療化の拡大に批判的であるといえる。そして、否定的帰結を防ぐための対策案も提案されたが、そこではホスピスの理念の維持が重視されていた。

死にゆくことの医療化が拡大することで、ホスピスが提供する医療以外のケアの価値が低くみつもられ、その結果、全人的ケアにたいする医療者の積極的なとりくみの姿勢や、患者や家族のホスピスケアにたいするニーズが発生しにくくなる可能性がある。死にゆくことの医療化の拡大にたいして批判的見解をもつホスピス推進医療者は、このような事態を憂慮し、結果として生じうるホスピスの「医療化」の否定的帰結を懸念しているといえよう。

ホスピスの「医療化」の帰結が肯定的に判断されるようにするには、実践の場においては、死にゆくことの医療化の拡大が、ホスピスの理念の実現をさまたげないていどであることが必要であろう。そこで、どのていどの医療化が適切かを見極めるのに重要な要件は、患者の自己決定である。ホスピスケアを提供する医療者は、死にゆくことの医療化がホスピスの理念の実現をさまたげないていどにとどまることを意識しながら、実践活動をおこなうであろうが、その過程でどのていどの医療化が適切であるかについては、患者が自己決定することが望ましい。先行研究でマクナマラがあつかった事例では、緩和ケア専門職は、身体的症状コントロールに重点をおくが、一方で、患者の自己決定を尊重していた。日韓のばあいも、この例と同様の実践が、現実的に望ましい形態であるとおもわれる。もちろん、医療者と患者の双方がホスピスの理念を十分に理解し、その実現をめざしていることが前提条件になる。

ただし、さきにもみたように、日韓では、医療の場での自己決定の原則が、欧米ほどには浸透していない。しかし、理念に忠実なホスピスケアを実施するには、そこでどのような医療やケアをどのていどうけるかを、患者本人が選択する必要がある。そしてそのためには、患者が死にゆくことの医療化の功罪と、それがホスピスの「医療化」におよぼす影響について理解しておかなければならない。もちろん、それはひとりでは難しい作業であるため、医療者などの支援を得ながらおこなうことが現実的であるが、そのような施策や実践の必要性を、本書の研究調査から得られる知見によって再認識することができる。

ホスピスケアにたいする患者のニーズが表明され、ホスピスケア提供者が医療やケアの選択肢を示し、患者が自己決定によってそれらを選択する。このような相互作用によってホスピスケアは成立するが、死にゆくことの医療化の拡大によってニーズの発生がさまたげられるような状況は、どのようにして改善できるであろうか。

このような状況の改善のために、韓国のホスピス推進医療者は、実践と運動をとおして、ホスピスケアにたいする患者や家族のニーズを喚起しようとしている。行政主導の広報などによるニーズ喚起もおこなわれているが、ホスピスの理念を維持したり、診療報酬の対象にふくまれないケアの資源を集めるための、市民運動も展開されている。日本でも行政と民間でニーズの喚起に関連する活動が実施されているが、ホスピス推進医療者の認識によれば、以前にくらべて市民運動は停滞していると感じられている。日本社会でも、巨視的観点からホスピスの現状をとらえなおし、医療化の強い影響を考慮した政策や運動のありかたを模索し、患者や市民のニーズを喚起してゆくべきであろう。

そして、いつか死にゆく過程を経験する可能性のある個人は、ホスピスを実際に利用するかどうかにかかわらず、死にゆくときに利用するケアの選択肢のひとつとしてホスピスを理解し、その背景にある死にゆくことの医療化の功罪を見極めるための準備をしておく必要があるであろう。日本と韓国でその必要性はすでに認識されており、死の準備教育などの実際のとりくみがはじまっている。本書は、そのようなとりくみに活用できる、思考基盤の一端を提供できるものと考える。

本書で把握されたのは、ホスピス推進医療者の認識をとおしてみたホスピスの「医療化」の特徴であり、その功罪や死にゆくことの医療化の功罪についても、かれらの認識をもとに論じた。ホスピス推進医療者以外の主体、たとえば、聖職者やボランティア、患者やその家族などを研究対象としたばあい、それぞれの立場からのホスピスの「医療化」にたいする認識を理解でき、ホスピスの「医療化」や死にゆくことの医療化の特徴、その功罪の判断のしかたについても、異なる視角から説明できる可能性がある。これらの対象については今後の研究で探究することとしたい。

注

(1) 保険者である国民健康保険公団が、二〇一三年にビッグ5の病院に支払った療養給付費は、二兆二九〇三億ウォンである。これは、上級総合病院（四四病院）への給付費の約三五・七％、全体医療機関への給付費の約七・八％を占める（国民健康保険公団 2014：vii）。

あとがき

本書は、二〇一五年に京都大学大学院人間・環境学研究科に提出した学位請求論文「『死にゆくこと』の現代的変容に関する社会学的研究――日本と韓国のホスピスの〈医療化〉をめぐって」をもとに加筆・修正したものである。論文執筆は、二〇一三年から同研究科の博士後期課程に在籍しながらすすめた。理論面でも実証面でも、改善の余地のある内容であることは自覚している。しかしながら、いまの心境を率直に表現するとすれば、長年とりくんできた研究テーマを、ひとまずひとつのかたちに仕上げられたことに安堵している、というのがふさわしい。

死や死にゆくことを主題とする社会学研究は、近年徐々に増えてきてはいるが、方法論が確立された分野ではないため、この主題をあつかう各々の研究者が、視点と方法に工夫をこらしながら挑戦する領域である。私のばあい、序章でも触れたが、学問的研究は韓国を対象とした地域研究からはじまっており、そこでのテーマが死や死にゆくことであった。このテーマに着手した当初から、医療制度や社会保障制度、葬送文化など、前提として必要な知識の膨大さにたちすくみ、しばらくのあいだは、それら知識を習得する勉強に時間をかけてきたといってもよい。大学に職を得てからは、長期のフィールドワークもなかなか実行することができず、可能な範囲内での調査や研究をつづけてきた。

医療化の概念をもちいて現代社会におけるホスピスの変容を説明することを目標に設定してから、なんとか一貫性のある研究計画をたてることができ、不十分ながら成果物を完成させることができた。残された課題の多い本書ではあるが、日本の社会学や韓国研究、また、日韓の死にゆくことやホスピスの理解と、それを基盤とした将来構想に、なんらかの貢献ができれば幸いである。

本書の研究調査や執筆にあたっては、多くの方々にお世話になった。

ホスピスを推進する医療者の方々の認識をつうじて現実のホスピスを理解するという本研究の目的は、日々の真摯な実践経験を土台に貴重なお話をしてくださった、調査対象者の皆さんの協力のおかげで達成することができた。日本でも韓国でも、多忙な業務のあいまに、一介の社会学者のために時間をさいて質問に答えてくださった、調査対象者の方々の真剣な態度とホスピタリティには、インタビューのたびに感銘をうけた。匿名性の保持をお約束しているため、本研究に少しでも関心をもってくださり、さらには激励のお言葉もかけてくださった、皆さんおひとりおひとりのお名前をあげられないことは、まことに残念であるが、そのご協力とご厚誼にたいして、ここに記して厚くお礼申しあげる。

韓国をフィールドに研究調査をかさねてきた私に、日韓比較研究の道を拓いてくださったカール・ベッカー先生（京都大学）は、本研究の全般にわたり、ご指導ご協力くださった。私にとって、比較研究は少しさきの挑戦と考えていたが、挑戦を実行に移すことができたのは、ひとえにベッカー先生の熱意ある後押しのおかげである。先生は、私の博士後期課程在籍中、現実への応用の視点を意識することを丁寧にご教示くださり、私もその重要性を認識しながら研究にとりくむことを心がけた。筑波大学の学部生だった私が、当時そこで教鞭をとられていた先生とのご縁を得てから、すでに約四半世紀がすぎた。この間、温かく見守りながら与えてくださったご教授とご支援に、深く感謝申しあげる。

学位請求論文の審査では、多賀茂先生（京都大学）と小倉紀蔵先生（京都大学）、藤村正之先生（上智大学）にお世話になった。多賀先生は、本研究のおよばなかった歴史的文化的視座からのアプローチや、現実社会での貢献性について貴重なご指摘をしてくださった。小倉先生もまた、本研究がはたせなかった、動態的な分析や日韓の特徴を浮き彫りにする記述の必要性をご教示くださった。藤村先生は、個別事例内容を掘り下げて分析する方法など、視角を転じた研究の可能性をご示唆くださった。本研究の発展的な展開につながる数々のご助言に感謝申しあげる。

また、学位請求論文全体についてのご講評と、記述についての細部にわたるご指摘をしてくださった、石坂浩一先生（立教大学）にも感謝を申しあげたい。

韓国での調査では、崔允瑄先生（韓国・高麗大学九老病院）に、調査の手配や資料収集において、多大なるご協力を賜った。また、金慧棹先生（韓国・中央僧伽大学）には、調査の手配はもちろん、何度かご同行の労まで賜るご協力をいただいた。お二人のご助力なくして本研究をすすめることはできなかった。訪韓のたびに励ましのお言葉をくださるお二人との出会いから、早くも約二〇年の月日がたった。この間のご厚情とご配慮に深謝申しあげる。

また、韓国の生死学の状況についてご教授賜り、私が春川市の翰林大学を訪問したさいには、近隣のホスピス訪問の手配もしてくださった、呉進鐸先生（韓国・翰林大学・生死学研究所）にもお礼を申しあげたい。

韓国のホスピス関連の制度政策については、チャン・ユンジョン氏（韓国・国立がんセンター）、チョン・ジェヒョク氏（韓国・当時保健福祉部保健事務官）、キム・ハンスク氏（韓国・当時保健福祉部保健事務官）に関連資料のご提供とご説明をいただいた。黄那美氏（韓国・当時韓国保健社会研究院健康増進研究室）には、ホスピスの制度化が議論されはじめた頃の状況についてご教示いただいた。緩和医療病棟の診療報酬の内容については、チョン・ジュヨン氏（韓国・健康保険審査評価院）が懇切丁寧に解説してくださった。また、保健福祉部担当官との面談の手配や資料収集では、大学院時代以来の先輩である卞在寛氏（韓国・韓日社会保障政策フォーラム代表）にお世話になり、キム・ウォンジョン氏（韓国・当時保健福祉部福祉政策官）にもご協力いただいた。さらに、金道勲氏（韓国・当時健康保険政策研究院）とチェ・ヨンスン氏（韓国・健康保険政策研究院）には、ホスピス・緩和医療政策にかんする資料や動向についてご紹介いただいた。とくにチェ・ヨンスン氏には、診療報酬設定直前に実施された全国調査の資料をご提供いただくとともに、私が韓国保健行政学会で日本のホスピス・緩和ケアの制度政策動向を報告する機会まで与えていただいた。調査の準備段階では、金炫成先生（中京大学）が、調査依頼文や質問文の韓国語訳をチェックしてくださった。皆さんのご協力に心よりお礼申しあげる。

日本での調査では、私も所属する仏教看護・ビハーラ学会会員の諸先生方のご協力を賜った。準備段階では、原敬先生（さいたま赤十字病院）に、ホスピス・緩和ケアの現状や医療者の方々の見解などについてご教授いただいた。原先生の専門的かつ広い視野にたったご見識を参考に、その後の調査設計に臨むことができた。また、田宮仁先生（淑徳大学）は、日本のホスピスと医療の関係を、歴史的な流れにそってご教示くださった。実際の調査では、平野博先生（松阪市民病院）と今井洋介先生（新潟県立がんセンター新潟病院）にご助力いただいた。今井先生には本論の医学専門用語などのご校閲もしていただいた。皆さまのおかげで実りある調査研究をおこなうことができた。ご協力に心から感謝を申しあげる。

診療報酬制度制定関連の資料収集では、土田武史先生（当時早稲田大学・現同大学名誉教授）に健康保険組合連合会の図書室利用仲介のお骨折りを賜り、同会の戸島夕貴氏（企画部社会保障研究グループ）には資料調査にご協力いただいた。得難い資料の収集や史的事実の確認にご支援くださった皆さんに、厚くお礼申しあげる。

資料収集や調査データの整理では、朴在浩氏（当時ソウル市立大学国際関係科院生）と尾上悦子氏が協力してくださった。迅速かつきめ細やかな作業能力によるお二人の側面援助がなければ、限られた時間内に執筆作業を終えることはできなかったといっても過言ではない。記して感謝を申しあげる。

これまで私に研究上の訓練の機会をあたえてくださった、研究会や共同研究のメンバーの皆さんによる学恩にもお礼を申しあげたい。田多英範先生（流通経済大学名誉教授）をはじめとする社会保障研究会の皆さん、末廣昭先生（前東京大学社会科学研究所・現学習院大学）をはじめとするアジア地域共同研究プロジェクトの皆さんからは、社会保障研究や地域研究での理論や方法、視点を幅広く学ばせていただいた。副田義也先生（筑波大学名誉教授）を代表とする社会学研究会・日曜ゼミのメンバーの遠藤惠子氏（城西国際大学）、加藤朋江氏（福岡女子短期大学）、鍾家新氏（明治大学）、時岡新氏（金城学院大学）には、社会学の基礎から学ばせていただくともに、折に触れ、論文の構想や草稿を報告する機会をあたえていただいた。

学位請求論文にとりくむ私にかけてくださった諸先生方の叱咤激励のお言葉が、本研究をすすめる強い動力になったことはいうまでもない。皆さんの長年にわたるご厚誼とご助力に深く感謝申しあげる。

ベッカー研究室の院生・学部生の皆さんには、本研究の根幹にかかわる議論の場を提供していただいた。的確で新鮮なご指摘の数々は、本論の内容や公聴会での報告に反映されている。博士課程在籍中の最大の収穫は、生命倫理や医療にかんする多様な研究テーマをもった皆さんとの交流であり、そのなかで本論文は生みだされた。私のつたない報告に最後までおつきあいくださったことに、心よりお礼申しあげる。

本書は、研究調査と出版の費用面でもご助力をいただいた。研究調査においては、JSPS科研費20530492、23530701、26380717、および、平成二六年度椙山女学園大学学園研究費助成金〈B〉の助成をうけている。また、出版にかんしては、京都大学の「平成二八年度総長裁量経費人文・社会系若手研究者出版助成」をうける幸運に恵まれた。記して感謝の意を表したい。

出版助成の決定は本書刊行の明るい兆しとなったが、出版事情の厳しいなか、東京大学出版会が刊行をひきうけてくださったことで、兆しを現実に結実させることができた。編集部の依田浩司氏と宗司光治氏は、きめ細やかなご対応で、本書の企画から校正をへて完成にいたるまで、ご尽力くださった。お二人に心からの感謝を申しあげたい。

そして、さいごに、陰ながら私の研究を応援し、私の論文が活字になることを喜んでくれる家族に、感謝の言葉を伝えたい。

二〇一七年二月

株本　千鶴

著者略歴

1991年　筑波大学第二学群比較文化学類卒業
1992年　大韓民国ソウル国立大学大学院人類学科修士課程特別研究生
1995年　筑波大学大学院地域研究研究科修士課程修了
2016年　京都大学大学院人間・環境学研究科博士後期課程修了
現　在　椙山女学園大学人間関係学部教授
博士（人間・環境学）

主要著作

「社会運動としてのホスピス運動——専門職の自己変革と戦略としての医療化」『人文学報』（東京都立大学）第319号（2001年）

「病いの社会学」藤村正之編『いのちとライフコースの社会学』（2011年，弘文堂）

「緩和ケア病棟で働くということ」副田義也編『シリーズ福祉社会学2　闘争性の福祉社会学』（2013年，東京大学出版会）

ホスピスで死にゆくということ
日韓比較からみる医療化現象

2017年3月28日　初　版

［検印廃止］

著　者　株本千鶴《かぶもとちづる》

発行所　一般財団法人　東京大学出版会
代表者　吉見俊哉
153-0041　東京都目黒区駒場4-5-29
http://www.utp.or.jp/
電話　03-6407-1069　Fax　03-6407-1991
振替　00160-6-59964

組　版　株式会社キャップス
印刷所　株式会社三秀舎
製本所　誠製本株式会社

ISBN 978-4-13-066409-7　Printed in Japan

人名索引

あ 行

か 行

さ 行

た 行

な 行

は 行

ま 行

や 行

ら　行

事項索引

さ　行

た　行

な　行

は　行

ま　行

や　行

ら　行

参考文献

【欧米語】

Abel, E. K. (1986) "The hospice movement: Institutionalizing innovation." *International Journal of Health Services,* 16(1): 71–85.

Archer, M. S. (1995) *Realist social theory: The morphogenetic approach.* Cambridge: Cambridge University Press (=2007, 佐藤春吉訳『実在論的社会理論――形態生成論アプローチ』青木書店).

Ariès, P. (1977) *L' homme devant la mort.* Paris: Editions du Seuil (=1990, 成瀬駒男訳『死を前にした人間』みすず書房).

Ashby, M. (2001) "Palliative care." In G. Howarth & O. Leaman (Eds.), *The encyclopedia of death and dying.* London: Routledge, pp. 342–344.

Bauman, Z. (1992) *Mortality, immortality and other life strategies.* Stanford: Stanford University Press.

Bell, S. E., & Figert, A. E. (2012) "Medicalization and pharmaceuticalization at the intersections: Looking backward, sideways and forward." *Social Science & Medicine,* 75(5): 775–783.

Biswas, B. (1993) "The medicalization of dying." In D. Clark (Ed.), *The future for palliative care: Issues of policy and practice.* Buckingham: Open University Press, pp. 132–139.

Blake, D. S. (2001) *Mary Aikenhead: Servant of the poor.* Dublin: Caritas (=2014, 細野容子監訳・浅田仁子訳『ホスピスの母マザー・エイケンヘッド』春秋社).

Bradshaw, A. (1996) "The spiritual dimension of hospice: The secularization of an ideal." *Social Science & Medicine,* 43(3): 409–419.

Broom, A. (2015) *Dying: A social perspective on the end of life.* Farnham: Ashgate.

Broom, A., & Cavenagh, J. (2010) "Masculinity, moralities and being cared for: An exploration of experiences of living and dying in a hospice." *Social Science & Medicine,* 71(5): 869–876.

Broom, A., & Kirby, E. (2013) "The end of life and the family: Hospice patients' views on dying as relational." *Sociology of Health & Illness,* 35(4): 499–513.

Buck, J. (2009) "I am willing to take the risk: Politics, policy and the translation of the hospice ideal." *Journal of Clinical Nursing,* 18(19): 2700–2709.

――――(2011) "Policy and the re-formation of hospice: Lessons from the past for the future of palliative care." *Journal of Hospice and Palliative Nursing,* 13(6): S35–S43.

Cherny, N. I., Fallon, M. T., Kaasa, S., Portenoy, R. K., & David, C. C. (Eds.) (2015) *Oxford textbook of palliative medicine* (5th ed.). Oxford: Oxford University Press.

Clark, D. (1998) "Originating a movement: Cicely Saunders and the development of St. Christopher's Hospice, 1957–1967." *Mortality,* 3(1): 43–63.

———(1999a) " 'Total pain', disciplinary power and the body in the work of Cicely Saunders, 1958–1967." *Social Science & Medicine,* 49(6): 727–736.

———(1999b) "Cradled to the grave? Terminal care in the United Kingdom, 1948–67." *Mortality,* 4(3): 225–247.

———(2002) "Between hope and acceptance: The medicalisation of dying." *British Medical Journal,* 324, 905–907.

———(2003) "The rise and demise of the 'Brompton Cocktail'." In M. L. Meldrum (Ed.), *Opioids and pain relief: A historical perspective,* 25. Seattle: IASP Press, pp. 85–98.

———(2005) *Cicely Saunders: Founder of the hospice movement: Selected letters 1959 –1999.* New York: Oxford University Press.

———(2007) "From margins to centre: A review of the history of palliative care in cancer." *Lancet Oncology,* 8(5): 430–438.

Clark, D. (Ed.) (1993a) *The sociology of death: Theory, culture, practice.* Oxford; Cambridge: Blackwell.

———(1993b) *The future for palliative care: Issues of policy and practice.* Buckingham: Open University Press.

Clark, D., Hockley, J. M., & Ahmedzai, S. (Eds.) (1997) *New themes in palliative care.* Buckingham; Philadelphia: Open University Press.

Clark, D., & Seymour, J. E. (1999) *Reflections on palliative care.* Buckingham; Philadelphia: Open University Press.

Clark, D., Small, N., Wright, M., Winslow, M., & Hughes, N. (2005) *A bit of heaven for the few? An oral history of the modern hospice movement in the United Kingdom.* Lancaster: Observatory Publications.

Clark, D., Wright, M., Łuczak, J., Fürst, C. J., & Sauter, S. (2003) *Transitions in end of life care: Hospice and related developments in Eastern Europe and Central Asia.* Philadelphia: Open University Press.

Clarke, A. E., Shim, J. K., Mamo, L., Fosket, J. R., & Fishman, J. R. (2003) "Biomedicalization: Technoscientific transformations of health, illness, and US biomedicine." *American Sociological Review,* 68(2): 161–194.

Cohen, K. P. (1979) *Hospice: Prescription for terminal care.* Germantown: Aspen Systems Corp(=1982, 斎藤武・柏木哲夫訳『ホスピス——末期医療の思想と方法』医学書院).

Connor, S. R. (1998) *Hospice: Practice, pitfalls, and promise.* Washington, DC:

Taylor & Francis.
Conrad, P. (2007) *The medicalization of society: On the transformation of human conditions into treatable disorders*. Baltimore: Johns Hopkins University Press.
———(2013) "Medicalization: Changing contours, characteristics, and contexts." In W. C. Cockerham (Ed.), *Medical sociology on the move: New directions in theory*. Dordrecht: Springer, pp. 195–214.
Conrad, P., & Schneider, J. W. (1992) *Deviance and medicalization: From badness to sickness: With a new afterword by the authors* (Expanded ed.). Philadelphia: Temple University Press (=2003, 進藤雄三・杉田聡・近藤正英訳『逸脱と医療化——悪から病いへ』ミネルヴァ書房).
Corner, J., & Dunlop, R. (1997) "New approaches to care." In D. Clark, J. M. Hockley & S. Ahmedzai (Eds.), *New themes in palliative care*. Buckingham; Philadelphia: Open University Press, pp. 288–302.
Department of Health (2013) *More care, less pathway: a review of the Liverpool Care Pathway*. London: UK Government (Retrieved August 4, 2015, from https://www.gov.uk/government/uploads/system/uploads/attachment_data/file/212450/Liverpool_Care_Pathway.pdf).
DeSpelder, L. A., & Strickland, A. L. (2014) *The last dance: Encountering death and dying* (10th ed.). New York: McGraw-Hill.
Du Boulay, S. (1984) *Cicely Saunders: The founder of the modern hospice movement*. London: Hodder and Stoughton (=1989, 若林一美他訳『シシリー・ソンダース——ホスピス運動の創始者』日本看護協会出版会).
Economist Intelligence Unit (2010) *The quality of death: Ranking end-of-life care across the world. A report from Economist Intelligence Unit commissioned by Lien Foundation* (Retrieved May, 19, 2015 from http://graphics.eiu.com/upload/eb/qualityofdeath.pdf) (=2013, 丸祐一・小野谷加奈恵・飯田亘之訳『死の質——エンド・オブ・ライフケア世界ランキング』東信堂).
Elias, N. (1982) *Uber die elisamkeit der sterbenden*. Frankfurt am Main: Suhrkamp (=1990, 中居実訳『死にゆく者の孤独』法政大学出版局).
———(1991) *Die gesellschaft der individuen* (1. Aufl Ed.). Frankfurt am Main: Suhrkamp (=2000, 宇京早苗訳『諸個人の社会——文明化と関係構造』法政大学出版局).
Exley, C. (2004) "Review article: The sociology of dying, death and bereavement." *Sociology of Health & Illness*, 26(1): 110–122.
Faunce, W., & Fulton, R. (1958) "The sociology of death: A neglected area of research." *Social Forces*, 36(3): 205–209.
Field, D. (1994) "Palliative medicine and the medicalization of death." *European Journal of Cancer Care*, 3(2): 58–62.
Field, D., Hockey, J. L., & Small, N. (Eds.) (1997) *Death, gender, and ethnicity*.

London; New York: Routledge.
Field, D., Clark, D., Corner, J., & Davis, C. (Eds.) (2001) *Researching palliative care*. Buckingham; Philadelphia: Open University Press.
Floriani, C. A., & Schramm, F. R. (2012) "Routinization and medicalization of palliative care: Losses, gains and challenges." *Palliative & Supportive Care,* 10(4): 295–303.
Freidson, E. (1970) *Professional dominance : The social structure of medical care* (1st ed.). New York: Aldine; Chicago, New York: Atherton Press (=1992, 進藤雄三・宝月誠訳『医療と専門家支配』恒星社厚生閣).
Furman, C. D., Doukas, D. J., & Reichel, W. (2010) "Unlocking the closed door: Arguments for open access hospice." *American Journal of Hospice & Palliative Medicine,* 27(1): 86–90.
Giddens, A. (1991) *Modernity and self-identity: Self and society in the late modern age*. Cambridge: Polity Press (=2005, 秋吉美都・安藤太郎・筒井淳也訳『モダニティと自己アイデンティティ――後期近代における自己と社会』ハーベスト社).
Glaser, B. G., & Strauss, A. L. (1965) *Awareness of dying*. New York: Aldine (=1988, 木下康仁訳『死のアウェアネス理論と看護――死の認識と終末期ケア』医学書院).
――――(1968) *Time for dying*. New York: Aldine.
Gorer, G. (1965) *Death, grief, and mourning in contemporary Britain*. London: Cresset (=1986, 宇都宮輝夫訳『死と悲しみの社会学』ヨルダン社).
Halabi, S. (2014) "Selling hospice." *Journal of Law Medicine & Ethics,* 42(4): 442–454.
Howarth, G. (2007a) *Death and dying: A sociological introduction*. Cambridge: Polity.
――――(2007b) "Whatever happened to social class? An examination of the neglect of working class cultures in the sociology of death." *Health Sociology Review,* 16(5): 425–435.
Howarth, G., & Jupp, P. C. (Eds.) (1996) *Contemporary issues in the sociology of death, dying, and disposal*. Basingstoke; New York: Macmillan; St. Martin's Press.
Hunt, M., Muma, A., & Plotzke, M. (2014) *Medicare hospice payment reform: A review of the literature* (2013 Update). Cambridge: Abt Associates Inc (Retrieved December 28, 2014, from http://www.cms.gov/Medicare/Medicare-Fee-for-Service-Payment/Hospice/Downloads/MedicareHospicePaymentReformLiteratureReview2013Update.pdf).
Illich, I. (1976) *Limits to medicine: Medical nemesis, the expropriation of health* (New ed.). London: Boyars (=1979, 金子嗣郎訳『脱病院化社会――医療の限界』

晶文社).

James, N. (1994) "From vision to system: The maturing of the hospice movement." In R. Lee & D. Morgan (Eds.), *Death rites: Law and ethics at the end of life*. London: Routledge, pp. 102–130.

James, N., & Field, D. (1992) "The routinization of hospice: Charisma and bureaucratization." *Social Science & Medicine*, 34(12): 1363–1375.

James, V. (1986) *Care and work in nursing the dying: A participant study of a continuing care unit* (Unpublished doctoral dissertation). Aberdeen: University of Aberdeen.

Kearl, M. C. (1989) *Endings: A sociology of death and dying*. New York; Oxford: Oxford University Press.

Kellehear, A. (1984) "Are we a 'death-denying' society? A sociological review." *Social Science & Medicine*, 18(9): 713–721.

———(1990) *Dying of cancer: The final year of life*. Chur [Switzerland]; New York: Harwood Academic.

———(2007) *A social history of dying*. Cambridge: Cambridge University Press.

———(2009) "What the social and behavioural studies say about dying." In A. Kellehear (Ed.), *The study of dying: From autonomy to transformation*. Cambridge: Cambridge University Press, pp.1–26.

Kübler-Ross, E. (1969) *On death and dying*. New York: Macmillan (=2001, 鈴木晶訳『死ぬ瞬間――死とその過程について』中公文庫).

Lawton, J. (2000) *The dying process: Patients' experiences of palliative care*. London; New York: Routledge.

Lee, R. L. M. (2008) "Modernity, mortality and re-enhancement: The death taboo revisited." *Sociology—The Journal of the British Sociological Association*, 42(4): 745–759.

Lipscomb, M. (2014) *A hospice in change: Applied social realist theory*. London; New York: Routledge.

Livne, R. (2014) "Economies of dying: The moralization of economic scarcity in U.S. hospice care." *American Sociological Review*, 79(5): 888–911.

Lofland, L. H. (Ed.) (1976) *Toward a sociology of death and dying*. Beverly Hills: Sage.

Marshall, V. W. (1980) *Last chapters: A sociology of aging and dying*. Monterey: Brooks/Cole.

Maruyama, T. C. (1999) *Hospice care and culture: A comparison of the hospice movement in the West and Japan*. Aldershot; Brookfield: Ashgate.

McManus, R. (2013) *Death in a global age*. Basingstoke: Palgrave Macmillan.

McNamara, B. (2001) *Fragile lives: Death, dying and care*. Buckingham: Open

University Press.

———(2004) "Good enough death: Autonomy and choice in Australian palliative care." *Social Science & Medicine,* 58(5): 929–938.

McNamara, B., Waddell, C., & Colvin, M. (1994) "The institutionalization of the good death." *Social Science & Medicine,* 39(11): 1501–1508.

Mellor, P. A., & Shilling, C. (1993) "Modernity, self-identity and the sequestration of death." *Sociology—The Journal of the British Sociological Association,* 27 (3): 411–431.

National Hospice and Palliative Care Organization (NHPCO) (2015a) *Hospice care* (Retrieved August 9, 2015, from http://www.nhpco.org/about/hospice-care).

———(2015b) *NHPCO's facts and figures: Hospice care in America* (2015 ed.). Alexandria: National Hospice and Palliative Care Organization (Retrieved August 16, 2016, from http://www.nhpco.org/sites/default/files/public/Statistics_Research/2015_Facts_Figures.pdf).

OECD-iLibrary (2014) *Suicides: Deaths per 100,000 population* (Retrieved September 5, 2015, from http://www.oecd-ilibrary.org/social-issues-migration-health/suicides_20758480-table10).

Olivet, L. (2009) "Palliative care." In C. D. Bryant & D. L. Peck (Eds.), *Encyclopedia of death and the human experience.* Los Angeles: Sage Publications, pp. 795–798.

Paradis, L. F., & Cummings, S. B. (1986) "The evolution of hospice in America toward organizational homogeneity." *Journal of Health and Social Behavior,* 27(4): 370–386.

Payne, S., & Lynch, T. (2015) "International progress in creating palliative medicine as a specialized discipline and the development of palliative care." In N. I. Cherny, M. T. Fallon, S. Kaasa, R. K. Portenoy, & C. C. David (Eds.), *Oxford textbook of palliative medicine* (5th ed.). Oxford: Oxford University Press, pp. 3–9.

Perry, J. E., & Stone, R. C. (2011) "In the business of dying: Questioning the commercialization of hospice." *Journal of Law Medicine & Ethics,* 39(2): 224–234.

Prior, L. (1989) *The social organisation of death: Medical discourse and social practices in Belfast.* Basingstoke: Macmillan.

Radbruch, L., & Payne, S. (2009) "White Paper on standards and norms for hospice and palliative care in Europe: Part 1." *European Journal of Palliative Care,* 16(6): 278–289.

Riley, J. W. (1983) "Dying and the meanings of death: Sociological inquiries." *Annual Review of Sociology,* 9, 191–216.

Saunders, C. M., Summers, D. H., & Teller, N. (Eds.)(1981) *Hospice: The living idea*. London: Edward Arnold(=2006, 岡村昭彦監訳『ホスピス――その理念と運動』雲母書房).

Seale, C. (1995) "Dying alone." *Sociology of Health & Illness*, 17(3): 376–392.

――――(1996) "Living alone towards the end of life." *Ageing and Society*, 16: 75–91.

――――(1998) *Constructing death: The sociology of dying and bereavement*. Cambridge: Cambridge University Press.

Seale, C., & Cartwright, A. (1994) *The year before death*. Aldershot: Avebury.

Seymour, J. (1999) "Revisiting medicalisation and 'natural' death." *Social Science & Medicine*, 49(5): 691–704.

――――(2001) *Critical moments: Death and dying in intensive care*. Buckingham: Open University Press.

Seymour, J., Clark, D., & Winslow, M. (2005) "Pain and palliative care: The emergence of new specialties." *Journal of Pain and Symptom Management*, 29(1): 2–13.

Sheskin, A. (1979) *Cryonics: A sociology of death and bereavement*. New York: Irvington: Distributed by Halsted Press.

Smith, F., & Himmel, S. (2013) *Changing the way we die: Compassionate end of life care and the hospice movement*. Berkeley: Viva.

Sofka, C. (2009) "Hospice, contemporary." In C. D. Bryant & D. L. Peck (Eds.), *Encyclopedia of death and the human experience*. Los Angeles: Sage Publications, pp. 581–585.

Stanley, L., & Wise, S. (2011) "The domestication of death: The sequestration thesis and domestic figuration." *Sociology—The Journal of the British Sociological Association*, 45(6): 947–962.

Stoddard, S. (1992) *The hospice movement: A better way of caring for the dying* (Rev. ed.). New York: Vintage Books (=1994, 高見安規子訳『ホスピス病棟から』時事通信社).

Sudnow, D. (1967) *Passing on: The social organization of dying*. Englewood Cliffs: Prentice-Hall (=1992, 岩田啓靖・志村哲郎・山田富秋訳『病院でつくられる死』せりか書房).

Sykes, N. (2015) "One chance to get it right: Understanding the new guidance for care of the dying person." *British Medical Bulletin*, 115(1): 143–150.

Timmermans, S. (1998) "Resuscitation technology in the emergency department: Towards a dignified death." *Sociology of Health & Illness*, 20(2): 144–167.

――――(2005) "Death brokering: Constructing culturally appropriate deaths." *Sociology of Health & Illness*, 27(7): 993–1013.

Vernon, G. M. (1970) *Sociology of death: An analysis of death-related behavior*.

New York: Ronald Press.

Wachterman, M. W., Marcantonio, E. R., Davis, R. B., & McCarthy, E. P. (2011) "Association of hospice agency profit status with patient diagnosis, location of care, and length of stay." *JAMA—Journal of the American Medical Association,* 305(5): 472–479.

Walter, T. (1991) "Modern death: Taboo or not taboo?" *Sociology—The Journal of the British Sociological Association,* 25(2): 293–310.

———(1994) *The revival of death.* London; New York: Routledge.

Walter, T., Hourizi, R., Moncur, W., & Pitsillides, S. (2011) "Does the internet change how we die and mourn? Overview and analysis." *Omega—Journal of Death and Dying,* 64(4): 275–302.

Ward, E. G., & Gordon, A. K. (2006) "Looming threats to the intimate bond in hospice care? Economic and organizational pressures in the case study of a hospice." *Omega—Journal of Death and Dying,* 54(1): 1–18.

WHO (World Health Organization) (2014) *WHO definition of palliative care* (Retrieved December 2, 2014, from http://www.who.int/cancer/palliative/definition/en/).

WHO (World Health Organization) & WPCA (Worldwide Palliative Care Alliance) (2014) *Global Atlas of palliative care at the end of life* (Retrieved August 8, 2015, from http://www.thewhpca.org/resources/global-atlas-on-end-of-life-care).

Willmott, H. (2000) "Death. So what? Sociology, sequestration and emancipation." *Sociological Review,* 48(4): 649–665.

Wright, A. A., & Katz, I. T. (2007) "Letting go of the rope: Aggressive treatment, hospice care, and open access." *New England Journal of Medicine,* 357(4): 324–327.

Young, M. D., & Cullen, L. (1996) *A good death: Conversations with East Londoners.* London; New York: Routledge.

【日本語】

相澤出 (2010)「在宅ホスピスケアという選択――看取りの現場の経験談が示唆するもの」『社会学年報』39: 15–25.

猪飼周平 (2010)『病院の世紀の理論』有斐閣.

医学通信社 (2014)『診療点数早見表 2014年4月版』医学通信社.

———(2016)『診療点数早見表 2016年4月版』医学通信社.

石谷邦彦 (1998)「『日本緩和医療学会』の歩み」ターミナルケア編集委員会編『ホスピス・緩和ケア白書 (ターミナルケア6月号別冊)』三輪書店, pp. 48–50.

市野川容孝 (2000)『身体／生命』岩波書店.

———(2006)「医療化の再検討――歴史的視点から」森田洋司・進藤雄三編『医

療化のポリティクス——近代医療の地平を問う』学文社, pp. 47–63.
伊藤彰博・東口髙志（2013）「緩和ケア病棟の現状と課題」『Pharma Medica』31(2): 19–23.
今村みづ穂（2002）「アメリカの医療制度と財政政策——ホスピスを中心として」『一橋論叢』128(1): 52–74.
————(2007)「緩和ケアにおける日米比較（1）」『一橋法学』6(1): 473–508.
医療の心を考える会・崇徳会長岡西病院（2014）『日本的ターミナルケアを問う——長岡発ビハーラ・ターミナルケア20年!』考古堂書店.
大出春江（2010）「社会運動としての在宅医療と医師のライフヒストリー(3)」『人間関係学研究』12: 117–131.
————(2011)「社会運動としての在宅医療と医師のライフヒストリー(4)」『人間関係学研究』13: 1–11.
岡村昭彦（2014）「19世紀のダブリンからの報告」ブレイク, D. S. 著／細野容子監訳／浅田仁子訳『ホスピスの母マザー・エイケンヘッド』春秋社, pp. 167–180.
奥山敏雄（1998）「ターミナルケアにおける看護ディレンマ」『社会学ジャーナル』23: 241–254.
柏木哲夫（1991）「淀川キリスト教病院のホスピスケア」長谷川浩・Flitter, H. H. 編『ザ・ホスピス——日米比較にみるターミナルケアの人間学』メヂカルフレンド社, pp. 290–295.
————(2001)『ターミナルケアとホスピス』大阪大学出版会.
————(2006)『ホスピス・緩和ケア』青海社.
————(2007)「生と死の医学 連載(1)終末期医療をめぐる様々な言葉」『綜合臨床』56(9): 2744–2748.
————(2015)「死という現実をみつめる」『緩和ケア』25(1): 52–53.
加藤恒夫（2009）「イギリスにおける終末期ケアの歴史と現状——日本への教訓（特集 諸外国における高齢者への終末期ケアの現状と課題）」『海外社会保障研究』168: 4–24.
加藤朋江（2010）「ぼくはいま，奇跡をみているんだろうなあ——患者とその家族の死の受容について，ある臨床医の取組みから」『参加と批評』4: 210–252.
門林美智子（2011）『生きる力の源に——がん闘病記の社会学』青海社.
株本千鶴（2001a）「社会運動としてのホスピス運動——専門職の自己変革と戦略としての医療化」『人文学報』（東京都立大学）319: 43–76.
————(2001b)「看病と死別の物語——ガンで亡くなったある中年女性の死をめぐって」副田義也編『死の社会学』岩波書店, pp. 69–124.
————(2010)「死の受容 E・キューブラー＝ロス『死ぬ瞬間』」井上俊・伊藤公雄編『社会学ベーシックス8 身体·セクシュアリティ·スポーツ』世界思想社, pp. 137–146.
————(2012a)「テーマ別研究動向（死の社会学）」『社会学評論』63(2): 302–311.
————(2012b)「韓国の医療保障と自己負担」『健保連海外医療保障』96: 17–25.

――――(2013)「緩和ケア病棟で働くということ」副田義也編『シリーズ福祉社会学2 闘争性の福祉社会学』東京大学出版会, pp. 173-194.
――――(2014)「自殺の増加を食い止める――求められる死についての教育」石坂浩一・福島みのり編『現代韓国を知るための60章』[第2版]明石書店, pp. 17-25.
茅野義和(2013)「緩和ケア病棟が担う役割の変化」『緩和ケア』23(2):114-115.
川越博美・山崎章郎(2003)「ホスピスケアは地域を志向する」『訪問と介護』8(6):458-468.
河野博臣(1974)『死の臨床――死にゆく人々への援助』医学書院.
――――(1989)『新版 死の臨床』医学書院.
川原啓美編(1998)『私たちのホスピスをつくった――愛知国際病院の場合』日本評論社.
黒田浩一郎(2014)「医療化, 製薬化, 生物医学化」『保健医療社会学論集』25(1):2-9.
健保ニュース(1990)「診療報酬検討項目メモに対する支払, 診療側の意見出揃う」『健保ニュース』1224: 13-16.
厚生省健康政策局総務課(2000)『21世紀の末期医療』中央法規出版.
厚生省・日本医師会編(1989)『末期医療のケア――その検討と報告』中央法規出版.
厚生労働省(2007)「がん対策推進基本計画」(厚生労働省ホームページ, 2015年9月2日取得, http://www.mhlw.go.jp/bunya/kenkou/dl/gan_keikaku03.pdf).
――――(2012a)「人口動態調査」(厚生労働省ホームページ, 2017年1月9日取得, http://www.e-stat.go.jp/SG1/estat/List.do?lid=000001101884).
――――(2012b)「がん対策推進基本計画」(厚生労働省ホームページ, 2015年9月2日取得, http://www.mhlw.go.jp/bunya/kenkou/dl/gan_keikaku02.pdf).
――――(2014a)『平成25年人口動態統計月報年計(概数)の概況』(厚生労働省ホームページ, 2015年9月2日取得, http://www.mhlw.go.jp/toukei/saikin/hw/jinkou/geppo/nengai13/index.html).
――――(2014b)「医療施設調査(2013年)」(厚生労働省ホームページ, 2015年11月7日取得, http://www.mhlw.go.jp/toukei/saikin/hw/iryosd/13/).
――――(2015a)「患者の意思を尊重した人生の最終段階における医療の実現に向けた取組　人生の最終段階における医療体制整備事業」(厚生労働省ホームページ, 2015年9月2日取得, http://www.mhlw.go.jp/file/06-Seisakujouhou-10800000-Iseikyoku/0000095346.pdf).
――――(2015b)「『"人生の最終段階における医療"の決定プロセスに関するガイドライン』をご存知ですか?」(厚生労働省ホームページ, 2015年9月2日取得, http://www.mhlw.go.jp/file/06-Seisakujouhou-10800000-Iseikyoku/0000078983.pdf).
――――(2015c)「がん診療に携わる医師に対する緩和ケア研修会の開催指針の一部改正について」(日本臨床腫瘍学会ホームページ, 2015年10月19日取得, https://www.jsmo.or.jp/file/dl/newsj/1453.pdf).

――――(2016)「がん診療連携拠点病院等一覧表」(厚生労働省ホームページ，2016年8月18日取得，http://www.mhlw.go.jp/file/06-Seisakujouhou-10900000-Kenkoukyoku/0000103155.pdf).
河野圭子（2005）「米国でのホスピスの成り立ちとホスピス・ケアの現状」『Modern Physician』25(8): 1045–1051.
国立がん研究センターがん対策情報センター（2014）『がん専門相談員のためのがんサロンの設立と運営のヒント集』(国立がん研究センターがん対策情報センターがん情報サービスホームページ，2015年11月16日取得，http://ganjoho.jp/data/hospital/consultation/files/salon_guide01.pdf).
小林仁（2008）「がん対策基本法の意義とがん医療の課題――立法過程からみた取組の方向性」『日外会誌』109(1): 37–44.
坂井さゆり・宮坂道夫（2008）「欧州におけるホスピス･緩和ケアの概念と倫理的問題」『生命倫理』18(1): 66–74.
坂下美彦（2013）「緩和ケアチームからみた同時改定と基本計画見直し」『緩和ケア』23(2):118–119.
佐藤郁哉（2008）『質的データ分析法――原理・方法・実践』新曜社.
佐藤一樹・志真泰夫・羽川瞳・安部奈津子・竹内真帆・宮下光令（2013）「緩和ケア病棟は10年間にどう変わったか――施設概要と利用状況にみられる変化と平均在棟日数との関連」『Palliative Care Research』8(2): 264–272.
佐藤哲彦（1999）「医療化と医療化論」進藤雄三・黒田浩一郎編『医療社会学を学ぶ人のために』世界思想社, pp. 122–138.
澤井敦（2002）「『死のタブー化』再考」『社会学評論』53(1): 118–134.
――――(2005)『死と死別の社会学――社会理論からの接近』青弓社.
澤井敦・有末賢編（2015）『死別の社会学』青弓社.
志真泰夫（2011)「緩和ケアの用語をめぐる国際的な動き(特集 ことばは難しい――緩和ケアに関するさまざまな用語とその概念)」『緩和ケア』21 (4): 374–377.
――――(2012)「日本のホスピス緩和ケアの歴史と現状　これからの新たな挑戦」『日中医学』26 (4): 12–16.
島薗進（2003）「死生学試論（一）」『死生学研究』1: 12–35.
終末期医療に関する調査等検討会･厚生労働省(2005)『今後の終末期医療の在り方』中央法規出版.
進藤雄三（1990）「医療化」進藤雄三『医療の社会学』世界思想社, pp. 172–185.
――――(2006)「医療化のポリティクス――『責任』と『主体化』をめぐって」森田洋司・進藤雄三編『医療化のポリティクス――近代医療の地平を問う』学文社, pp. 29–46.
新村和哉・岩澤和子（2000）「健康政策のなかのホスピス・緩和ケア」『ターミナルケア』10(6): 429–431.
鈴木荘一著／佐々木久夫聞き手（2011）『ひとはなぜ，人の死を看とるのか』人間と歴史社.

鈴木智之(2012)「死にゆこうとする身体のために――応答としてのケアとその臨界」三井さよ・鈴木智之編『ケアのリアリティ――境界を問いなおす』法政大学出版局, pp. 233-260.
青海社（2004）「誌名変更のお知らせ『ターミナルケア』から『緩和ケア』へ」『ターミナルケア』14(5): 409.
世界保健機関編／武田文和訳（1987）『がんの痛みからの解放』金原出版.
副田義也編（2001）『死の社会学』岩波書店.
鷹田佳典（2007）「院内家族会とその支援的機能――小児ガン患者の『親の会』の事例から」三井さよ・鈴木智之編『ケアとサポートの社会学』法政大学出版局, pp. 109-148.
――――(2012)「悲しむ主体としての看護師――遺族ケアの手前で考えるべきこと」三井さよ・鈴木智之編『ケアのリアリティ――境界を問いなおす』法政大学出版局, pp. 163-200.
高橋ユリカ（2001）『医療はよみがえるか――ホスピス・緩和ケア病棟から』岩波書店.
田代志門（2005）「地域社会におけるホスピス運動の多元的形成と展開――岡山の事例にみる3つの『理念』の競合」『保健医療社会学論集』16(1): 1-12.
――――(2012)「未決の問いとしてのがん告知――その後を生きる患者の語りから」三井さよ・鈴木智之編『ケアのリアリティ――境界を問いなおす』法政大学出版局, pp. 201-232.
――――(2016)『死にゆく過程を生きる――終末期がん患者の経験の社会学』世界思想社.
立岩真也（2008）『良い死』筑摩書房.
田宮仁（2007）『「ビハーラ」の提唱と展開』学文社.
千原明（1998）「『全国ホスピス・緩和ケア病棟連絡協議会』の歩みと展望」ターミナルケア編集委員会編『ホスピス・緩和ケア白書（ターミナルケア6月号別冊)』三輪書店, pp. 44-46.
佃和男（1991）「聖隷三方原病院ホスピス（聖隷ホスピス）の末期ケア」長谷川浩・Flitter, H. H. 編『ザ・ホスピス――日米比較にみるターミナルケアの人間学』メヂカルフレンド社, pp. 277-282.
恒藤暁（2011）「緩和医療と緩和ケア――理論と実践の統合を目指して（特集 ことばは難しい――緩和ケアに関するさまざまな用語とその概念)」『緩和ケア』21(4): 382-385.
鄭在哲（2014）「韓国の医療営利化論叢」『早稲田商学』439: 407-425.
デーケン, アルフォンス（1996）『死とどう向き合うか』日本放送出版協会.
中筋由紀子（2006）『死の文化の比較社会学――「わたしの死」の成立』梓出版社.
成田憲史・諸岡了介（2009）「看取りを支える, 生を支える」岡部健・竹之内裕文編『どう生き どう死ぬか――現場から考える死生学』弓箭書院, pp. 31-46.
日本医療機能評価機構（2016）「病院機能評価（付加機能）緩和ケア機能評価項目」

（日本医療機能評価機構ホームページ，2016年8月20日取得，http://jcqhc.or.jp/pdf/works/pc_v2.pdf）.
日本緩和医療学会（2011）『一般市民を対象にした「緩和ケア」に関する認識度調査（平成22年度調査）報告書』.
————（2012）『緩和ケア研修これまでのあゆみ』（日本緩和医療学会ホームページ，2015年10月19日取得，https://www.jspm-peace.jp/images/forum/2011rep_abs.pdf）.
日本緩和医療学会編（2014）『専門家をめざす人のための緩和医療学』南江堂.
日本経済新聞社編（1983）『ドキュメント 聖隷ホスピス——ガン病室の意義ある生』日本経済新聞社.
日本尊厳死協会（2015）「協会のあゆみ」（日本尊厳死協会ホームページ，2015年9月2日取得，http://www.songenshi-kyokai.com/about/history.html）.
日本ホスピス緩和ケア協会（2014a）『緩和ケア病棟運営の手引き 2014年版』.
————（2014b）『緩和ケア病棟自施設評価結果報告書 2013年度』（日本ホスピス緩和ケア協会ホームページ，2015年11月7日取得，http://www.hpcj.org/med/jishisetsu.pdf）.
————（2015）「緩和ケア病棟入院料届出受理施設一覧（日本ホスピス緩和ケア協会ホームページ，2015年9月2日取得，http://www.hpcj.org/what/pcu_list.pdf）.
額賀淑郎（2009）「医療化論と生物医療化論」『社会学評論』56(4): 815–829.
橋口倫介（1994）『十字軍騎士団』講談社.
長谷川保（1982）『老いと死をみとる——聖隷ホスピスのあゆみ』柏樹社.
————（1984）『老いと死をみとる——聖隷ホスピスのあゆみ』［新訂版］柏樹社.
服部洋一（2003）『米国ホスピスのすべて——訪問ケアの新しいアプローチ』ミネルヴァ書房.
早坂裕子（1995）『ホスピスの真実を問う——イギリスからのリポート』文眞堂.
————（2001）「ホスピスの臨床社会学——主流医療への合流がつくりだしたもの」野口裕二・大村英昭編『臨床社会学の実践』有斐閣, pp. 111–139.
日野原重明（2002）「特別寄稿 世界のホスピス運動の現況とアジア・太平洋地域における活動の展開」『ターミナルケア』12 (4): 292–300.
フォックス，レネー C. 著／細田満和子訳（2003）「医療専門職における人間の条件」フォックス，レネー C. 著／中野真紀子訳『生命倫理をみつめて——医療社会学者の半世紀』みすず書房 , pp. 149–174.
福島智子（2015）「看取りにおける自己決定と家族——ローマでの調査から」『文化と哲学』32: 39–60.
福島靖正（1995a）「資料室 診療報酬における末期医療の評価（1）」『ターミナルケア』5(4): 312–313.
————（1995b）「資料室 診療報酬における末期医療の評価 (2)」『ターミナルケア』5(5): 385–388.

フーコー, ミシェル著／久保田淳他訳／小林康夫・石田英敬・松浦寿輝編（2000）『ミシェル・フーコー思考集成Ⅵ　セクシュアリテ／真理――1976-1977』筑摩書房.
藤村正之（2008）『〈生〉の社会学』東京大学出版会.
松岡忠道（1989）「『定額払い論』の底流」『社会保険旬報』1657: 19-22.
松谷有希雄（2003）「行政の立場から（シンポジウム　高齢者と死の臨床）」日本死の臨床研究会編『死の臨床９　高齢社会とターミナルケア』人間と歴史社, pp. 55-61.
松永正史（1990）「診療報酬改定の内容と考え方」『週刊社会保障』1577: 50-57.
円山誓信（1991）「ホスピスの歴史」黒岩卓夫編『講座　人間と医療を考える２　宗教学と医療』弘文堂, pp. 93-119.
三井さよ（2007）「職業者として寄り添う――病院内看護職と末期患者やその家族とのかかわり」三井さよ・鈴木智之編『ケアとサポートの社会学』法政大学出版局, pp. 149-181.
三井速雄（1990）「老人医療費の定額払導入へ」『週刊社会保障』1575: 56.
宮下光令・今井涼生（2014）「データでみるわが国の緩和ケアの現状」恒藤暁・森田達也・宮下光令編『ホスピス緩和ケア白書 2014』青海社, pp. 64-81.
――――（2015）「データでみる日本の緩和ケアの現状」志真泰夫・恒藤暁・森田達也・宮下光令編『ホスピス緩和ケア白書 2015』青海社, pp. 72-95.
――――（2016）「データでみる日本の緩和ケアの現状」志真泰夫・恒藤暁・細川豊史・宮下光令・山崎章郎編『ホスピス緩和ケア白書 2016』青海社, pp. 64-89.
諸岡了介・相澤出・田代志門・岡部健（2008）「現代の看取りにおける〈お迎え〉体験の語り――在宅ホスピス遺族のアンケートから」『死生学研究』9: 223-205.
柳田邦男（1997）『人間の事実』文藝春秋.
山内喜美子（1996）『聖隷　長谷川保の生涯』文藝春秋.
山形謙二（2000）「ホスピスの歴史 古代ローマから現代へ」日本ホスピス・在宅ケア研究会編『ホスピス入門――その“全人的医療”の歴史, 理念, 実践』行路社, pp. 33-50.
山崎章郎・米沢慧（2006）『新ホスピス宣言――スピリチュアルケアをめぐって』雲母書房.
山本孝史（2008）『救える「いのち」のために――日本のがん医療への提言』朝日新聞社.
米沢慧（2014）「ホスピスというミッション――近代ホスピス史ノート」ブレイク, D. S. 著／細野容子監訳／浅田仁子訳『ホスピスの母マザー・エイケンヘッド』春秋社, pp. 181-196.
李蓮花（2009）「保健医療政策――過去は乗り越えられたのか？」『海外社会保障研究』167: 54-66.

【韓国語】（カナダラ（가나다라）順）

각당복지재단［覺堂福祉財団］(2016)「삶과 죽음을 생각하는 회」(「生と死を考える

会」）（覺堂福祉財団ホームページ，2016年8月18日取得，http://www.kakdang.or.kr/home/）．

강릉갈바리의원［江陵カルバリ医院］(2015)「갈바리호스피스 활동 연혁」（「カルバリホスピスの活動沿革」）（江陵カルバリ医院ホームページ，2015年9月3日取得，http://www.calvary65.co.kr/hospice01/hospice01_01.asp）．

건강보험심사평가원·국민건강보험공단 (2015)［健康保険審査評価院·国民健康保険公団］『2014 건강보험통계연보』（『2014 健康保険統計年報』）（国民健康保険公団ホームページ，2015年11月9日取得，http://www.nhis.or.kr/bbs7/attachments/20654）．

高麗大学九老病院緩和医療センター（2015）「2015년 제4기 호스피스・완화의료 전문인력 표준교육 안내」（「2015年 第4期 ホスピス・緩和医療専門職の標準教育案内」）（高麗大学九老病院緩和医療センターホームページ，2015年10月24日取得，http://guro.kumc.or.kr/common/deptFileDownload.do?）．

국립암센터［国立がんセンター］(2003)『한국 호스피스・완화의료 표준 및 규정』（『韓国ホスピス・緩和医療の標準及び規定』）．

————(2013)『호스피스완화의료 돌봄 매뉴얼——말기암환자 완화의료전문기관용』（『ホスピス緩和医療ケアのマニュアル——末期がん患者緩和医療専門機関用』）．

————(2016)「국가암관리사업 소개」（「国家がん管理事業の紹介」）（国立がんセンターホームページ，2016年8月18日取得，http://www.ncc.re.kr/main.ncc?uri=manage01_1）．

국립암센터・한국호스피스완화의료학회［国立がんセンター・韓国ホスピス緩和医療学会］(2002)『호스피스・완화의료 심포지엄 2002——한국 호스피스・완화의료 제도화』（『ホスピス・緩和医療シンポジウム 2002——韓国ホスピス・緩和医療の制度化』）．

국립암센터 호스피스완화의료사업과［国立がんセンターホスピス緩和医療事業課］(2012)『2011년 호스피스완화의료 지원사업 현황』（『2011年 ホスピス緩和医療支援事業の現状』）．

국민건강보험공단［国民健康保険公団］(2014)『2013 건강보험 주요 통계』（『2013 健康保険の主要統計』）（国民健康保険公団ホームページ，2015年11月8日，http://www.nhis.or.kr/bbs7/attachments/3951）．

국회복지포럼［国会福祉フォーラム］(1998)『'98 국회복지포럼 연구보고서』（『'98 国会福祉フォーラム報告書』）．

국회복지포럼 호스피스 제도화 추진위원회［国会福祉フォーラムホスピス制度化推進委員会］(1998)『호스피스 제도화에 대한 세미나』（『ホスピス制度化についてのセミナー』）．

김병수 외［キム・ビョンス他］(2012)「웰다잉——삶을 완성하는 마지막 선물」『매경이코노미』1686: 26-34.（「ウェル・ダイング——生を完成させる最後の贈り物」『毎経エコノミー』）．

김상우［キム・サンウ］(2003)「죽음으로 인한 일상적 삶의 위기와 파괴」『사회조사연구』18: 133–157（「死による日常的な生の危機と破壊」『社会調査研究』).
————(2005)『죽음의 사회학』부산대학교출판부（『死の社会学』釜山大学出版部).
————(2014)「한국사회와 죽음, 그리고 슬픔의 치료」『신생』61: 189–203.（「韓国社会と死，そして悲しみの治療」『新生』).
김형숙［キム・ヒョンスク］(2012)『도시에서 죽는다는 것』뜨인돌（『都市で死ぬということ』トゥインドル).
노유자 외［ノ・ユジャ他］(2002)『말기질환자의 삶의 질 향상을 위한 지역사회 관리 프로그램 개발』가톨릭대학교・보건복지부（『末期疾患者のQOL向上のための地域社会管理プログラムの開発』カトリック大学・保健福祉部).
마리아의작은자매회［マリアの小さな姉妹会］(2010)『죽이는 수녀들 이야기』한겨레출판（『すごいシスターたちの物語』ハンギョレ出版).
보건복지가족부 암정책과［保健福祉家族部がん政策課］(2008)『「말기암환자전문의료기관 지정기준 고시」안내서』(『「末期がん患者専門医療機関指定基準告示」案内書』)（保健福祉部ホームページ，2015年11月7日取得，http://www.mw.go.kr/front_new/jb/sjb0406vw.jsp?PAR_MENU_ID=03&MENU_ID=030406&CONT_SEQ=320312&page=1).
————(2009)『암관리법 전부개정법률안 설명자료』(『がん管理法全部改正法律案の説明資料』).
————(2010)『말기암환자 전문의료기관 지정기준 고시 및 관련 서식』(『末期がん患者専門医療機関指定基準告示及び関連書式).
보건복지부［保健福祉部］(2003)『2003년도 말기암환자 호스피스 시범사업 안내』(『2003年度末期がん患者ホスピスモデル事業の案内』).
————(2013)『연명의료의 환자 자기결정권, 특별법 제정 권고』(보도자료)(『延命医療の患者自己決定権，特別法制定の勧告』(報道資料)).
————(2014)『보건복지백서 2013』(『保健福祉白書 2013』).
————(2015a)「2015년 7월부터 호스피스 건강보험 수가 전면적용」(보도자료)(「2015年7月からホスピスを健康保険診療報酬に全面適用」(報道資料)).
————(2015b)『「건강보험 행위 급여・비급여 목록표 및 급여 상대가치점수」일부 개정（보건복지부 고시 제2015－102호)』(『「健康保険における給付・非給付行為の目録表及び給付の相対価値点数」一部改正』（保健福祉部告示第2015-102号))(保健福祉部ホームページ，2015年11月7日取得，http://www.mw.go.kr/front_new/jb/sjb0406vw.jsp?PAR_MENU_ID=03&MENU_ID=030406&BOARD_ID=5900&BOARD_FLAG=03&CONT_SEQ=323600&page=1).
————(2015c)『2014-2018 건강보험 중기보장성 강화 계획』(『健康保険の中期保障性強化計画』)（保健福祉部ホームページ，2015年11月7日取得，http://download.mw.go.kr/front_new/modules/download.jsp?BOARD_

ID=140&CONT_SEQ=316755&FILE_SEQ=163640).
보건복지부・건강보험심사평가원［保健福祉部・健康保険審査評価院］(2015)『완화의료 건강보험 적용――요양급여비용 및 실무안내』(『緩和医療の健康保険適用――療養給付費用と実務案内』).
보건복지부・국립암센터［保健福祉部・国立がんセンター］(2007)『호스피스・완화의료의 현황과 정책 제안』(『ホスピス・緩和医療の現状と政策提案』).
――――(2010)『완화의료전문기관 서비스 제공원칙 (2010. 6. 초판)』(『緩和医療専門機関のサービス提供原則 (2010. 6. 初版)』).
보건복지부 암정책과제 연구팀［保健福祉部がん政策課題研究チーム］(2007)『호스피스·완화의료 운영체계 및 법령 도입방안에 관한 공청회』(『ホスピス・緩和医療の運営体系と法令導入方案にかんする公聴会』).
보건복지부 질병정책과［保健福祉部疾病政策課］(2013)『호스피스완화의료 활성화 대책』(보도자료)(『ホスピス緩和医療の活性化対策』(報道資料)).
생명윤리정책연구센터［生命倫理政策研究センター］(2010)『연명치료 중단 조사연구보고서 별책1：의료윤리정책연구보고서』(『延命治療の中断にかんする調査研究報告書　別冊1：医療倫理政策研究報告書』).
서울특별시시사편찬위원회편［ソウル特別市市史編纂委員会編］(2012)『서울 사람들의 죽음, 그리고 삶』(『ソウルの人びとの死, そして生』).
연세대학교의료법윤리학연구원［延世大学医療法倫理学研究院］(2013)『연면치료 환자결정권 제도화 관련 인프라 구축 방안』(『延命治療にたいする患者決定権の制度化関連インフラの構築方案』).
윤영호 외［ユン・ヨンホ他］(2002)「한국 호스피스・완화의료기관 실태 조사」『한국 호스피스・완화의료학회지』5(1): 31–42(「韓国のホスピス・緩和医療機関実態調査」『韓国ホスピス・緩和医療学会誌』).
의학신문［医学新聞］(2015)「'호스피스・완화의료 국민본부' 출범」『의학신문』2015. 3. 25(「'ホスピス・緩和医療国民本部' の発足」『医学新聞』2015年3月25日付)(『医学新聞』ホームページ, 2015年3月25日取得, http://www.bosa.co.kr/umap/sub.asp?news_pk=585629).
이건세 외［イ・ゴンセ他］(2009)『호스피스・완화의료 관리지침 표준화 및 효율적 의료전달체계 구축』보건복지가족부(『ホスピス・緩和医療管理指針の標準化と効率的医療伝達体系の構築』保健福祉家族部).
이경식・홍영선・한성숙［イ・ギョンシク, ホン・ヨンソン, ハン・ソンスク］(1996)『알기 쉬운 호스피스 완화의학(Palliative Medicine)――말기 환자를 어떻게 돌볼까?』성서와 함께(『わかりやすいホスピス緩和医学――末期患者をどのようにケアするか？』聖書とともに).
이소우 외［イ・ソウ他］(1998)『호스피스 정보서비스 시스템 개발』보건복지부(『ホスピス情報サービスシステムの開発』保健福祉部).
장석만［チャン・ソンマン］(2013)「병원의 장례식장화와 그 사회적 맥락 및 효과」이용범편『죽음의례 죽음 한국사회』모시는사람들, pp. 151–168(「病院

の葬礼式場化とその社会的文脈及び効果」イ・ヨンボム編『死の儀礼，死，韓国社会』モシヌンサラムドゥル).

장윤정［チャン・ユンジョン］(2012)「말기암환자 완화의료정책 현황」『한국 호스피스・완화의료학회지』15(4): 183–187（「末期がん患者にたいする緩和医療政策の現状」『韓国ホスピス・緩和医療学会誌』).

전병술［チョン・ビョンスル］(2013)「왜 죽음교육이 필요한가」한국죽음학회 웰다잉 가이드라인 제정위원회편『죽음맞이』모시는사람들, pp. 129–142(「なぜ死の教育が必要なのか」韓国死の学会ウェル・ダイングガイドライン制定委員会編『死を迎える』モシヌンサラムドゥル).

정동일［チョン・ドンイル］(2008)「구조화된 시장과 구성된 시장——한국 병원의 설립과 도산, 1980－2005」『한국사회학』42(7): 77－110（「構造化された市場と構成された市場——韓国における病院の設立と倒産，1980–2005」『韓国社会学』).

조병희［チョ・ビョンヒ］(1999)『의료문제의 사회학——한국의료체계의 모순과 개혁』태일사（『医療問題の社会学——韓国における医療体系の矛盾と改革』テイル社).

趙賢（1993)『우리나라 호스피스 프로그램의 開発에 관한 研究』(保健学博士学位論文)（서울大学校大学院保健学科保健学専攻)（『韓国におけるホスピスプログラムの開発にかんする研究』ソウル大学).

주수영［チュ・スヨン］(2015)「호스피스・완화의료 건강보험 수가 시범사업 현황 및 급여 방향」(보고자료)『완화의료 건강보험 급여방향 공개토론회』(「ホスピス・緩和医療を対象とした健康保険診療報酬モデル事業の現状と給付の方向」(報告資料)『緩和医療の健康保険での給付の方向性についての公開討論会』)（健康保険審査評価院ホームページ，2015年11月8日取得，http://www.hira.or.kr/dummy.do?pgmid=HIRAA020002000000&cmsurl=/cms/notice/01/1332468_24974.html&subject=완화의료 공개토론회 자료집 안내#none).

채성진［チェ・ソンジン］(2009)「웰다잉——당신의 품위 있는 마지막을 위해」『주간조선』2038: 22–32（「ウェル・ダイング——あなたの品位ある最期のために」『週刊朝鮮』).

천선영［チョン・ソニョン］(2003)「근대적 죽음 이해와 소통 방식에 대한 연구——의료인의 경우」『한국사회학』37(1): 171–199（「近代的な死の理解と意思疎通の方式にかんする研究——医療者の場合」『韓国社会学』).

————(2012)『죽음을 살다——우리 시대 죽음의 의미와 담론』나남（『死を生きる——われわれの時代の死の意味と言説』ナナム).

최영순 외［チェ・ヨンスン他］(2014)『호스피스 완화의료 활성화 방안』건강보험정책연구원（『ホスピス緩和医療活性化の方案』健康保険政策研究院).

최윤선［チェ・ユンソン］(2000)『호스피스・완화의학』고려대학교출판부（『ホスピス・緩和医学』高麗大学出版部).

통계청［統計庁］(2014)『사망원인통계 2013년』(보도자료)(『死亡原因統計 2013年』(報道資料)).
――――(2015)『2014년 출생・사망통계』(보도자료)(『2014年 出生・死亡統計』(報道資料)).
――――(2016)『인구・가구・주택 기본 특성 항목 (2015년 인구주택총조사 표본집계 결과)』(보도자료)(『人口・世帯・住宅　基本特性項目（2015年度人口住宅総調査標本集計結果)』(報道資料)).
통계청편［統計庁編］(2003)『사망원인통계연보 2002』(『死亡原因統計年報 2002』).
――――(2004)『사망원인통계연보 2003』(『死亡原因統計年報 2003』).
한국보건의료관리연구원［韓国保健医療管理研究院］(1998)『호스피스 현황과 공급 방안 연구』(『ホスピスの現状と供給方案の研究』).
한국불교호스피스협회［韓国仏教ホスピス協会］(2015)「한국불교호스피스협회 연혁」(「韓国仏教ホスピス協会の沿革」)(韓国仏教ホスピスホームページ，2015年9月5日取得，http://cafe.daum.net/HOSPICE).
한국죽음학회［韓国死の学会］(2010)『한국인의 웰다잉 가이드라인』대화문화아카데미（『韓国人のウェル・ダイングガイドライン』テファ文化アカデミー).
한국진출50주년기념위원회편［韓国進出50周年記念委員会編］(2016)『마리아의작은자매회 한국진출50년사 마리아의 하느님께서 그대들과 함께』(『マリアの小さな姉妹会　韓国進出50年史　マリアの神は汝等とともに』).
한국호스피스・완화의료학회편［韓国ホスピス・緩和医療学会編］(2008)『한국호스피스・완화의료학회 10년사』(『韓国ホスピス・緩和医療学会10年史』).
한국호스피스협회［韓国ホスピス協会］(1999)『호스피스 시민의 날』(『ホスピス市民の日』).
허봉렬 외［ホ・ボンニョル他］(2001)『진행암 환자 관리의 문제점 분석 및 호스피스 관리체계 개발에 관한 연구』서울대학교의과대학・보건복지부(『進行性がん患者管理の問題点の分析とホスピス管理体系開発にかんする研究』ソウル大学医学部・保健福祉部).
홍영선［ホン・ヨンソン］(2008)「한국 호스피스의 과거, 현재, 미래」『대한의사협회지』51(6): 509–516.(「韓国ホスピスの過去，現在，未来」『大韓医師協会誌』).
黄那美・魯仁喆（1995)『末期患者　管理를 위한「호스피스」의 制度化　方案』韓国保健社会研究院（『末期患者管理のための「ホスピス」の制度化方案』).